U0140245

度量瘋狂

吳易叡 著　湯家碩 譯

精神疾病和世界衛生組織的科學主義

Mad by the Millions

Mental Disorders in the Age of World Citizenship, Experts, and Technology

各界讚譽

精神／心理疾病是否放諸四海皆同？這個問題涉及了不同文化有關正常與異常的分野、精神疾病如何比較、測量與分類，甚至可擴及至全球性地改善精神衛生如何可能。要回答這組問題並發展出行動方案，是一大挑戰。本書《度量瘋狂》是關於戰後的世界衛生組織（WHO）中的科學家與精神科醫師在「世界公民」、「去殖民」的理念與全球化的企圖下，所進行的相關研究與行動。書中提供了豐富精彩的歷史案例，引人入勝。例如，疾病分類無疑是全球標準化的關鍵。在戰後統計技術的發展下，分類系統的修改（ICD，International Classification of Disease）是重要的工程。本書的原文版已為跨國精神醫學史及國際組織史開拓新的議題與方向，引起不少的關注與好評，中譯本的問世將能進一步擴大社群，引發討論，進而深化我們對相關議題的歷史性理解。

——王秀雲｜成功大學醫學系人文暨社會醫學科教授

迄今關於精神醫學診斷的歷史，大多從藥商利益、生物精神醫學的興起、病患經驗與身分如何重新形塑等角度切入。《度量瘋狂》相當細緻且全面地剖析一九五〇－一九七〇年代，世界衛生組織附屬的精神疾病相關研究團體，如何在二戰之後「去殖民」及「世界公民」的理想下，在西方與非西方世界推動跨國的精神疾病研究。除了梳理當時此項研究的時代背景及地緣政治，吳易叡教授十分精闢地描繪該研究團隊的組織文化、內在的張力、特殊的知識分工型態（跨國企業加上外包制的加工出口區），以及運用的各項研究技術。在紀錄與分析精神醫學專家的研究活動時，作者特別著重「標準化」的診斷系統是如何形成。對台灣讀者而言，書中關於林宗義醫師的篇章，清楚呈現當時非西方社會的知識菁英如何在困境與機會交織的夾縫中，在國際學界找到一席之地，甚至發揮不小的影響力。此外，不同於其他論著對精神醫學發展較為單向與直白的批評，《度量瘋狂》除了凸顯相關研究人員崇高的理想，也點出該跨國研究計畫乃至一般國際團體內存的矛盾與盲點，極具洞見。《度量瘋狂》使用大量檔案文獻，醫學論著及口訪資料，視野宏大，分析縝密，為晚近醫學史、科學史及科技研究（science studies）的力作。——王文基｜陽明交通大學科技與社會所特聘教授

《度量瘋狂》爬梳了世界衛生組織（ＷＨＯ）在一九五〇－一九七〇年代，從全球各地召集了一群關注心理衛生的精神科醫師、社會學家與人類學者，本著樂觀、且近乎浪漫的世界公民與國際科學主義精神，推展精神醫學診斷標準化的工作。

身為廿一世紀的台灣精神科醫師，或多或少都聽過前輩們積極參與ＷＨＯ的事蹟，尤其是第一任心理衛生工作小組召集人林宗義教授的種種傳奇。如果沒有吳易叡的研究，再現他們的身影與學思歷程，青史幾已成灰。

雖然作者批判世界衛生組織總部的運作方式像一家公司，參與的會員國則像加工出口區，並質疑標準化診斷工具的產出過程，淡化了文化差異與忽略了冷戰脈絡，卻又從他稱這群學者「夢景」團隊，感受到作者的溫柔。

——吳佳璇｜遠東聯合診所身心科主治醫師，作家

《度量瘋狂》處理了二戰後世界精神醫學史一個非常重要的環節，也就是世界衛生組織與其會員國當中的醫療菁英，如何建構出一套共通的精神醫療語言與相互理解架構；且以之作為基礎建設，讓相關的研究、政策、跨國網絡的國際合作得以可能。作者點出了這個龐大的國際社會精神醫學計畫如何與世界公民身分的理念相互交織，而台灣又是如何在這個跨國計畫的開展中嶄露頭角。本書章節結構井然，使用材料非常廣泛。雖然描述的對象是歷史事件、人物、組織與行動策略，但對於當前學術與實務界的關切，也非常貼合。對於醫療史、全球史、精神醫學、科技研究感興趣的人，這本著作都是絕對不可錯過的傑作。

——陳嘉新｜《每個人都是精神官能症》作者、陽明交通大學科技與社會研究所教授

「醫學」是相當晚熟的「科學」；對比於醫學各領域的發展史中，「精神醫學」更難以科學之姿立足，如今卻也成為主流的助人工具，這個過程絕非偶然。《度量瘋狂》爬梳了精神醫學的近代發展過程；相較於專注在某些特定疾病或治療技術的演變，本書所探究的問題在於精神醫學如何在戰後人類歷經了巨大的衝擊後，在既是命定般又不失巧合的前提下，逐漸長成我們當今所熟悉的

樣貌。在全球社會多元的地緣政治因素與文化脈絡下，人們的心智狀態是否是能夠相互翻譯並被理解呢？這段歷史挑戰了科學史中所謂典範之不可共量性的預設，也讓我們看見過程中不同專業領域的行動者如何並肩合作，抑或分道揚鑣的軌跡。

本書的另一個特點，是從全球的視野下思索台灣。在當代全球政治氛圍中，往往被全球衛生官僚組織排除在外的台灣，曾經卻是至關重要的參與者；這背後的意義是什麼呢？唯有讓歷史說話才能明朗。如果說科學技術往往在是在實驗室中誕生，《度量瘋狂》則是一本另類的實驗室史，而這個實驗室是以全球之規模尺度來運作。作者吳易叡透過豐富的史料，包括實驗檔案、書信文件、會議記錄等，企圖勾勒出這段充滿迂迴跌宕的精采敘事，值得當代精神醫學、公共衛生與全球醫療的實踐者與研究者細細品味。

——吳易澄｜新竹馬偕醫院精神科主任

《度量瘋狂》這本書，展現了吳易叡博士戮力完成了一件不可能的學術任務。作者以二戰後世界衛生組織意圖在「社會精神醫學」的科學性發展為主軸，探索世界精神醫學發展的脈絡與困境。事實上，精神醫學是一種革命性的醫學，任何有關精神疾病概念的轉變，都會帶來革命性的精神醫療與精神衛生面貌。《度量瘋狂》這本書涵蓋一九四〇年代到二〇一〇年代，將近七十年間世界精神醫學的演變，其間跨越「精神分析、學習理論、文化精神醫學、社會精神醫學與生物精神醫學」的多樣革命性轉折。因此《度量瘋狂》這本書，碰到了混淆不清的種種用語，包括「精神醫學、精神疾病、心理疾病、心理治療、精神分析、心理衛生、精神衛生」等等，不一而足。吳易叡博士立足台灣，在此世界精神醫學翻轉的世代，竭盡所能地，由歷史學、社會學、與文化的觀點，審視世界衛生組織與台灣精神醫學在人與事的交互運作，獲得精彩而深邃的成果，這是《度量瘋狂》這本書最珍貴之處，它整理過去精神醫學的混淆，開啓對現下精神醫學的瞭解與掌握，助益台灣當代醫學精神醫學發展與大衆化。當代精神醫學以「腦與人生交相互動」的精神發展為主軸，它整合「家庭、社會、文化、心理、腦結構與基因-體質等多面向元素」，融入一個人由少而老的精神發展歷程。負向的精神發展，經由神經可塑性原理，構建了缺乏適應效率的神經迴路，形成腦結構與功能障礙，造就了精神疾病的精神病理。因此，以精神發展為本的精神醫學診斷與對應的精神醫療（含生物學治療與精神會談治療），既重「精神狀態的度量」，也強調精神內涵「主觀與直觀」的心理、家庭、社會、文化內涵。如此，開創了未來「開展性與常態性（非革命性）」的精神醫學。因此《度量瘋狂》這本書，引導大眾掌握舊時代精神醫學在理論與實務的混淆狀況，進而鋪陳了現代精神醫學發展的方向。我鄭重推薦這本綜論世界精神醫學七十年歷史的書，它具有顯著而重要的參考價值。

——胡海國｜國立台灣大學醫學院精神科名譽教授，精神健康基金會董事長

作者撰寫了第一部真正意義上的跨國精神病學史。

——馬修・史密斯｜Matthew Smith，斯特拉思克萊德大學健康與照護社會史研究中心健康史教授

在這部力作中，作者探討了一群有抱負的專業人士如何受到平等主義和世界公民身份的烏托邦承諾驅使，因爲新成立的世界衛生組織而聚在一起，共同發展出了舉世首創、統一的精神疾病分類系統。

——漢斯．波爾斯｜Hans Pols，雪梨大學歷史與科學哲學學院教授，《為印尼給養》（*Nurturing Indonesia*）作者

這本書展現了眾人嘗試在全球層級打造統一的精神病學語言的過程，非常具有說服力。這個過程又如何與二戰後更廣泛的「重新定義世界公民身份」社會脈絡息息相關。本書提供我們所急需的歷史背景，有助理解當今全球心理健康相關討論。

——安娜．安蒂克｜Ana Antic，哥本哈根大學教授，《治療法西斯主義》（*Therapeutic Fascism*）作者

目次

中文版序：在世界舞台節點重新思索全球衛生與文化

很難想像這本書的完成，從預計改寫一篇期刊文章、重新蒐集資料到成為《度量瘋狂》，必須花上八年的時間，其中最大的挑戰是如何到瑞士、英國、美國進行跨國的檔案研究。由於先前有幸任職於新加坡和香港，都是出入境相對方便且省時的機場城市，讓我得以進行大跨度的移動。在成書之後，也才發現如此大規模的專書計畫如同這本書所關注的國際研究計畫，是多麼讓人筋疲力盡。的確，世界衛生組織在七〇年代中期之後，就不曾再進行如此豪華的比較研究；歷史研究者慣於獨來獨往，也不可能複製世界衛生組織早期醫療官員團隊曾踏過的足跡。進入廿一世紀的第三個十年，研究贊助機構也因為環境責任之故，不再支持碳排量如此高的旅行。因此這本書不論從研究對象或是研究的執行方式來看，大概都是空前絕後。

投入學術生涯的十多年期間，所有的關切都圍繞著一個主題：台灣在全球衛生中的位置是什麼？這本書試圖透過一則東亞案例處理「世界主義」和「地方觀點」在各種研究和教案中的理解缺漏。在歷史的不同時期，台灣代表了什麼關鍵性或從來只是位於邊陲？我用一個很「偏門」的角度來處理這個問題，也到了許多人跡罕至之處，先從日內瓦出發描述一個全球心理衛生計畫的開端；再從台灣出發，反向細寫曾經被視為「待開發」的「國家」如何面對世界衛生組織所想像出來的世界。我所理解的——至少針對廿世紀後半葉的醫藥衛生而言——全球化從來不是擴散，而是「全球」與「地方」在不同脈絡中互相撞擊、融合，同時又相互牴觸、拒斥的動態過程。台灣退出了聯合國之外，並未消失於世界版圖，真正消聲匿跡的，是書中所描述的，讓初代世界衛生組織放手一搏的片面理想性。

而這本書的結論或許會讓不少讀者失望。期待看到「國際衛生霸權」的讀者，可能會讀到我對於背後有著科學國際主義和人權概念撐腰的組織，在戰後的斷垣殘壁之中，卻充滿樂觀和人道情懷的讚譽；期待讀到「台灣之光」的讀者，可能會意外我用「世界標準的加工出口區」來評價這個長年被打壓，千山獨行的小國。在本書出版的前後，有許多關於世界衛生組織本身以及全球衛生的歷史書籍問世，但還沒有其他作者嘗試這種「雙向書寫」，因此我希望這個強調機構中心與地方互動的過程，成為研究國際組織的一種路徑；甚至這個案例的特殊性，也能讓「台灣」成為一種方法學。尤其在疫情期間不斷透露#TaiwanCanHelp，可以用口罩「伸出援手」的小國，似乎必須經過全面的歷史追索，才能參透其歷史意義。

而比國際關係和地緣政治更重要的，是本書的科學史分析。過在科學史或是科學、技術與社會（STS）領域中，關於科學概念的形塑、科學方法的建構，都扣緊著實驗室作為理論和實作誕生的空間。但本書所探討的是精神流行病學成為精神醫學的主流研究方法，在跨國田野中，在機構之外一一探頭出來的契機。在本書中，整顆地球就是一個實驗室，六大章的主題便是構成世界衛生組織跨國研究的行動者。而台灣，就是這個變化中的世界舞台的節點。交給麻省理工學院出版社時，原本的標題為《群瘋：全球公民、專家和科技時代中的精神疾病》。主標題「Mad by the Millions」，是對佛洛姆描述戰後傾圮社會狀態「folie à millions」的致敬。後來副標題則是由出版社編輯建議，順應疫情期間人們對於世界衛生組織功能不彰的關注，才成為「精神疾病與世界衛生組織的早年歲月」。很感謝左岸出版社的林巧玲編輯，為中文版找到了一個更鏗鏘有力的書名，完整捕捉了這則複雜故事的精髓。

由於深怕許多關於台灣的資料對於英文讀者不甚熟悉，因此撰寫過程中加入了不少介紹性質的段落。但在譯本之中依然將這些段落完整保存，以維持原書的完整性，同時也能讓台灣的讀者了解原著所設定與目標讀者的溝通方式。也為了更適切台灣讀者閱讀，加入了數則校注，但以不更動原書內容為原則。同時，由於這本書所處理的軸線繁瑣，想讓每一章都能夠獨立閱讀，因此會想辦法將前一章所出現過的表達，在後一章以換句話說的形式重新敘述或解釋。此外，中文譯本出現了不少在英文書中不需處理的翻譯難題，最主要是不同的專有名詞在兩岸三地不同歷史時空中呈現的詞彙。比如：譯文中的「schizophrenia」採用的是台灣衛福部在二〇一四年所更換的病名「思覺失調症」，以便台灣的讀者閱讀。這個病名目前在香港和中國仍保留「精神分裂症」的稱呼。「psychosis」在本書中為「精神病症狀」，在香港則為「思覺失調」；「mental health」為「心理衛生」，「mental illness」「psychiatric disorder」則都是「精神疾病」。在台灣慣用的「憂鬱」，若出現在描寫中國的脈絡中則會置換成「抑鬱」。

值得一題的是，這本書在英文版的送印期間，一位日本的神經科學研究員捎信來表示讀了我的早期的一些論文後找到了我。他想要跟我討論「対人恐怖症（たいじんきょうふしょう）」。這是一個似乎只存在於日本文化裡的文化依存症候群。這種對於社交產生高度恐懼的症候群，似乎已經透過了新興病毒而全球化。而且他宣稱找到了中樞神經影像學的證據。後來我們甚至共同發表了一篇論文，提出由於全球社會經濟和文化變遷，甚至大規模疫病的影響，精神科的診斷分類可能會重新洗牌。於此同時，與我同時在麻省理工學院出版社出書的公共衛生學者Eugene Richardson借用奈及利亞作家奇努阿·阿切貝（Chinua Achebe）的描述，將世界衛生組織形容為「日內瓦湖畔的原始部落」，暗示其中的科學家在塑造「全球衛生」實踐中所抱持的願景和價值觀。他開玩笑指出，世界衛生組織文化的特色是一種「gnihsup-repap（paper pushing，官僚文書作業的反向拼寫）」活動」。他們每天花許多時間在電腦前例行公事，但真正發生危機時卻無法採取果斷的行動。而位於「節點」的台灣呢？曾經身為執精神流行病學研究牛耳的先驅——台灣，在世界衛生組織轉而強調「全球心理健康（Global Mental Health）」時，從來就沒有參與此類後續討論，但已經站上「新南向政策」高點，以先進之國的姿態輔導東南亞，現在的角色又在哪裡？能夠自外於鬆綁診斷標準、與民俗醫療攜手合作的呼籲之外嗎？會不會又複製了當年世界衛生組織南北發展的失準邏輯？這些都是這本書所關切的內容能夠往後延伸討論的主題。

這本書在COVID-19的疫情期間付梓，出版後也由於各國的旅遊限制尚未解除，並沒有進行原先預計的宣傳。但也因為疫情，使得我得以重新思考這本書的構成，在許多線上發表會和討論會中，有幸得以和世界各地的學者交換意見，並開始往前鑽研這個故事的史前史，同時也思索這本書帶來的臨床意義。把時間點往前挪，我追索東亞精神流行病學的殖民開端，和當前存留的殖民性；另外，我也已經開始著手整理台灣的醫療外交史。除了原書的致謝名單之外，我也要特別感謝在銜接兩份工作時，香港大學Vivian Lin、林佳靜、Danny Chan、前世界衛生助理總幹事福田敬二幾位教授的餐敘時光，以及回到台灣之後，國立成功大學賴明德教授、全校不分系與醫學系人社科同仁的啟發與支持、研究室助理翁伊珊、王政中的各種協助，王文基教授在校訂過程中的珍貴提醒，以及我的「鬥鬧熱走唱隊」樂團夥伴們的心靈陪伴。當然，還有翻譯的健筆湯家碩和前一段提到的巧玲，因為要處理一本涵蓋大量專有名詞，而且牽涉不同時空脈絡的語言問題，是相當耗神的。書中如還有錯誤，一概由筆者負責。最後還是要再次感謝我的家人們，尤其是不斷與我交換靈感和意見，也再度攜手在不同作品中成為共同作者的胞兄，也是醫療人類學者吳易澄。在這本書中，人類學者在世界衛生組織計畫的中途曾經悻悻然離開，卻又在廿世紀的最後十年回來。易澄讓我理解到歷史和人類學對話的重要性，和合作的可能。我們的攜手戰鬥才正要開始。

CHAPTER

1

前言：共同的願景

她：舉例來說，我很確定我曾經看過那間醫院，在廣島。我怎麼能對它視而不見？

他：你並沒有在廣島看過那間醫院。在廣島你什麼都沒有看到。

——瑪格麗特．莒哈絲，《廣島之戀》（一九五九）

（精神醫學的）普世主義的最根本假設是，精神疾病具有某種普世性，而我們進行跨文化調查的目的，即是找到此種普遍性的存在證明。有兩件事可能會掩蓋精神疾病的普世性：第一、我們在不同情境中歸類病症的方式。第二、病症如何呈現在不同的文化之中。

——朱利安．勒夫，《全球各地的精神醫學》（一九八八）

關於疾病是否具有普世性的爭論，可以上溯到十九世紀後半葉帝國主義擴張的時期。同屬各種普世性相關的思潮，西方世界對於衡量疾病的普世標準的追尋，也同樣有一段很長的歷史。在帝國進行全球殖民的期間，各種健康問題因為全球遠洋貿易的發展，而首度需要祭出普世適用的標準與防治手段。標準化的命名、計算與測量系統，因此成為一套在實務上用於達成殖民統治的工具。這些系統不止可用於商業活動，也嘉惠了那些因應著標準化系統而發展出的衛生治理行動。從科學的觀點來看，普遍主義可說是十分有用，因為那些信仰科學的人所追尋的往往是一套共同的基礎方法理論，用以比較、評估、以及有效治療[1]。從歷史學的觀點來看，疾病的普世性標準是為了促進公共衛生和全體人類的安適而被發展出來。然而，這樣的標準一旦被建立；也旋即被保險公司用於獲取盈利。因此，普世性標準乃奠基於各種目的需求的一致性，而非純粹科學研究的結果。

1945
- 二次世界大戰結束
- 聯合國創立

1946
- 世界衛生組織舊金山會議
- 國家心理健康協會在英國創立
- 林宗義在台灣進行三個中國鄉鎮的精神病流行病學研究

1948
- 國際心理衛生會議
- 世界衛生組織創立
- 林憲與林宗義在台灣進行四個原住民部落的精神病流行病學研究

1949
- 國際疾病傷害及死因分類標準（ICD）第六版
- 羅諾・哈格里夫成為MHU的領導人

1952
- 曼哈頓城中計畫（1952–1960）
- 《非洲人的心理》
- 孕婦照護與心理衛生

1953
- 林宗義在《精神醫學》刊物上發表其台灣研究的發現
- 哈格里夫在布宜諾斯艾利斯發表以跨國比較調查為主題的演講

1955
- ICD第七版
- 伊利許・弗洛姆發表《神智正常的社會》
- 艾瑞克・維特考爾在麥基爾大學設立跨文化精神醫學部
- 史特靈郡計畫

- T．A．蘭玻在奈及利亞進行精神疾病徵候學與發生率調查

1956
- 哈格里夫規劃了一個精神疾病流行病學讀書會
- 伊度亞度．克拉普夫成為心理衛生小組的主任（1956-1963）

1957
- 世界衛生組織心理衛生小組執行和平使用原子能的小組研究（1957–1959）
-「四人小組」在世界衛生組織心理衛生小組中創立
- 第一顆人造衛星「史潑尼克一號」發射

1958
-《精神醫學與公共衛生》（哈格里夫，1958）

1959
- 國際原子能總署（IAEA）創立

1960
-《優羅巴族人的精神失常》（藍波，1960）

1961
- 世界精神醫學會創立，第一次世界心理衛生日
- T．A．蘭玻與亞立山大．雷頓進行康乃爾－非洲心理衛生計畫

1962
-《流行病學在精神醫學中的範圍》（林與史丹利，1962）

1963
- 彼得．巴恩成為世界衛生組織心理衛生小組的主任（1963–1968）

1964
- 十年計畫
- 厄文．高夫曼出版《精神病院》

- 約翰與蘿娜・溫夫婦進行坎伯韋爾研究
- 林宗義成為世界衛生組織心理衛生課的醫務官員

1966
- 文化大革命在中國發生（1966）
- 國際思覺失調症前驅研究IPSS（1966–73）

1969
- 林宗義離開世界衛生組織
- B・勒吧迪夫成為心理衛生小組的主任（1969-70）

1971
- 台灣退出世界衛生組織
- F・哈瑟勒成為心理衛生小組的主任（1971-74）

1972
- 中華人民共和國加入世界衛生組織

1974
- 諾曼・薩托里斯成為心理衛生辦公室的主任（1974–77）

1976
- 文化大革命在中國結束

1977
- 諾曼・薩托里斯成為心理衛生處的處長（1977–94）
- A・克萊曼提出新的跨文化精神醫學（1977）

1978
-「嚴重心理疾病結果的決定因素」（DOSMED）研究

1979
- ICD第九版
- 第一個CCMD在中國發布
- 基層醫療國基研討會、世界衛生組織的阿拉木圖宣言

1990 – ICD第十版

1991 – 病痛與治療：人類學的觀點（克萊曼，1991）
– 蘇聯解體

1994 – J・A・科斯塔・席爾瓦成為心理衛生處的處長（1994）

1996 – ICD 第八之a版

1999 – B・薩拉切諾成為心理衛生部部長

2007 –《刺絡針》雜誌發表全球心理衛生系列

2013 – DSM 第五版

2018 – ICD 第十一版

精神疾病的普世性也經歷相似的長期辯論。要理解這個辯論的最好方式是，是將之視為兩種主要分類系統的衝突：《精神疾病診斷與統計手冊》（DSM）與《國際疾病分類》（ICD）[2]。然而，本書的主要關切遠廣於各種與「跨越人口族群的共通性」相關的問題。放寬精神疾病診斷標準的討論衍生了各種爭議，這些爭議同時也挑戰了被反對者批評為「助長全球製藥產業擴張」的分類系統[3]。舉例來說，在二〇一三年五月，也就是最新的《第五版精神疾病診斷與統計手冊》釋出前兩週，身為世界最大的心理衛生研究贊助機構，美國國家心理衛生院（NIMH）撤回了對DSM第五版的支持。NIMH當時的主任湯瑪士．R．因索，即強調NIMH不會再提供資金給任何採用新DSM標準的研究計畫，並提倡用NIMH自己的研究領域標準（RDoC）取而代之，去探索精神疾病的不同面向。NIMH並不是DSM第五版第的唯一批評者[4]。身為杜克大學榮譽退休精神醫學教授、同時也是DSM四版（上一版DSM）指導委員會主席的艾倫．法蘭西斯（Allen Frances），也在他的暢銷著作《救救正常人》中，批評修訂新版DSM的工作小組無法針對自身採用的精神疾病分類標準提出足夠充分的支持證據[5]。除此之外，他更進一步批評DSM第五版會讓藥廠無度地提供各種治療方式給範圍廣泛的精神疾病，因此造成藥物使用的浮濫以及藥廠的暴利。

相對於ＤＳＭ所受到的各種批評，ＩＣＤ第五章（心理與行為失調）的重新修訂，則因為藥廠較少涉入，尚未引起各界太強烈的反應。然而，關於ＩＣＤ精神疾病的分類方式，同樣也經歷了長期的辯論。ＩＣＤ的存在遠早於世界衛生組織的成立。它的前身《國際死因清單》首次出現於一八九三年，主要的編纂目的是為了監控國際貿易所導致的疾病問題，因為疾病會透過商品與跨國旅行傳播。

一九四六年，世界衛生組織接下了編寫「死因分類」的重任，並在死因清單中進一步納入疾病的成因。由世界衛生組織編纂的現代ＩＣＤ樹立了一套測量與命名精神疾病的標準化系統，且該系統「可被國際接受和廣泛採納」[6]。伴隨各國臨床醫師與科學家所建構的完整ＩＣＤ疾病分類清單，世界衛生組織臨時委員會在一九四六年四至六月於紐約舉辦的國際衛生研討會中，把精神疾病也納入討論。隨後，精神疾病也在第六次改版的ＩＣＤ清單中首次現身，但其內容十分簡短，僅有數種和精神錯亂、精神官能症、以及精神障礙相關的疾病[7]。直到一九五〇年間世界衛生組織的心理衛生小組發展出全面測量心裡疾病的方法系統、以及產出全球精神疾病相關人口學調查資料之後，ＩＣＤ才開始發展全球通用的精神疾病診斷工具。

一九四六年的ＩＣＤ第六版到二〇一八年的ＩＣＤ第十一版，精神疾病在分類系統中的數量快速增長，DSM也經歷了相同的過程。這樣的增長可被歸因爲新疾病類型的發現、對疾病徵狀更精緻的描述、以及對致病原因更高度的關切。就如同主導ICD第十一版精神疾病相關診斷標準、英國毛德茲里醫院出身的保加利亞籍精神科醫師阿森・賈布連斯基（Assen Jablensky）在二〇一六年所言，人類對於精神疾病的理解，「主要是透過對各種疾病現象繁瑣的區分來達成，而非歸納統整[8]。」這樣的發展進程其實有違世界衛生組織的原意，希望打造一個簡明的精神疾病診斷系統。許多ICD第十版的使用者，已經認為其科學價值與全球通用性十分有限，並呼籲在推出ICD第十一版時，應該要有更完善的精神疾病病因、臨床徵狀、和治療選項等資訊，供臨床醫師與研究者依循。在二〇一八年六月，ICD第十一版正式發表，當中便更新了許多科學相關內容，並降低資訊的複雜度。在聯合國會員國的臨床醫師與科學家的認可下，各種為採納ICD第十一版所進行的準備工作（例如將之翻譯成多國語言）已經開始進行，在二〇二二年初正式投入使用。

一九九〇年代，各種呼籲改革國際精神衛生治理體系的呼聲開始逐漸湧現，訴求將精神疾病所蘊涵的普世主義想像「去殖民化」。這樣的改革呼聲，成為精神疾病分類的知識系統演進的其中一環，當中伴隨著使用各種「非西方」標準來衡量精神疾病的嘗試。所謂「新跨文化精神醫學」所追尋的，是一種具有文化意識的精神醫學路徑，關切在特定文化或社會脈絡影響之下的體驗、解釋、和處理精神疾病的方式[9]。藉由強調科學證據和人權，全球心理衛生運動嘗試藉由志工服務（GMM）和跨領域合作，來改善心理衛生服務在「未開發」的中低收入國家的覆蓋範圍，例如當時世界衛生組織的「心理衛生鴻溝行動計畫」[10]。自二次世界大戰終戰以來，一路延續到千禧年到來之際，這些改善心理衛生的行動越來越由下而上，強調受到精神病症所影響人士的需求（尤其是來自資源不足地區的人），並且也更具有「民主精神」，廣納來自各科學社群和領域的專家們。這些改善心理衛生的行動不僅指出時下對有精神疾病及心智障礙問題的人提供的資源不足，也讓世人看見既有方法工具並不足讓人了解世界各地的精神疾病。因此，除了對DSM或ICD提出質疑，這些行動也讓當時的人們意識到面對精神疾病時，除了給予診斷名稱之外，需要考量和發展其他實質性的介入方式。

筆者於臺灣習醫。那是一個無論公共還是私人醫療系統皆十分健全的島國。直到十九世紀末，各個殖民者仍然因為酷熱和疾病，將台灣視為不宜人居的地方。但今日，台灣有自己完整的醫療法規與訓練體系。它的全民健康保險制度被讚譽為亞洲最好的模式，並且吸引各國的衛生部門前來取經[11]。台灣在一九七一年從世界衛生組織除名，但仍在一個被自身醫學和科學社群視為高度現代和西化的社會脈絡中[12]，持續吸收各種最先進的知識並將之實踐。在我精神醫學專科訓練進行到一半的時候，前往英國學習醫學史，逐漸了解當代精神醫學和許多台灣醫學專科早期發展的軌跡，其實有別於其他亞太區域的國家。台灣發展出了一套全國性的醫療基礎建設、以及一套基於國家甄審委員會認證的訓練制度。在過去半世紀，台灣的現代醫學進展十分快速。台灣的醫學專家參與國際研究活動與研討會，並提供友邦高品質的醫療服務，這些都是以非世界衛生組織成員國的身份所進行的。當我參與這些國際研討會的時候，發現自己對於這些場合所使用的語言與知識感到游刃有餘，泰半是因為台灣完善的醫學教育與先進的醫療照護體系，足讓國內的醫生與來自西方的醫生沒有太多區別。

在我的精神科住院醫師訓練中，其中一個專科甄審的項目是要依據DSM標準來為一個真實的患者下診斷（這些標準已經有完整的中文翻譯）。雖然DSM第四版轉型到DSM第五版的過程中，執業醫師曾經對診斷標準的一致性感到憂心，但整個轉型的過程出乎意料的平順。DSM第五版套用於台灣健保既有的診斷分類時，問題微不足道。然而，在很多其他國家，ICD系統的採納並非理所當然，且往往進展緩慢。從全球衛生的巨觀角度來看，這些國家在採納ICD系統時面臨了兩個主要問題。第一，不同區域社會、經濟和文化條件在不同區域的差異太大，以致於難以採用全球統一的標準。第二，就算是經過國際認證的疾病分類系統，在信度和效度上仍然存有疑義。大多數開發中國家的公衛體系都曾經嘗試採納ICD系統，但在有些國家產生了因文化條件而導致的疾病分類相關爭議。這樣的兩難也反映在早期關於「精神疾病是否具有跨地域普遍性、或者至少在發生率與盛行率上呈現高度相似」的論辯。舉例來說，早在一九二〇年間，一位臨床醫師兼人類學家C．G．薩萊格曼（C. G. Seligman，一八七三－一九四〇）曾經提出對前述論點的著名反駁：在紐幾內亞與西方接觸的早期，除了在當地已受到西化的地區之外[13]，嚴重精神疾病在「石器時代人口」中可說是前所未聞。但在其他人類學家發現精神疾病在當地是以有別於西方的宗教儀式展演做為表現形式之後，薩萊格曼的論點很快被推翻。即便如此，除了對於「所有人都可能因心理病症而受苦」存在共識，關於精神疾病的普遍性或異質性的辯論從未休止。

在科學家承認了即使跨文化，人類仍可經歷相似的精神疾病之後，在二十世紀後半葉整合出一套十分有力的國際診斷系統。但在中國，當時卻存在著「應有一套特別針對華人建構的精神疾病分類系統」的呼聲[14]。此種強調本質性差異的說法，其潛台詞是：國際系統並無法滿足某些特定地區的特殊需要或情況。雖然在中國，精神醫學研究在文化大革命的期間（一九六六－一九七六）被迫暫停，當時的精神醫師仍然發展出了一套心理衛生相關的基礎建設，其中包括源於中國自身的精神疾病診斷系統。該系統在一九七〇年末改革開放的期間建立，其目的是為了服務那些長期缺乏照護的精神病人。在此之後，中國的心理衛生領域發生三個重大的變化。首先，在忽略中國長達將近三十年之後，世界衛生組織在一九八〇年初於北京設立了一個辦公室，評估中國的診斷系統與ＩＣＤ的契合程度。世界衛生組織的投入，挑戰了「科學中立」的觀點，並顯示了科學研究的內容與成果，取決於各種結構性的社會文化條件、政治安排、與機構建制的考量。近期，中國已規劃要完全揚棄其自身的中國精神疾病分類系統（ＣＣＭＤ）[15]。對中國來說，採納ＩＣＤ很顯然有助於強化其與國際科學／醫學社群之間的連結。

精神疾病的跨文化可比較性，在一九五九年法國新浪潮電影《廣島之戀》中表露無遺。該片為二次世界大戰所造成的心理創傷提供了鮮明的印象：

他：妳在廣島什麼都沒有看到。真的沒有。

她：我看到了所有的一切。我全部都看到了。

她：舉例來說，我很確定我曾經看過那間醫院，在廣島。我怎麼能對它視而不見？

他：你並沒有在廣島看過那間醫院。在廣島你什麼都沒有看到。

（中略）

她：我看到那些廣島暫時的倖存者在接受了命運之後，所展現的忍耐、無邪、和近乎卑微的溫順。但那樣的命運實再是太不義了，無論想像力何等豐饒，都無法憑空描繪這樣的景象。

他：不，你什麼都不知道。[16]

透過這個場景，兼具劇作家和小說家雙重身份的瑪格麗特．莒哈絲與導演亞倫．雷奈探討人類心靈不可能相互理解。電影的一開始，兩具身軀在黑暗中交纏。該場景描述的是一位日本建築師（他）、和一位因拍攝以維和任務為題的電影而在廣島暫居工作的法國演員（她）之間的邂逅。兩人的相遇，讓她回憶起自己在二次大戰時與一位德國士兵在訥韋爾市偷情的回憶、以及一連串她不曾告訴任何人的過往經歷。那個德國士兵在訥韋爾市被盟軍解放的同一天戰死，而她則是在終戰後離開德國前往巴黎，但在這之前飽受公眾羞辱並曾入獄。該電影詰問了一系列有關人們記憶的真實性、以及見證的再現性的問題，並且進一步詢問：來自不同文化背景的人是否能相互傳達自身的創傷經歷並達成全面性的相互理解。舉例來說，那位日本建築師拒絕相信女演員可以設身處地理解他在廣島所目睹的災難。在劇末，日本建築師與法國演員之間的文化衝突透過兩人之間的愛而得以消解。

這部電影迷人之處，在於它提出了一個當時的精神醫學學者高度關注的問題。一九五〇年代末期，世界衛生組織的心理衛生專家試圖證明世界各地的精神病症具有共通性和可比較性，或者以更專業的術語來說：具有「可共量性」。在實務的層次上，他們嘗試尋找一套科學性的方法來用於驗證、或者至少探究該假說究竟有多少說服力。這些科學家的提問和莒哈絲與雷奈虛構的電影情節不謀而合，但他們最終花了數十年才找到關於這個問題的答案。

本書有部分的企圖在解釋世界衛生組織精神疾病分類系統的歷史。有別於大多數對於精神疾病分類系統的批評，我並不打算著墨於此種分類系統與生俱來壓迫人性的特徵。本書的重點，在於解釋世界衛生組織在社會精神醫學、後續的精神疾病分類、以及撰寫ＩＣＤ第九版（一九七五）第五章，所做出的投入和努力、以及它們造成的全球影響。這樣的努力不僅展現了精神疾病是如何被「全球化」，也是一個史詩級的去殖民計畫。透過這個計畫，世界衛生組織企圖改善那些飽受戰爭摧殘的受害者們的心理健康，以及在專家、資源和語言條件仍十分匱乏的國家建立精神醫學相關的基礎建設。

二戰後，世界衛生組織對於社會精神醫學的早期定義隨著精神醫療去機構化運動的推動而逐漸成形。這主要發生在西方世界。於此同時，由於人們開始質疑精神病人是否無可避免地要與社會隔離、以及封閉式的機構是否對於精神疾病具有治療方面的價值，整個西方社會與精神疾病的關係產生了關鍵性的變化[17]。因應著這樣的變化，世界衛生組織在定義社會精神醫學時採取了一種極具「包容性」的看法，意即世界上每個人都有可能患上精神疾病。這個有別與以往的精神醫學路線，被描述為一種「為了讓人擁有與其所身處的社會環境相契合、安適且有用的生活，所採取的治療和預防性手段。[18]」。以這樣新的「精神醫學」定義來說，概念上即包含了精神疾病發生的社會性因素、檢測疾病的方式、以及最終產出的分類系統。更進一步而言，這樣的定義反映了當時的精神科醫師對精神疾病所抱持的預設：精神疾病是由個人內在衝突和外部環境所共同造成，並且可以預防。在世界衛生組織開始進行其心理衛生計畫的時候，它的任務焦點有兩個層次。第一，要使用流行病學的技術來研究精神疾病的樣貌。第二，要將精神疾病視為與其他疾病無異，且有著自己的病程、社會成因、和進展過程的一種病症。

相較於醫療人類學者在一九八〇到一九九〇年間對各種地方文化中的生物學、身體與醫療現像詮釋、以及精神疾病所進行的研究，世界衛生組織在文化精神醫學上所做的努力早在半世紀之前就已經浮現。但對於醫療人類學者來說，他們反對採用任何普世性的準則，並且強調疾病對於個人與社群所具的豐富意義，其中包括對於疾病的理性、非理性、甚至具有道德意涵的詮釋[19]。不同於醫療人類學，世界衛生組織那個野心勃勃、試圖賦予精神疾病普世樣貌的心理衛生計畫則出現於一九六〇年間。那時，具有文化特殊性的精神症狀，在各種全球調查中如與後春筍般大量出現；跨文化精神醫學正在萌芽；精神疾病也在二次世界大戰所帶來的摧殘中盛行全球。因此，那個年代的人需要一套全球通用的語言來處理精神疾病問題。世界各地的精神科醫師也汲汲營營於尋找能支持科學性方法與社會精神醫學原則的證據。在這樣的脈絡之中，心理衛生經由新設立的國際性衛生組織，逐漸被構築成一個戰後的全球衛生議題。

曇花一現的國際願景

這本書英文的書名「群瘋」是法文Folie à millions的直譯。該詞由著名的精神醫師兼文化批評家伊利許．弗洛姆所提出，藉此回應二次世界大戰之後理解精神疾病的迫切需求。在他一九四一年的著作《逃離自由》一書中，弗洛姆探討隨著納粹與其他威權主義的興起所發展出的特殊社會心理狀態。

一九五五年，佛洛姆發表了《理智的社會》做為《逃離自由》一書的續作。在該書中，他批判資本主義的興起、將之視為對人類心靈的威脅；並且解析人類在服膺於現代社會的運作法則時，所體驗到的巨大焦慮。某種程度上，弗洛姆試圖回答弗洛伊德在其著作《文明與其缺憾》中提出的問題：「如果文明的演進與個人的發展進程高度相似，並且其演進所採用的手段相同，那麼我們是否可以論斷許多文明、文明中的斷代、或者甚至全人類、都已經因為文明演進的壓力而產生精神失調？[20]」

相反於此種認為精神疾病隨著社會發展而愈發盛行的觀點，今日有許多學術和通俗性說法指控心理衛生體系的權力已經過度擴張、並導致日常生活的醫療化[21]。依循著米歇爾・傅柯的論點，過去十年來的分析往往關注精神醫學以及其相關產業在規範人類心靈和行為上所具有的權力。舉例來說，醫藥記者羅伯特・威特克（Robert Whitaker）的著作《瘋狂在美國：劣質科學、不良醫學以及對精神疾病長久以來的粗暴對待》就批評精神醫學是一個被資本主義綁架的體系。他認為精神疾病在美國盛行是一九五〇年代精神醫學領域的生物學典範革命、以及製藥工業推波助瀾所產生的後果[22]。蓋瑞・葛林柏格（Gary Greenberg）的著作《禍患之書》（*The Book of Woe*）貶抑DSM系統，認為其雖然可能幫助人改善生活，但也會導致一種損害自我感知的化約主義[23]。文化史學者米歇爾・E・史塔布（Michael E. Staub）在其著作《瘋癲即文明》（*Madness Is Civilization*）中，發現戰後美國精神科醫師企圖壓抑個人對嚴酷社會環境所產生的合理反應，因此造成精神疾病問題、甚至使之更加惡化。在伊森・華特（Ithan Watters）的著作《瘋狂如吾等》（*Crazy Like Us*）之中，他描述了美國藉由DSM系統的擴散影響全球精神醫學的情況[25]。其他近期關於精神醫學的批評也包括布魯斯・克漢（Bruce Cohen）對精神醫學論述的馬克思主義式批判。他認為透過大型製藥產業的操控，新自由資本主義造成了精神醫學霸權的擴張[26]。

雖然這些批評出現的時間點有所不同，它們都將精神醫學描繪成：為國家權力或全球大型製藥公司服務、霸權且不人道的一種科學。然而，這樣的批評忽略了一個重要的脈絡：在充滿不安感的戰後時期，人們對於某種「全球一致的精神狀態」有著高度需求。從一九四〇年代末期到一九七〇年代早期，精神科醫師就如同當時的許多醫學與社會科學學者，共同抱持一種對於精神疾病普世性的願景；此願景的內容與其產生的脈絡，與今日針對精神疾病全球化以及跨國製藥產業的相關批判截然不同。相反的，當時的精神科醫師試圖在缺乏對世界各地心理病徵相關知識的情形下，透過一套想像出的語言來描述、測量、及比較精神疾病。這樣的一套普世主義想像，乃是由戰後的政治、社會及文化環境所形塑，當時的科學家希望將全球民眾從戰爭的苦難中解放、協助他們適應戰後重建過程。這些科學家相信全球精神疾病的盛行程度，應該透過集體的努力來進行調查。他們的目的是要辨認精神疾病的樣貌，並且定奪這些疾病的跨文化可比較性。根據佛洛姆的說法：「就如同共瘋（folie à deux，意指精神疾病在親密關係中由一個初發的人影響到另一個次發的人），這個世界上也有群瘋（folie à millions）的存在」；「這個世界上存在具有普世性且全人類通用的精神疾病分類判準，我們可以據此論斷每個社會的健康程度[27]」。身為當時世界衛生組織心理衛生小組的主席羅諾・哈格里夫（Ronald Hargreaves，一九〇八－一九六二）的朋友，佛洛姆深信「一個精神疾病的診斷標準不應因社會脈絡而受到調整，而應當具有普世性且適用於任何人[28]」。同樣的，支持世界衛生組織社會精神醫學計畫的科學家們，也深信找尋一種對精神疾病的國際通用的理解、以及與之相呼應的精神疾病分類系統，能使各地飽受戰火所苦的心靈獲得解放。

藉由檢視一個特定的世界衛生組織計畫，本書試圖回應一系列由科學、醫學與科技史學者所提出的廣泛問題。這包括：為何科學家曾經一度預設精神疾病具有舉世共通的相似性？建立放諸四海皆準的精神疾病標準的目的為何？何種文化環境造成了這樣的科學研究嘗試？當時的科學家如何分類全球各地的精神疾病？他們如何在一個仍然高度分裂的戰後環境之中，維繫其高度理想化的國際主義？他們是否有達成其為自己所立下的、建立一種精神醫學科學界的共通語言的使命？要回答這些問題，需要分析從二次世界大戰終戰到一九七九年間，ICD第五章加入國際疾病分類系統的這段歷史。

科學家們在戰後的幾十年間透過新設立的聯合國體系，將國際合作的規模擴大到跨越大西洋兩岸，雖然這波醫學科學領域的國際合作，並不是歷史上的頭一遭。這樣的計畫是被「世界公民」此一發人深省的觀念所啟發。「世界公民」與「全球公民」的概念近似，都強調要超越既有國家疆域的限制。然而，「世界公民」不僅意味著個人的責任和權益是基於普世皆然的人性（而非各國家法律或文化），也意味著所有人類皆屬於全球一體、以「人」為名的單一種族。如此前衛的概念，在打造時乃是為了回應二次世界大戰所帶來的災難性後果、以及各國必須重建戰後世界的共同義務。就如世界頂尖的《刺胳針》醫學期刊主編理查・霍頓（Richard Horton）在二〇一八年所言：「如果有人用比國界更為宏觀的角度來看待全球衛生，那麼讓全球衛生得以誕生的決定且創造性的時刻，也同時是一個達成去殖民化的時刻。正是一九五〇年代以降的去殖民化運動以及其在今日的遺緒，造就了那股巨大推力，去形塑世界各地人們的健康情形[29]。」

因為世界衛生組織的努力，醫學科學家接納了「整個世界由單一人類種族以及單一精神疾病樣態所構成」的觀點。這樣的努力，與去殖民化的浪潮在時間上彼此重疊，並且在二次世界大戰走向終點的過程中逐漸蓄積動能。在英美的脈絡裡，世界衛生組織的計畫，也巧合地與美國將精神病人從醫院解放、回歸社區（所謂的去機構化）的趨勢同時發生[30]。更重要的是，世界衛生組織極度依賴它的成員國貢獻知識，尤其是來自開發中與未開發國家的專家。最終，這些因素導致世界衛生組織科學家們共同抱持一種「世界公民」的願景。這讓他們不顧一切在認識論或實務上嘗試批評，積極提倡國際心理衛生研究的可行性。儘管如此，國際精神醫學領域的認識論仍然逐漸走上一條既關注量化數字、也關注精神受苦內容與形式的折衷之路。

置疑全球衛生史

國際社會精神醫學史可以幫助我們瞭解跨國醫學史。一般而言，歷史學家已對全球化、比較研究、與跨國網絡等議題投以相當關注。他們企圖描繪貨幣、商品與思維在何種情況下得以擴散到世界各地（這些對象通常需要經歷某種性質轉變的過程）[31]。但相對的，在經歷轉變而造成分殊化的過程中，差異性也隨之產生。在醫學史的領域中，疾病、觀念、學門、和機構建制是常見的分析對象。醫學史學者馬克・哈里森（Mark Harrison）重新定義了醫學史學史中的「全球轉向」，認為過往的研究取徑對於醫學史此一領域缺乏實質性的影響。他援引過去兩百年間的各種案例，認為大部分的學者都以殖民地或者民族國家作為劃界單位，藉以區分不同的醫學傳統。然而，哈里森提出一個更為宏觀、具有更大地理範圍的觀點，認為醫學史應該重視「西方醫學」如何在非西方世界中出現（尤其是透過全球貿易市場在商品交換時帶來的複雜疾病傳播路徑）[32]。對哈里森來說，貿易對世界各地的醫療體系發展，產生了全球性的影響[33]。在本書中，我也採用相同觀點來考量各種來自「非西方」的精神醫學科學觀點。

在一九九〇年代，研究跨國現象的歷史學家們開始呼籲進行相關研究，以便理解「二次世界大戰後，重要國際組織內的知識生產背後的根本意識形態基礎」。「跨國史學」一詞也在過去三十年間逐漸成為風潮。在同一時間，學者們也開始強調將歷史學予以國際化的重要性。入江昭將二十世紀的文化國際主義界定為來自各國家與組織在思想上、文化上、與人的彼此交流[34]。格蘭達．斯路伽（Glenda Sluga）則將國際主義的現代史理解為一個受到民族主義與民族國家利益主導的時代[35]。二戰後的數十年是被全球史學界研究最為透徹的一段時期。因為戰爭，人類發展出各種能壓縮時間與空間的科技，也讓一個全球性的社會、殖民主義的終結、以及冷戰的陰霾在戰後的數十年間浮現[36]。此一歷史時期的特徵，乃是新型態的全球影響力、新的跨國移動模式、消費主義與中產階級的興起、新的國際關係與同盟的建立、以及科學理論發展的加速。

要了解此種科學的全球化，世界衛生組織在戰後的各種行動、以及因應精神疾病的相關學科在戰後的發展，都是甚為關鍵的課題。

全球衛生提供了一個審視史學史的絕佳機會。在這裡，我不會深入討論各種既有理論的相關論辯。反之，我將會在本書中探討一個較鮮為探究但卻相當關鍵的故事。如同歷史學家蘇尼爾・阿姆瑞斯（Sunil Amrith）所言，在二十世紀，我們看到了因為國家機構與國際組織的汲汲營營、加上各種民族主義與國際主義意識形態提倡者的推波助瀾，所導致「衛生」的國際化[37]。一九〇七年設立、總部位於巴黎的國際公共衛生辦公室（Office International d'Hygiène Publique，OIHP），是當代跨政府間衛生組織的先驅者。該辦公室從一九〇八年開始運作到一次世界大戰爆發為止，其組織包含一個常設的秘書處、以及一個由各會員國政府高階公共衛生官員所組成的委員會。在兩次大戰的戰間期，國際聯盟也設了一個「衛生組織」，用以「針對國際關注的疾病預防與控制相關議題採取行動[38]」。無論是國際衛生辦公室、或者國際聯盟的衛生組織，兩者都高度以歐洲為中心。在二次大戰之後創立的世界衛生組織則採取了一個不同的形式。它不僅包含了來自美國的衛生學者，同時也如同許多聯合國麾下的國際組織一般，致力於維和以及戰後經濟重建相關的工作。

從一九四〇末到一九六〇年中，世界衛生組織的各種計畫體現了該歷史時期的複雜性。爬梳這些計畫的相關故事，回應了跨國史學者為了「研究各種正式組織」所做的呼籲。這些正式組織（例如世界衛生組織）在各種面向上都促進了全球化的發生，並且提供了一個平台，讓各國的政治、文化、與意識形態彼此相互滲透。二次世界大戰的結束讓各民族國家得以開放邊界，創造了一個平台，讓人道援助、發展、人權、全球衛生、環境保護等議題吸引國際的關注。當然，國際組織並非跨國史中的唯一行動者，但它們在各種超越個別國家自身利益的跨國機制中，是最重要的行動者[39]。在確立戰後應處理的健康議題時，世界衛生組織戰因為考量了被邊緣化的族群或人群的觀點，因此能提供跨國史學家豐富的資訊。其獨特的組織架構、國際聯盟時期所留下的歷史遺緒、專家們所共同抱持的國際主義願景，以及冷戰的現實政治，這些因素都造就了處理戰後全球人群衛生問題的嶄新方式[40]。

跨國醫學史過往主要關注於傳染性疾病，例如瘧疾、傷寒、小兒麻痺、登革熱、霍亂等。但也有一些研究已經開始處理精神醫學或心理學問題的跨國化命題（即便它們關注的時代並不是本書涉及的二次世界大戰戰後）。厄尼和穆勒（Ernst & Müller）回顧了歷史學研究在描述、解讀、與分析精神醫學主題上所採用的多樣方法。這些研究主要探討的地理脈絡是盎格魯薩克遜、日耳曼、與法蘭克語系的歐洲地區。在方法學上，這些研究採用的方法包括系統性比較、轉換、共同史、關聯史、跨歷史等[41]，並且試圖挑戰在意識形態和概念上十分有問題的認識框架，例如「醫療體系」、「中心／邊陲」、「東方／西方」、「傳統／現代」、甚至「全球／在地」等[42]。厄尼．穆勒進一步解釋，這些跨國的歷史研究取徑，試圖「超越大多數精神醫學與心理衛生史研究，因為它們僅關切單一國家案例所造成概念和主題上的限制」。因此，跨國分析「往往以民族國家做為一種先驗性的空間劃分框架，並且以現代國家的疆界作為建構歷史敘事的參考點和分析框架」。無可避免的，「這不僅鞏固了原本因為政治原因而劃出的國界，也鞏固了班尼迪克．安德森所謂的『想像的共同體』[43]」。舉例來說，有許多對於歐洲精神醫學體系的比較研究，其方法主要追溯並檢視各個科學社群網絡之間的連結，以及各國（或民族國家）的心理衛生從業人員如何在這樣的跨國網絡中獲得知識上的啟發。然而，關於非西方國家的精神醫學史，目前的研究仍然十分不完備。由烏克（Roelcke）等人編輯的一本文集，關注跨越地理與語言疆界，藉由研究在地知識生產的多樣性，來質疑所謂精神醫學主體身份的普世性[44]。該文及作者使用許多方法，將精神醫師視為一種建構敘事的工具來予以審視、追溯精神科醫師在引用量化研究時其態度的變化、以及研究精神科醫師這個群體的戰後移民潮對於精神醫學所造成的影響。

在研究精神醫學的社會學家與歷史學家的社群中，跨國取徑的研究變得越發流行。但他們問的問題與所企圖解決的問題十分不同。而且，國際組織與全球南方之間的關係，在戰後全球衛生史研究中仍然是一個相當邊緣的主題。過去幾年，有些歷史學家已經開始致力於書寫跨文化精神醫學的歷史[45]。我也曾經與其他精神醫學史學者一起批判（同時也試圖凝聚）既有的全球精神醫學史研究。我們共同編輯了一若干期刊專題，藉以描繪世界各地的精神醫學並觀察精神醫學理論和實踐，如何藉由跨國的專業社群網絡，在經常被忽略的地理區域，反覆地發明與再發明[46]。現在，透過這本書，我打算藉由分析世界衛生組織心理衛生計畫的運作邏輯、以及探討參與此計畫的專家們在其中所扮演的角色，來處理比精神醫學理論與實踐更弘大的議題。更進一步來說，因為我在本書中探討的世界衛生組織心理衛生計畫可說是一個多層級的、生產科學知識的基礎建設，我也試圖藉由此一個案中，世界衛生組織在計畫中與其他發展中國家的互動，來研究心理衛生的「跨國性」。

其次，我在此書中也探討對國際心理衛生計畫產生影響的科技發展、統計學論證方法、冷戰文化、以及其他社會與文化因素。最重要的是，我試圖對這些國際心理衛生計畫的功能與限制進行評論，並討論它們對現代精神醫學的意義。藉由檢視一個正式的衛生組織，本書講述了一群科學家的故事：關於他們如何成為知識傳遞的使者、如何建立了一個科學典範、以及如何在二次大戰戰後重建的過程中創造了一種全球共通的科學語言。我在本書中，探索這些科學家與世界衛生組織（做為一種治理與科學知識生產的基礎建設）之間的互動方式、他們的知識生產工作所形成的生態系、以及他們所身處且在戰後面臨巨變的國際關係。

本書闡釋了一群專家間的理論辯論、以及他們遭遇的各種技術困難。雖然發生於半個世紀之前，這些故事仍然為相關學術領域的發展提供了重要的背景知識，也同時闡述了一段機構史。那些過往曾經發生的論辯，和今日被提出的許多全球心理衛生方案密切相關。直到今日，各界學者仍然持續詢問著：精神疾病是否有普世性的特徵？精神疾病的症狀如何在特定地方脈絡中展現？精神病流行病學與醫療人類學如何共同促成彼此生產的理論論述？在過去數十年間，流行病學者試圖藉由持續改善他們的資料蒐集與分析方法，來回答這些問題。人類學家則試圖親炙世界上較罕為人知的角落、挑戰既有常規、並企圖拼湊出全球心理衛生的（跨文化地域意義上的）完整圖像。

然而，他們未竟之事，在於這些學者都沒有提供一個歷史性的跨國觀點，讓我們得以瞭解前述問題為何會逐漸在許多國家浮現、如何在一個新創設的國際組織中獲得處理、以及處理這些問題的人面對了何種障礙與挑戰。

本書也用「雙向式」的視角，從世界衛生組織及其會員國的觀點，來研究科學知識如何透過合作生產出來。直到今日，僅有非常少數的人關注世界衛生組織在「世界公民身份」概念的跨國發展歷程中所扮演的角色。還記得在電腦出現前生產統計數據是如何耗時耗力的人，也是寥寥無幾。若要能注意到台灣做為一個當前不被聯合國承認的國家，但卻曾經進入世界衛生體系並執行一個複雜的大型計畫，這樣的人更是少之又少。然而，在戰後早期國際關係的脈絡中，台灣反映了國際衛生組織與做為會員國的發展中國家之間所具有的關係。做為世界衛生組織當時合作的成員國之一，台灣（在戰後的國際間代表了中國）表徵了世界衛生組織內部的工作生態、以及其與一個發展中國家所身具的策略性聯結。雖然誠如當時世界衛生組織的總幹事布羅克・奇澤姆（Brock Chisholm）所言，他在描述台灣對全中國的代表權時說：「這是一件就算在這個荒誕的時代，依然看起來十分荒誕的事[47]」。儘管如此，這樣的荒誕至少提供了學者們一個指標案例，來審思世界衛生組織過度理想主義的行動原則。從純粹科學的觀點來看，台灣的地緣特徵十分適合做為大多數世界衛生組織公共衛生計畫的執行地，然而，論及要實際參與這些計畫，台灣也有自身獨特的動機。除了做為世界衛生組織測試其在低度開發國家行動原則的樣板之外，台灣的專家們也渴望成為國際社群的一員。因此，藉由關注這些世界衛生組織的計畫在執行與成果評估上的局限性，我也在本書中檢視了究竟世界衛生組織在多大程度上與各成員國的合作、讓其計畫變得更具有全球性（而非由少數西方專家所領導）。

關於精神疾病分類相關問題的歷史研究，多數聚焦談論ＤＳＭ是一個如何古怪的系統，強調它在第二版到第三版之間的認識論轉向，以及第四版到第五版之間所引起的巨大爭議。然而，ＩＣＤ系統以及其在全球衛生治理上的重要性往往被忽略[48]。實際上，ＩＣＤ第九版的第五章是第一個在國際合作與國際組織成員國認可下產生的精神疾病分類系統。它也是世界衛生組織的全民健康（Health for All）目標、以及發展中國家知識共建的結晶成果。世界衛生組織在二十年間小心翼翼的努力過程中所遭遇的問題、困難、與爭議，也反映在後續ＩＣＤ系統改版的過程中。一方面來說，ＩＣＤ系統的故事完備了世界衛生組織的歷史敘事，讓其不再只是傳統貫時性的機構史[49]。另一方面，國際或全球心理衛生的樣貌，如今處於一種被一個特定的體系所主導的霸權宰制狀態[50]。因此諷刺的是，這本書強調發展中國家在世界衛生組織中的角色、以及文化在全球心理衛生中曾經有過的輝煌時刻，因此呼應了研究全球衛生的歷史學家對「將世界衛生組織的作為與世界性標準予以去殖民化」的呼籲[51]。

不僅如此，本書也回應了科學的社會研究（science studies）對於科學知識的社會建構性的關切[52]。我在書中講述的故事呈現了世界衛生組織如何用自己開創的方法論、認識論、與研究議題，努力讓心理衛生成為全球衛生的一環（以及科學的一環）。早期的「科學的社會研究」主要關注實驗室與科學家在其中的各種實作。但在本書中，我主要關注一個處於高度全球化和理想化環境中的國際組織。藉由檢視這樣一個全球性且浸淫於跨國活動之中的專家網絡，我呈現了世界衛生組織如何生產出對社會精神醫學領域實用的知識。在周遊各國的同時，這些專家建立了一個由臭味相投的研究者與執業醫師所組成的網絡。他們不分彼此，致力於發展全球性的社會精神醫學、以及伴隨發展的國際精神疾病分類系統[53]。因為同時兼具國族與國際認同，他們將自己所生產的專業知識以不同的方式分別應用於全球和在地。在那些具有全球性的空間（例如世界衛生組織）之外，他們的專業工作同時也仰賴著各種「非人類」行動者，也就是他們所使用的各種科技。在原本的設想中，世界衛生組織的工作應是由下而上、藉由蒐集各地的地方知識而產生的科學。只不過，組織內部的官僚體系、和專家們對從公民身份到疾病普世性的「國際化」追求，讓此種由下而上的理念無法真正獲得實現。

本書寫作的材料，乃是奠基於我在過往十年間所造訪的各個檔案庫、以及我自己的博士研究。本書的一手資料包括世界衛生組織相關計畫的備忘錄、會議紀錄、研討會議程、科學家之間的通訊、以及醫學期刊文章。所使用的檔案庫資料包括世界衛生組織（日內瓦）、英國心理分析學會、英國精神醫學研究院、倫敦熱帶醫學與衛生學院、倫敦瑪麗皇后學院、英國惠康博物館、英國貝特勒姆心靈博物館（Bethlem Museum of the Mind）、英國國家檔案館、倫敦國王學院、美國約翰霍普金斯醫學學院的艾倫・梅森・切斯尼醫學檔案館（Alan Mason Chesney Medical Archives）、以及美國國家衛生研究院。

章節概覽

本書的章節按照時間先後順序編排。然而，每個章節都有其各自的主題，藉此全面關照我欲在本書探討的主要問題。讀者若想要知道各重要事件發生的確切時間，可以參考本書開頭所附的時間表。在導論（本章）之後，第二章〈結構〉主要探討世界公民身份的概念和社會精神醫學的誕生兩者之間的關係。在此章，我藉由審視世界衛生組織在提倡國際心理衛生這件事上扮演的角色，來分析戰後研究精神疾病的概念轉向。藉此行動，世界衛生組織試圖幫助人們面對世界大戰之後的心理創傷並走向重建。在二次世界大戰即將結束之際，各民族國家與機構開始為長期的和平、以及防範往後的戰爭暴行從事準備。精神醫師、政府決策者、以及戰後重建相關的工作者逐漸將精神疾病視為都市化社會的沉重負擔。因此，我從針對軍人（與其問題重重的解甲歸鄉過程）而產生的「對抗神經症」相關行動開始談起，討論當時如何看待精神疾病從軍人擴及到一般平民的焦慮。此章關注在一九四八年舉行的國際心理衛生大會。那是一個貨真價實的「國際性」機構，自詡在討論全球層級的議題時，能擺脫冷戰格局的陰霾、發揮國際科學與醫藥合作的潛能，因此比世界衛生組織能更有效運作。

在世界衛生組織心理衛生小組中討論的議題，包括提升全球各地對於心理復原的意識、強化精神醫學與公共衛生的連結、以及在大規模且跨文化的心理衛生研究中所蘊含的「世界公民」身份意涵。該詞彙的主要提倡者是世界衛生組織的第一任執行長布羅克・奇澤姆。他相信人性的普世性，並且大力提倡世界和平的理念。這些議題形塑了世界衛生組織中的科學實踐的基礎，提升了精神醫學和公共衛生對於全球健康的重要性。這導致「精神病流行病學」成為一種新的心理衛生典範，在國際間興起。在本書的第二章，我探討了世界衛生組織如何在心理衛生小組的第一任組長喬治·羅諾·哈格里夫（G. Ronald Hargreaves）的提議下，開始評估所謂的「可行的」國際合作研究計畫，並且在開始執行大規模跨文化研究之前，針對各種相關工作（包括完成與未完成的）展開回顧與討論。我將描述世衛組織如何從曾經執行過類似計畫的不同地區，延攬到研究大規模精神病流行病學的「專家」們。

本書的第三章〈方法〉，則檢視國際社會精神醫學計畫，如何在世界衛生組織早期骨瘦如柴的組織結構中成形、以及其如何評價第一個大規模國際精神疾病調查中所使用的研究方法。從一九六〇年中期開始，該國際社會精神醫學計畫建立了國際心理衛生研究的基礎。（在本書中，我使用「國際社會精神醫學計畫」來廣泛指涉世界衛生組織的「流行病學與社會精神醫學十年計畫」。始於一九六四年，它並不是單一個計畫，而是包含了一系列彼此合作的子計畫與研究中心的嘗試[54]）。本章總共分為三個部分：該計畫的背景、內容、以及留下的遺緒。其中最為突出的，是它所發展出那套赫赫有名的精神疾病分類與標準化系統、以及它藉由跨文化的評估和診斷方法對思覺失調症

（舊譯精神分裂症）所進行的前驅性研究：國際思覺失調症前驅研究（IPSS）。除了創造一套全球共通的語言，前面所說的分類系統與前驅研究也創造了診斷方法、統計程序、以及其他對未來相關研究有所助益的工具。該前驅研究說服了許多人，讓跨文化且國際性的研究被公認為是可行的。這些分類系統和研究也似乎支持了世界衛生組織創始人關於「人類心靈具有普世性」的假說。

在第四章〈專家〉中，我探討世界衛生組織招募的科學家如何使知識交換、研究方法分享、和跨組織／跨成員國的合作成為可能。首先，我簡述了一個關於知識如何在世界衛生組織與其拉丁美洲／非洲的合作者之間傳遞的案例。接著，在一個更詳細的案例裡，我探討讓世界衛生組織延攬來自台灣的林宗義（一九二〇－二〇一〇）成為醫務官員以及社會精神醫學計畫主持人的因素。台灣在世界衛生組織的歷史中是一個讓人刮目相看的案例。在被中華人民共和國取代成為聯合國會員之前，台灣維持了二十年的會員國身份（直到一九七二年為止）。做為一個年輕且野心勃勃的國家，台灣向日內瓦輸出了一套知識生產的模式以及一位醫務官員，並領導了世界衛生組織最初的幾個國際社會精神醫學計畫。我檢視那些催化了世界衛生組織與台灣研究者間連結的因素，也分析他們的研究在聯合國與其隨附組織打造戰後新秩序時、以及在戰後去殖民化和科學國際主義上，所扮演的主動和被動角色。受到日本在二十世紀前半葉以調查為基礎的民族學研究、以及要在二次世界大後建立一個新學門的目標所影響，在台灣進行的社會精神醫學研究不僅反映了國際科學社群要將研究「人」的科學（Human Science）「去種族化（deracialize）」的願景，同時也滿足了世界衛生組織關於世界公民身份的意識型態[55]。這樣的文化決定論與當時主流的新佛洛伊德心理病理學理論不謀而合，逐漸與殖民時期精神醫學的生物決定論分道揚鑣，並且也為建立普世性的精神疾病圖像奠定基礎。

為了回應對於世界衛生組織相關計畫的歷史解釋，第四章則提供讀者一個概念框架，藉以重新思考日內瓦與其介入對象、也就是發展中國家兩者之間的關係。世界衛生組織與其成員國之間的連繫不僅印證、甚至超越了科學史學家所稱的「交易區（trading zone）」：一個讓來自不同文化、語言、與訓練背景的科學家，在交換思想與方法的驅使下彼此產生合作的空間。這樣的合作也反映了一個科技與社會研究者口中的「夢幻逸景（dreamscape）」，或謂「夢景」，也就是發展中國家藉由超越世界衛生組織日內瓦中心的意識形態的科技社會想像，來形塑自身的身份認同[56]。世衛會員國的國家自我形塑以及他們面向聯合國的行政朝聖，吸引該國科學家廣泛參與國際計畫。雖然這些國家的代表被從世界各地召喚過來，但他們大多數經歷了相似的科學訓練。世界衛生組織的計畫需要一種被其總部與成員國共同想像的世界觀。這些科學家的活動也反映了晚近學術界關於「技術專家在科學知識的跨境上所能扮演重要角色」的相關討論[57]。然而，這樣曇花一現的樂觀主義除了促成了一些正面的成果，也產生了一些差池。

在第五章〈科技〉之中，我呈現了與建立測量標準相關的基礎建設、以及科學家們對科技的追求。我（至少有一部分）從機構談起，分析一個形塑了世界衛生組織的國際社會醫學計畫的決定性因素。本章主要討論科學家們對於「標準化」的狂熱，以及他們如何追尋各種最新科技。這兩者皆構成了世界衛生組織的「科技轉向」。在這裡，我質疑關於「知識生產乃是由標準化以及科技所決定」的典型想像，並且處理了一個在科學史中經常被提及的課題：是否有可能在革命性社會變遷闕如的情況下，產生突破性的新科學或者科技？在這裡，所謂革命性的社會變遷意味著戰爭的遺緒、新興的國際主義、以及各種世界衛生相關組織的形成背景。對於日內瓦的世界衛生組織來說，對於不同成員國的生物醫學資料的標準化是朝向國際合作的第一步。

在世界衛生組織對社會精神醫學的致力之中，標準化的目標不僅是要使組織內不同部門的工作同步進行，也是為了要研擬出一套關於精神醫學的共通語言。因此標準化既是國際合作的理由、也是理想中的成果。當時的精神醫師們藉由發明訪談工具、統一症狀的描述、以及發展統計方法分析與分類疾病的樣態，來達成研究方法的標準化。這樣的努力，若沒有那十年間的科技發展，是絕對無法付諸實行的。在一九五〇到一九六〇年間，新的當代科技（無論用於家庭還是工業）以前所未有的速度發展。從科學家們大膽的希冀到實際執行的計畫，其內容都藉由幾乎覆蓋全球、高度便捷的電報系統來彼此聯繫。研究者們也發現了錄影技術在精準捕捉人類情感上所具備的能力。雖然他們已經使用（以今日的眼光來看十分落伍）電腦科技來加速各種沉重的運算工作時，但仍然需要一段不算短的時間的靜候，在這期間他們發展了各種軟體來讓電腦符合自己的需求。

在第六章〈不滿〉中，我分析為什麼原本樂觀的國際社會精神醫學計畫，會逐漸招致不滿。我使用「加工出口區（export processing zone）」這個概念，呼應近期對精神醫學認識論以及全球心理衛生疾病分類體系的相關批評，重新評估世界衛生組織早期的知識生產模式。藉由重新編寫一套更好的國際疾病分類系統，世界衛生組織的「國際社會精神醫學十年計畫」建立了一個國際心理衛生研究合作的全新典範，同時也為後續的流行病學研究奠定基礎。ICD第九版的第五章提供了黃金標準給處於心理衛生基礎建設缺乏的國家的精神醫師：它為研究思覺失調症的「嚴重精神疾病的結果的決定因素」大型研究計畫立下了基準。該計畫包含了十二個研究地點，幾乎證實了功能性心理障礙具有普遍性樣態[58]。然而，將世界衛生組織的第一個社會精神醫學計畫置於「科學的歷史與社會研究」的框架中，則引發關於如何評價其整體影響的問題，包括其對於現代精神醫學貢獻、其在全球社會經濟發展脈絡中的顯著性、以及它在知識生產模式上的代表性等。我認為，世界衛生組織與其成員國之間的複雜連結可以用「加工出口區」一詞來描繪。這個詞旨在描述在世界衛生組織日內瓦總部的全球主義者、以及其他科學技術官僚之間的關係。在其中，他們共同想像彼此都享有一種平等的世界公民身份。這樣的關係讓一種共同的科學語言、以及將這樣的語言應用於發展科技都成為可能，同時可將成果用於瞭解精神疾病與促進人類福祉。

最後，在〈後記〉中，我檢視這本書在當今跨文化精神醫學與全球心理衛生的相關論辯中可能具有的意涵。科學家此時的關切，已經從創造普世性的測量標準，轉變為強調在地化測量標準的重要性。雖然世界衛生組織的國際精神醫學計畫以早先科學家未能想像和達成的方式成就了科學上的卓越，然而，有些發展中國家對於世界衛生組織所意圖帶來的益處表達憂慮。當世界衛生組織完成關於思覺失調症的研究，並且企圖將其進一步用於例如憂鬱症等非精神病的心理相關病症時[i]，世界衛生組織並無法如同思覺失調症一樣，成功為它們建立普世的疾病流行病學輪廓。這導致懷疑的聲浪逐漸湧現。世界衛生組織雖然試圖在許多不同的精神疾病上進行相同的流行病學研究，卻從來無法像思覺失調症一樣，在其他疾病的樣態上達成雷同共識。舉例來說，人類學家發現「憂鬱症」在中國並不多見，除此之外，對ＩＣＤ系統的相關批評（例如它在分類上的謬誤）也開始浮現。隨著時間推移，其他被發現具有文化特定性的症狀，反映了其所在國家因為具有高文化敏感度而展現的自主性、以及處理精神疾病議題時發展出來的新學科與新取徑。許多國家還另外建立了自己的疾病分類系統，挑戰了世界衛生組織所樹立的研究典範、以及原先它對改善流行病學研究所做的努力。

在世衛的國際社會精神醫學計畫之後的幾年，流行病學家不僅開始質疑其大膽的假說與方法學，也在該計畫的成果成為全球疾病與照護負擔的知識基礎時，更細緻地

i 譯者註：此處的精神病（Psychotic disorder）是專有名詞，專指會造成譫妄、妄想或幻覺的精神疾病，例如思覺失調症。非精神病的精神失調 Non-psychotic disorder 則包括憂鬱、焦慮、恐慌等。在此為了方便一般讀者理解，將 non-psychotic disorder 翻譯為非精神病的心理失調相關病症。

對該計畫所獲致的精神疾病相關解釋做出各種區分。一方面來說，最初世衛組織早期的計畫中被忽略的發展中國家（與地區），像是中國，精神醫師對發展自身的疾病分類系統以及將之與國際ＩＣＤ系統整合的企圖，抱持著十分複雜的態度。另一方面來說，世界衛生組織不僅在整合國際影響力日益增加的ＩＣＤ系統上扮演了更好的角色，也在尋找一個更精確和更可行的分類與診斷系統以推廣到世界各地。因此，世界衛生組織在國際社會精神醫學研究計畫之後，採納了更嚴謹的流行病學方法、以及藉由考量各領域的專家知識以及病人意見，來達到更民主的知識生產方式。根據著名的精神醫師肯尼斯・肯德勒（Kenneth Kendler）所述，對疾病的診斷分類可以被視為一種「疊代」。此一借用數學名詞的比喻也被科學史家張夏碩（Hasok Chang）用來描述「溫度的概念」的建構[59]。然而在本書中，我借助於自身有限的臨床精神醫學背景來呈現世界衛生組織的國際社會精神醫學計畫。我並沒有打算完善這些科學家的研究成果，而是要呈現一段精神醫學知識生產過程。這個過程取決於不斷變遷的世界觀。而變遷過程中世界政治的樣貌也不斷轉型，專業者必須依賴手邊可獲得的科技，以及呈現出在這個巨大的科學體系內，利害關係人之間發生的辯論。

做為一種以醫學史和科學知識生產做為切入角度的詮釋，本書並不能為精神病流行病學或疾病分類方法指引方向。身為一名歷史學者，我援引具代表性的事件來描述一個觀念（世界公民）背後的目的、以及其所啟發的知識生產計畫。藉由本書，我彰顯了知識生產的過程，其實受制於特定時間和特定地方的諸種不確定因素。在本書的最後，我闡明世界衛生組織早期研究計畫的重要性、它所蘊含的理想主義與其限制、以及它與名為「科學」的歷史長河中，人們反覆遭遇的各種挑戰之間的關係。

CHAPTER

2

結構

第二次世界大戰之後，心理衛生逐漸成為一個全球性的議題。當大多數的國家嘗試從戰爭中復原，對於衛生的跨國治理也隨之擴張，其程度超過戰前的歐陸：一九四八年，世界衛生組織正式創立。從十九世紀中葉到兩次世界大戰的戰間期，國際衛生會議與國際聯盟的衛生辦公室等衛生治理系統，已經被證明無法成功納入在主要殖民貿易路線之外的眾多國家。至於「國際衛生」要能跨越大西洋抵達美洲，則要等到二次世界大戰結束之後才真正實現。因此，世界衛生組織一詞中「世界」的意涵，反映了戰後理想主義者們對於新世界秩序所抱持的願景。在世界衛生組織創立之初，因為終戰的雀躍氛圍、以及主政者逐漸增長的國際主義精神，它成為一個能激勵人心的場域[1]。基於這樣的理想主義，世界衛生組織的研究計畫預設了單一一個名為「全人類」的種族，並且試圖找尋那些會對全人類造成威脅的精神疾病。

企圖將心理衛生研究國際化的嘗試，與一個稱為「世界公民身份」的概念彼此嵌合。世界公民身份並不是一個全新的概念（尤其是對於許多曾在國際組織服務過的戰後國際主義者來說）。然而，要成功將「世界公民身份」與「心理衛生」兩個議題結合在一起，尚賴世界衛生組織第一任總幹事——加拿大精神醫師布羅克．奇澤姆（Brock Chisholm，一八九六－一九七一）的努力，才得以實現。世界公民身份的概念預設了人類心靈具有普同性，其背後所蘊涵的是寄望在造成巨大災難的二次世界大戰之後，長久和平能真正到來[2]。該概念結合了意識形態、社會運動、與對國際人權政治的希冀。這樣的精神塑造了與世界衛生組織有關的科學實踐，並且是讓世界衛生組織的各種計畫能在國際冷戰中賴以延續的基礎原則。身為一名來自加拿大、專長精神醫學的軍醫，奇澤姆因為支持優生學以及強調家庭在兒童教育中的角色而聲名遠播。然而，在二次大戰後，他的信念逐漸轉向。他認為健康的心理狀態（粗略的定義為沒有精神異常行為的社會）可以消解國際衝突。他反思戰爭的成因，並因此想要研究人類集體的精神失序[3]。因此，他呼籲各國政府（而不只是其成員）支持新成立的聯合國，鼓吹將「世界衛生」與「世界和平」彼此結合的願景[4]。

奇澤姆所持有的烏托邦式想像十分前衛，但也並非獨特。許多希望藉由研究與規劃來處理公共衛生危機且思想前衛的科學家，也有著類似的想法。透過世界公民身份的觀念，精神醫師對戰爭創傷經驗與其後續影響的關注，從以退伍軍人為主擴展到世界上的所有公民。這些精神醫師的努力最終成就了世界衛生組織的國際社會精神醫學計畫。該計畫為後續世衛的精神病流行病學研究與國際疾病分類系統奠定了基礎。藉由世界公民身份的概念，精神醫學同時將兩種不同的觀點納入。第一種觀點是戰爭帶來的創傷以及戰後復原的需要，第二種觀點則是戰後去殖民化以及對世界和平的展望。精神科醫師試著理解國際上的各種精神疾病，以做為將精神疾病研究逐漸「全球化」的第一步。在世界衛生組織成立後的第一個三十年，世衛試圖聚集專家和資金，藉以發展一套方法，用以生產相關實用知識，方便促成「在國際層級擴大心理衛生研究」。在一九七〇年之後，隨著世界衛生組織的科學家開始採用更為實證主義導向、強調以（科學）知識為基礎的衛生政策規劃，整個組織也採取了更加技術官僚主義的路線，關注標準的建立以及國際規範的落實機制[5]。然而，此種朝向實證精神醫學的轉向，需要仰賴充足的人員、研究方法的發展、科技的進步、以及在冷戰的陰影下能促成大型建制體系的各種因素。

世界公民身份的想像，與當時盛行的科學國際主義有著密不可分的關聯。針對科學國際主義的起源，目前有不同的解釋方式。其中一種觀點是：從十九世紀末到二次世界大戰之間，科學社群逐漸變得多樣化，但同時國際性的科學相關組織也開始大量出現。這些組織需要能海納背景高度迥異的科學家，因此將溝通與交流視為第一要務。這樣的目標也催化了一系列廣泛關注科學知識普世性的研究工作[6]。從另外一個角度來看，科學國際主義（意味著透過各國政府的科學研究合作可以促成國際和平與繁榮）也啟發了像是國際聯盟衛生組織、以及世界衛生組織這樣的機構，促使他們將各種健康相關的議題整合在一起，成為我們今日所理解的「全球衛生」。科學國際主義也曾經在兩次大戰之間的戰間期存在。根據歷史學家格蘭達・斯路伽（Glenda Sluga）的研究，某些讓具有普世性的「客觀事實」存在的基礎，例如蒸汽、電力、貿易、以及新穎的國際組織，是科學國際主義此一意識形態的根基。這些客觀事實也造成了歷史學的「國際轉向」，讓歷史學家開始爬梳超越單一國家的多重脈絡[7]。在科學領域中，基因研究的進展以及對於生物整合（biological integration）的信念，激發了關於普世性科學知識的樂觀想像：科學能超越國界與愛國主義[8]。普世的科學知識理應能透過跨國的研究合作與資訊分享而產生。儘管希望無窮，科學國際主義在二次世界大戰之前的短暫和平期間，卻被各國濫用，成為服務自身國家利益與政策的工具[9]。

在討論戰後的科學國際主義時，入江昭用「文化國際主義」來泛指一種世界秩序的願景，這個概念是用來回應十九世紀末愈發盛行的國族主義。在文化國際主義的意識形態中，要維護全球政治穩定的最佳方法，是要藉由促進跨文化互動來削減國族主義的吸引力。藉由增進彼此的了解以及認同人性的普世性，戰爭才得以被避免[10]。許多國家的政府已經持有這樣的構想，但其實踐還需要仰賴聯合國透過其隨附組織來推廣科學國際主義，包括農糧組織、國際勞工組織、聯合國教科文組織（UNCESO）等。舉例來說，第一任聯合國教科文組織總幹事朱利安・赫胥黎（Julian Huxley，一八八七－一九七五）在其一九四六－一九四八年的任期期間具體表示：「該組織致力於某種國際政治的團結，無論是透過一個單一的世界政府或是其他形式。這是唯一能避免戰爭的方法[11]。」自其創立以降，聯合國教科文組織致力於促成科學與人文知識的創造與傳播。

本書所呈現的故事，不只關注世界衛生組織的工作，也關注一群在組織內外齊心努力、承諾（以今日世界衛生組織的話來說）「要達成全人類和全世界的健康促進」的前瞻思想家[12]。這樣的精神反映於一九四六年在舊金山舉行的聯合國大會，會議裡，「世界」一詞被刻意的放在世衛的名字之中，藉以彰顯其能容納已開發、開發中、以及仍被殖民國家的精神[13]。在二次大戰之後，世界衛生組織的創立者們也立刻開始界定研究議題、創造標準和規範，並且透過生產出實證資料這種技術性支援來促進全人類的心理衛生。世衛將心理衛生納入公共衛生的提案，進一步促成了建立普世性的精神疾病分類系統的一系列努力。如此不分國家、促進全世界人類健康的精神，成就了世界衛生組織的國際社會精神醫學計畫。然而以結果論來說，這樣的精神對比於全球衛生的現實狀況實在是過於樂觀。雖然國際社會精神醫學計畫促成了精神醫師與社會科學家的跨國合作，也建立了一種新型態的科學、新的語言、新的典範以了解人類心靈，但這個計畫也面臨了嚴峻的挑戰。世界衛生組織的社會精神醫學計畫可以讓我們知道全球取徑的心理衛生研究所蘊涵的各種困難[14]。

戰爭的教訓

戰爭對精神醫學造成了巨大的影響。精神醫學史學家已經針對創傷精神醫學的起源與轉型進行了一系列理論性的解釋。其中一項最廣受討論的主題，是一系列與戰爭所造成的心理創傷高度相關的症狀：彈震症（shell shock）、戰鬥疲勞（combat exhaustion）、或者戰爭神經症（war neurosis）。這些軍事精神醫學的分類標籤主要起源於兩次世界大戰以及之後的越戰。不過在越戰中，新出現的疾病標籤是創傷後壓力症候群（posttraumatic stress disorder），該詞彙在一九八〇年首次被納入DSM系統。歷史學與人類學家已經對疾病相關專有名詞的變化，以及戰爭對精神醫學的影響做出深入探討。在兩次大戰的戰間期，治療心理深受創傷的士兵的專門機構如雨後春筍般湧現[15]。然而，彈震症從未被視為會讓國家背負沉重負擔的公共衛生問題；在國際層級，彈震症也從未獲得廣泛的關注。在二次世界大戰之前以及戰爭發生的期間，人們認為因為個人面對外部刺激的因應能力不同，因此罹病的情況有所差異。在二次世界大戰期間的研究企圖用入伍軍人的社會經濟條件，來解釋前線士兵所具有的心理素質。舉例來說，美國心理學家研究六萬名從波士頓地區徵召的軍人的精神疾病發生率，藉以歸類影響役齡男性心理衛生的各種因素[16]。

二戰後，新佛洛伊德學派的精神醫師（大多位於美國）開始對戰爭相關的精神疾病進行精神分析與心理治療，他們多採納一種強調和外在變因相關性的視角。這樣的論點使他們與德國和法國在二次大戰前／間的精神醫學傳統分道揚鑣。在傳統觀點中，人類就算面對艱困的外部環境，仍然有渴望成長茁壯的內在驅力。然而，這些新佛洛伊德學派精神醫師轉而關注人類對安全與安適的追求[17]，這讓他們必須更關注那些影響人們安全感的外部因素。舉例來說，在羅伊．格林克（Roy Grinker，一九〇〇－一九九三）與約翰．史皮格爾（John Spiegel，一九一一－一九九一）的經典著作《高壓之下的人們》（*Men under Stress*），讓美國社會廣泛意識到退伍還鄉士兵所面臨的戰爭壓力[18]。除此之外，深信精神疾病乃是肇因於社會與文化因素的美國精神科軍醫哈利．史塔克．蘇利文（Harry Stack Sullivan，一八九二－一九四九），將心理病理學重新理解為一種強調互動性而非內在心理動力的致病解釋模式。他因此對佛洛伊德的理論進行重構，藉以將人際互動與人格發展的相關因素納入解釋軍人心理崩潰的原因[19]。此種對心理分析理論的擴展，以及使其可以容納社會與文化影響，不僅打破了佛洛伊德所奠定的典範，也將人類心理狀態與其生物性的機制區隔開來。精神疾病至此變得更加「社會化」。

對於戰爭相關精神疾病成因的全新解釋模式，也讓精神醫師開始思考精神崩潰是否在軍事的脈絡中是可以預防的。舉例來說，有些英國和美國的精神醫師試圖打造一種精神醫學，能讓個人與社會群體對負面經驗做好準備的。在戰間期，比起心理治療，如何預防士兵感到痛苦更成為一門顯學[20]。針對彈震症的全新療法開始逐漸受到醫療機構採納，例如在英國肯特郡的卡塞爾醫院（Cassel Hospital）、以及位於今日倫敦西漢普斯特德區的塔維斯托克診所（Tavistock Clinic）。新的理論也被發展出來，用以協調行為主義與佛洛依德的心理動力學說。就算有些戰爭的教訓在承平時期被逐漸淡忘，許多人仍然持續探詢大戰後的遺緒所造成的影響。

在二次大戰期間，英國和美國的精神醫師基於戰略的考量，同意藉由篩檢士兵的智力與性格來做為精神疾病的預防措施。此種篩檢的目的是要確保只有在心理和生理上皆足夠強健的士兵才會被送往前線。舉例來說，一位英國塔維斯托克診所的精神醫學軍醫描述戰爭如何形塑精神醫學時，他十分強調（受徵召的）人的素質：「軍隊的任務是要評量這些人，儘可能調整他們的精神狀態以避免崩潰。而當這些預防性手段失效的時候，我們必須要研擬最有效而快速的治療[21]。」同樣在維斯托克診所受過訓練、並在之後成為世界衛生組織心理衛生小組主席的精神醫學軍醫G．羅諾．哈格里夫（G. Ronald Hargreaves）發明了一種稱為「標準推理測驗（progressive matrices）」，一種用於快速測量軍人智力的工具。一九四〇年間，哈里．斯塔克．沙利文（Harry Stack Sullivan）與美國徵兵體系共同合作，發展了一套用於篩檢入伍士兵性格類型的工具，用以將弱小或者不適格的人從前線汰除。然而，與其說是保護健康的人、避免他們面臨精神崩潰，就結果而言，這些工具篩選出了一群將承受戰爭精神創傷的受害者[22]。

後來，該如何預防軍人精神疾病的意識逐漸外溢，將平民也納入其中。但精神醫學專家們面臨了「該提振民間的戰爭士氣」與「更為人本取向的心理安適」兩種路線之間的選擇難題，可以說他們最初並不完全支持將平民納入精神疾病預防的對象。然而，在二次世界大戰終戰，執業醫師們面對著百廢待舉的現況，逐漸開始對於人的處境（以及與之相對應的心理照護方式）得出自己的結論。首先，精神醫學承諾要將自身的實踐奠基在科學事實之上。舉例來說，洛克菲勒基金會醫學科學部主任艾倫・格雷格（Alan Gregg，一八九〇－一九五七）認為：「對於醫學背景的人來說，戰爭所帶來最讓人不快的驚訝發現，是精神醫學與心理學的重要性[23]。」奇澤姆要求肯尼斯・索迪（Kenneth Soddy，一九一一－一九八六）主導國際精神醫學大會的心理衛生工作議題走向，這位兒童精神醫學醫師就特別強調精神疾病的預防勝於治療[24]。他是倫敦大學學院醫院兒童指導所的主責醫師，後來創立了兒童與青少年精神醫學部。在二次大戰期間，身為加拿大軍醫服務處的主任奇澤姆，他認識到戰爭帶來的嚴重心理影響[25]。他將戰後人們的處境描述為一種「可理解但缺乏具體投射對象的焦慮……這樣的焦慮似乎沒有定根源。總的來說，是一種不適與不快樂的感受、一種『事情有哪裡不對勁』的恐懼[26]。」對於奇澤姆來說，若能回應這些隱微的焦慮將可以防止一般人口發生更嚴重的精神疾病。

然而，在接近二次大戰終戰的時刻，精神醫師對於「針對入伍士兵的精神衛生篩檢機制是否也應被用於常民」這樣的詰問產生分歧。從國家的觀點來看，打造強韌且能在逆境中生存的國民是一件重要的事。但戰災之後的心理康復也是同樣迫切的議題。因此，將平民視為軍人來對待，是一種極具爭議性的做法。在英國，塔維斯托克診所的精神醫師曾經爭論是否應在和平時期對平民使用非治療性的心理衛生手段。舉例來說，因結合精神治療和犯罪學而聲名大噪的精神醫師愛德華．格洛弗（Edward Glover，一八八八－一九七二）反對軍事化的精神衛生路線，並且質疑其可行性。但不幸的是，他因為與其他準備好要將軍事化手段用於平民的同事意見相左，終被逐出英國心理分析學會[27]。儘管如此，在戰爭結束的時刻，精神醫師還沒有發展出可行手段能夠將心理衛生平民化。他們只有反覆強調心理衛生對於普羅大眾的重要性。

二次大戰之後，罹患心理或者精神疾病的軍人曾經獲得短暫的關注。在好萊塢導演約翰．休士頓（John Huston）執導的電影《要有光》（*Let There Be Light*，一九四六）中，記錄了一群在紐約長島梅森綜合醫院中，因「戰爭疲乏」而受苦的返鄉士兵。然而，為了在冷戰期間平抑焦慮與確保退伍軍人精神穩定，軍方直到一九八〇年為止，都禁止該電影公開播映[29]。另一方面，精神醫師則積極使用戰爭期間新取得的能力來協助那些在心理上需要幫助的人[30]。舉例來說，當時美國精神醫學會的主席卡爾．包曼（Karl Bowman，一八八八－一九七三）在他一九四六年就職演說中就提到：「我們相信有一種關於人類行為的科學，它可用於了解好與壞的心理變化的成因[31]」。然而，戰爭也擾亂了科學社群與其研究進展。為了因應這樣的衝擊，另一個美國精神醫學會的主席唐納．艾文．卡麥隆（Donald Ewen Cameron，一九〇一－一九六七）認為：「我們身處於一個對大規模的流離失所與驟然死亡都不感陌生的世界。但不幸的是，在這個世界裡，群體的長久安全仰賴所有人的善念，但人們仍離團結一致十分遙遠[32]。」在此可以看到，精神醫師共有的焦慮清晰地指向一種未來：以戰場之外的平民為對象的心理衛生發展以及相關實踐。

心理衛生成為公共衛生

在二次世界大戰結束後，心理衛生專家們對於人們的心理健康問題有了新關切。雖然他們有著極大的焦慮，進行了十分多樣的嘗試，但「世界公民身份」最終成為他們共有的核心理念。在米歇爾・傅柯的觀點裡，精神醫學一直是被用於控制社會秩序的工具，但戰後國際主義者們並非這麼想。相反的，他們發展出一種新式的精神醫學來處理個人和群體層次的精神疾病。他們的目的是要了解為什麼有些特定類型的人特別容易罹患某特定類型的精神病症。因此，戰後大舉出現的精神醫學研究，其目標大都在於指出壓力源、風險因子、以及其他會導致精神疾病發生的社會心理因素。這是公共衛生兩百年發展史上首次將心理衛生納入其中，使其成為議題。然而，以國際規模進行心理衛生研究與政策實踐，仍是困難重重。

先前，國際衛生事務被軍方所雇用的臨床醫師所主導[33]，心理衛生也不例外。許多在國際衛生組織中聲名顯赫的精神醫師都曾經是軍中的精神醫學軍醫。舉例來說，約翰・羅林斯・里斯（Jack Rawlings Rees，一八九〇－一九六九）在兩次大戰的戰間期，曾經擔任英國皇家陸軍醫療團的醫務官。接著，他在塔維斯托克診所受訓，並在一九三三年成為醫事執行長[34]。在二次世界大戰即將結束之際，他被指控曾經為希特勒的副元首魯道夫・赫斯（Rudolf Hess）提供醫療照護，隨後被拘禁於一所位於蘇格蘭的秘密監獄。一九四八年，里斯成為世界心理衛生聯盟（World Federation for Mental Health）的首席組織者。和里斯頗為相似，哈格里夫也曾經為英國皇家陸軍醫療團服務，並且在二次世界大戰期間負責導入軍人篩選程序，研究戰爭相關的神經症。他研究過沒有精神崩潰傾向的男性，他發現這些人仍然有發展出精神官能症的風險。這意味著篩選機制的限制，也暗示精神疾患的普世性[35]。

雖然決定戰後世界衛生發展走向的布羅克・奇澤姆（世界衛生組織首任總幹事），因為其關於預防醫學與兒童教育的前瞻觀點而廣受讚譽，但也同時因為他為生育控制、自願結紮、優生學、安樂死、以及自慰等議題背書而受到爭議。在他的科學實踐產生劃時代的貢獻之前，奇澤姆主要關注人類之間的衝突。他反覆思考衝突的成因、影響、以及精神醫師如何能協助人們避免衝突擴大、造成更多破壞。在一九四五年，哈利・史塔克・蘇利文（Harry Stack Sullivan）邀請奇澤姆在威廉安森懷特基金會（William Alanson White Foundation，它是美國最重要心理分析師的訓練機構之一）進行講座，主題是「長遠和平與社會進展之下的精神醫學」。一九四六年，蘇利文將該授課內容發表在《精神醫學：人際之間的機制》，這是他於一九三八年所創的期刊。該文引起許多來自個人與專業社群的迴響[36]，其中有些人甚至將自己關於精神醫學研究的計畫直接寄給了奇澤姆。

意識到自己的見解廣受歡迎的奇澤姆，開始將自己的關注擴展到軍隊以外的領域。他不僅受邀或是自己主動貢獻了許多文章給學術期刊，也在大眾雜誌上發表文章。舉例來說，他為《美好家園》（*Better Homes and Gardens*）雜誌撰寫了一篇題名為〈對於戰爭與和平，在家的我能做些什麼？〉的文章[37]。他給予人們的建議有些獲得讚賞（例如他關於全體人類做為命運共同體的觀點），有些則招致爭議（例如他對於何謂迷信的觀點惹惱了一些宗教團體）。一九五一年，奇澤姆甚至宣布他準備要在聯合國提出聖誕老人作為案例，來為地方迷信除魅並提倡普世精神[38]。這個「殺死聖誕老人的兇手」後來在一九五三年離開世界衛生組織總幹事的職位後，為世界和平提出了一系列主張。在他的任期中，奇澤姆成功地處理了數次的傳染病流行，包括埃及爆發的霍亂以及希臘與沙丁尼亞的瘧疾。但他在精神醫學領域的實踐卻相對較少。

奇澤姆關於「長期和平與社會進展」的遠大提案與其他擁有類似想法的精神醫師不謀而合，因此他支持人道主義與世界政府的理念。他認為，一旦人們可以清醒過來、正確的以全球尺度來展開學思和行動，那人們就能共同組成一個稱為「全體人類」的單一種族，並體現世界公民的精神。在他擔任世界衛生組織總幹事時，奇澤姆提倡國際合作，並且將之視為人類種族存續的必備條件[39]。在更早之前，美國精神醫學會的主席溫弗雷德・奧弗雷德（Winfred Overholser，一八九二—一九六四），已經公開宣稱：以世界公民精神探討心理衛生，乃是戰後心理健康的重要議題走向：「隨著國際間的緊張關係逐漸升高，我們現在迫切的需要集思廣益，將心理衛生原則以及精神醫學應用於處理世界公民身份的問題[40]」。美國精神醫學會主席奧弗雷德的繼任者威廉．門寧格（William Menninger，一八九九－一九六六）也抱持相同的觀點，強調平民的精神醫學問題和戰爭有直接的關聯。因此，他建議人們應承認「精神醫學在軍中所達成的卓越成果、教育大眾（戰爭）精神損傷的普遍存在、以及所有人對精神醫療服務需求的增長[41]」。然而，門寧格質疑精神醫學是否能有效回應此大量且長期的服務需求，並且問道：「我們是否在精神醫學中有太多的次專業領域，因此我們對於彼此的了解不夠充足？我們是否太過於缺乏（關於精神醫學）的基本共識、以及已驗證有效的知識與臨床方法，以致於我們往往激起的只是情緒而非理性思考[42]？」儘管有著這些疑慮，門寧格依然早在一九四六年，就說服美國總統哈利．杜魯門簽署了「心理衛生法」，要國家提供精神疾病的防治、研究、診斷、與治療服務[43]。

直到一九五三年，以世界公民身份做為前提且具有可行性的精神醫學，才首度出現曙光。同年，伊莉莎白二世在西敏寺登基成為英國女王，總統德懷特．艾森豪也宣示就職為美國總統。整個（西方）社會已經與戰後的「公約狂潮[44]」時期有著很大的不同。車輛開始在許多城市的路上奔馳、電視也開始在家戶中出現。一九五三年即將結束之際，當時已是第五年擔任世衛心理衛生課課長的羅諾・哈格里夫（Ronald Hargreaves）在「東地中海」地區心理衛生研討會上，發表了題名為〈心理衛生與精神疾病流行病學〉的一篇論文。在演講過程中，他強調了在療養院之外發展精神醫學照護模式的重要性，並且敦促公共衛生與精神醫學從業人員之間展開精神疾病預防的相關合作。意識到有些精神疾病（例如思覺失調症）的發生有可能來自遺傳，哈格里夫假設病症只會在各種外部壓力源存在的情況下才會完整呈現，並且進一步認為：「這些壓力源……並不是那種特別罕見或者災難性的情境。相反的，它們是日常可遇見、並且是所有人類（不分種族）都會有的那些經驗。」在這裡，哈格里夫指涉的並非因為人類惡行或自然災難而引起的破壞，而是日常生活的壓力，例如工作、教養小孩、求學、甚至懷孕[45]。他的文字清晰表述了對於人類具有普世性（心理狀態）的觀點，以及心理衛生專業社群探索精神疾病成因的必要性。

在一九五三年的研討會之後，精神醫學的核心價值發生了另一次的轉變，新的研究方法也開始逐漸成形。那時的精神醫師致力於結合社會精神醫學的原則與比較性的研究方法，並且將之提升到國際層次。哈格里夫於一九五三年在布宜諾斯艾利斯發表了另外一篇論文，題名為〈關於一個從比較性觀點處理心理衛生與疾病的研究計畫初步陳述〉。在其中，他認為研究者應該採納比較性的觀點來研究同一群體中的人，藉以探索精神疾病的發生機制。哈格里夫對於這個研究取徑相當有自信，因為類似的研究在之前的半世紀已經有過幾次嘗試：

克雷佩林關於比較精神醫學的論文，在本世紀初就已經建構了處理相關問題的方法。密爾班紀念基金的精神疾病流行病學研討會，也提供我們在今日應用此種方法的範例。然而，我們必須要注要到此議題（比較精神醫學）還尚未獲得系統性的處理，而這很有可能是因為在這之前，並沒有可能的條件能以足夠的尺度來執行相關研究[46]。

哈格里斯也提到執行比較精神醫學相關計畫的迫切性。因此，他進一步提倡「為了達成真正有系統的（比較精神醫學）研究為目標，來鞏固現有（研究）材料的有用性、以及組織我們現有知識，我們必須彙整現有的證據，也要蒐集更多的事證[47]」。他以「管理上可行的計畫」來描述一個必要、務實、且讓世界各地的學者會樂意立即參與的研究。他希望重新復甦克雷佩林早期關於科學化精神醫學研究的相關嘗試：呈現影響精神疾病的呈現、盛行、以及發生類型的各種環境、社會、文化、以及族群因素[48]。

在現代精神醫學中，埃米爾・克雷佩林（Emil Kraepelin，一八五六－一九二六）一直被視為是生物精神醫學之父。他強烈反對當時盛行的佛洛伊德理論，並且對精神分析的非科學化特徵多所抱怨[49]。雖然如此，克雷佩林除了進行關於人類大腦的解剖學研究之外，他也做了詳盡的田野調查。這些調查後來也形塑了現代精神醫學所使用的調查研究方法。早在一九〇四年，克雷佩林已經針對荷屬東印度爪哇群島的居民進行過一次比較性的研究。在那之後不久，他發展了一套基於實證、能簡單操作、並能指出內在同質性的精神病分類方法。該方法對於現代臨床精神醫學影響深遠[50]。雖然克雷佩林的觀點帶有種族科學的色彩，他的研究仍然是現代跨文化精神醫學研究的原型。相對的，哈格里斯在後來提倡的跨文化精神醫學，則是更為國際性，能幫助未來學科發展、甚至嘉惠社會大眾的流行病學研究。哈格里斯在其一九五八年出版的著作《精神醫學與公共衛生》中闡釋他的計畫，並在書中將精神問題界定成和霍亂一樣具有明確病源和傳播途徑的疾病[51]。雖然哈格里斯的社會精神醫學計畫後來成為公共衛生的重要領域之一，但他還要再等上至少十年才看到被徹底付諸實現。

心理衛生的早期實踐與「世界衛生組織模式」

戰後的現代精神醫學全球化，與各種國際組織的發展同時發生。世界衛生組織在這兩件事情上都扮演了重要的角色。和先前性質類似的其他組織（例如一次世界大戰之前的國際衛生辦公室、和戰間期的國際聯盟衛生組織）有所不同，世衛並不將自己關切的事務縮限在歐洲地區，而是涵蓋了世界六大區域。它與其他聯合國組織的運作模式都奠基於所謂的「外溢理論」，並且被功能主義經濟學家們所支持，例如大衛・米特拉尼（David Mitrany，一八八八－一九七五），他提倡國際合作可減低國際間的敵對意識[52]。外溢理論的提倡者們認為減輕開發程度較低國家的健康問題，可以達成均衡資源分配，進而降低國家之間的衝突，並達致長期的穩定與促進世界和平。

在這樣的脈絡之中，「健康」成為聯合國憲章的重要元素之一。在憲章的第五十五條，聯合國的本意是要創造「達成國家之間的和平與友誼所必須的穩定與身心安適[53]」。它所提倡的「權利平等」與「人民自決」原則，也意味著跨政府組織與專責機構的去殖民化新特徵。世界衛生組織在一九四八年四月七日正式宣佈成立，其目標是要「達成全人類最高程度的健康」。一九四六年，在舊金山起草的世界衛生組織章程中，將所謂的健康界定成「並非僅是免於受病弱所苦，而是一種身體、心理、和社會都達到完全安適的狀態[54]。」這是「心理衛生」首次做為全球衛生議題而受到關切。世界衛生組織後來在日內瓦舉行的第一次世界衛生大會上，健康相關領域的專家們試圖釐清那些亟待戰後重建的議題。雖然一九四八年，心理衛生已經被正式列入世界衛生組織的成立章程中，但直到另一個不隸屬於世界衛生組織的會議出現，該議題才獲得實質討論。

世界衛生組織有著一個十分獨特的組織與運作模式。它的其中一個設計特徵是將權力去中心化、分配給六個不同的區域辦公室。因為殖民主義在戰後仍然持續存在，最後一個成立辦公室的是非洲，成立的過程遭到延宕。另一個世界衛生組織的特徵是，它會確保由總部發出的建議能夠有效佈達。透過去中心化的設計，世界衛生組織希望維持自身「超國家組織」的特性。它需要保持其做為「工具」的特性，並且「接受來自世界各地政府的指示，由組織中的人員聽令行事，就彷彿他們是直接接收到由各國政府傳達的人民之聲[55]」。除此之外，世界衛生組織採取了一種稱為「技術支援」

的框架。在傳遞科學與科技相關知識的時候，該框架的意義在於維持世界衛生組織的純粹工具性，避免沾染西方國家的政治與經濟利益[56]。雖然世衛在冷戰期間也捲入聯合國組織的政治紛爭之中，它仍然有辦法兼容來自世界不同區域的參與者，盡可能維持中立[57]。

為了達成有效的運作，世界衛生組織採用專家小組和顧問委員會主導的主題式計畫或者諮議會。顧問對於世衛來說相當重要，因為它並不打算成為一個需要親自雇用學者的研究中心。然而，諮議會的運作方式並不簡單。為了要能呼應不同國家的需求，世界衛生組織的區域主任會諮詢政府部門，來決定該國所需要的國際支援的型態。然後，世衛會徵召一個合適的專家或是團隊，並向他們簡報支援計畫的目的、該國家或區域的情況、以及世界衛生組織曾經在相似的情況中覺得有用的管理與技術程序。世界衛生組織的區域辦公室，則會負責協助專家們與從該國指派的合作對象之間彼此的統合協調工作[58]。雖然世界衛生組織宣稱自己是一個去中心化的機構，它的運作其實仰賴一種垂直整合、以個別疾病為單位解決健康問題的組織模式[59]。應證此種模式的最佳案例，是一九五〇年中期針對開發中國家打造的瘧疾撲滅計畫、以及該計畫中DDT的使用和技術援助的原則[60]。雖然該計畫成效斐然，但根據世界衛生組織原本的機構框架設計，從世界各地徵集的專家會聚集在日內瓦的世衛總部，並在那裡組成研究小組和技術會議、以及舉辦各種大小研討會。最終，他們會以技術報告的形式提出關於各種健康問題的結論。這些被世界衛生組織會員國所採納的技術報告，所反映的是世界衛生組織在主導其政策和計畫時，所具有的高度權威性。

一九四八年的心理衛生大會

世界衛生組織為世界各地的心理衛生專家提供了一個會面、交換意見、以及進行倡議的樞紐點。然而，世界衛生組織高度理想化的野心，在其正式創立後的兩年內日朘月減。這主要是因為它無可避免被捲入世界強權間逐漸升高的衝突、以及隨後在蘇聯史達林死前出現的冷戰格局[61]。世界衛生組織既不能接納所有國家的有效參與、也無法讓心理衛生成為優先議題。然而，在一九四八年，心理衛生議題成功獲得國際關注，這主要歸功於同年舉行的國際心理衛生大會在「促進心理衛生研究做為全球戰後重建工具」上所扮演的重要角色。這樣的國際關注隨後也促成世界心理衛生聯盟、以及世界衛生組織之中的心理衛生小組專家委員會的成立。這些新設立的組織被期待要攜手提倡心理衛生專業人員之間的國際合作。其中，心理衛生聯盟被賦予蒐集各地意見的任務，而心理衛生小組專家委員會則負責國際性的規劃與政策。

世界心理衛生大會是由英國國家心理衛生學會的麥可・哈佛（Michael Harvard）所主導創立，並由英國皇家陸軍醫療團中精神醫學業務組組長約翰・羅林斯・里斯（Jack Rawlings Rees）擔任主席。英國國家心理衛生學會最初以非營利組織的形式創立於一九四六年，後來成為著名的英國慈善機構「一心會」（Mind）。為了推廣世界心理衛生大會，當時的英國國家心理衛生協會花了超過一年進行規劃，並邀請各方代表團參加會議。一九四六年五月，世界衛生組織還只是一個臨時委員會的時候，布羅克・奇澤姆已經在歐美提倡世界心理衛生大會的重要性。在一場位於紐約的演講中，他對於即將到來的會議表達了興奮之情：「如果所有有義務和資格參加這場會議的人都能出席；能忽視自身的派閥利益、地方或國家效忠的問題、以及所有關乎個人特權或名聲的考量；並且能自由的匯集彼此的經驗和想法，那這場會議就能提供給這個驚慌失措的世界一點堅實的希望，哪怕是只有一點，都能讓世界心理衛生大會成為歷史上最重要的會議[62]。」這段慷慨激昂的陳述，在隔年被印在一份世界心理衛生大會現場發放的傳單上。

到了一九四八年，世界衛生組織在日內瓦正式宣告成立。它的會員政策只允許聯合國成員加入。這樣的現實與世衛具有高度理想主義的章程彼此矛盾，因為該章程提倡要將全世界所有人的健康水準提升到可及的最高程度。但有些國家（例如英國）並不鼓勵其代表團參加由世界衛生組織之外的機構所主導的國際會議[63]。面對此種的情況，麥可．哈佛策略性地透過英國外交部發放邀請函，並允許以個人名義報名參與，藉以號召各界派出代表，參與世界心理衛生大會。畢竟，他的目標是要打造一個能不囿於世界衛生組織會員政策或冷戰政治、能代表所有世界公民的國際會議。舉例來說，由於世界心理衛生大會被英國政府視為代表英國官方的外交任務，因此德國、日本和西班牙一開始被依法禁止參加[64]，但後來他們改以個人名義申請參與並獲得許可。然而，蘇聯的法律依然禁止自己的代表團以任何形式參與會議。

可以預期的是，戰後，心理衛生做為一種機構建制並沒有被精神醫師或醫師給完全壟斷。在為期一週的世界心理衛生大會裡，精神醫師、人類學家與社會學家齊聚一堂，探索如何以心理衛生可做為「普遍鼓舞世界各地人心的基礎」。從一九四八年八月十六日到二十一日，世界心理衛生大會在倫敦西敏市的衛理公會中央禮堂舉行。參與的費用僅需六英鎊，是當時少數真正跨領域且開放邀請各界參與的會議，並且反映著一種烏托邦式的心理衛生願景。世界心理衛生大會由兒童精神醫學、醫學心理學、以及心理衛生三個子研討會所組成。這樣的議程印證了當時的專業人員對於處理精神疾病相關問題所具備的高遠企圖。然而，為了要發展現代人健康的心理狀態，他們也陷入強調家庭重要性以及追求民主自由生活形態之間的兩難。為了要達成後者，參與世界心理衛生大會的代表們認為需要有一套大規模且理性化的方法，而且要能超越個別國家所擁有的權力。[65]

撇除心理衛生專業社群內部的意見衝突不論，世界心理衛生大會確實在某種程度上凝聚了一些共識。會中提出的宣言在戰後實屬罕見，呈現出國際組織能集體反思現代科學所鑄下的錯誤：「在我們所知的範圍內，很少有社會能完全免於因人性而造成的扭曲行為，有時這種行為甚至會大規模發生，例如種族壓迫或者勞資衝突[66]」。對於世界心理衛生大會的與會成員來說，因為「兩次世界大戰後仍然持續發生的巨大紛爭、以及對於世界遭遇第三次毀滅的恐懼，」科學家有義務要面對「可怖的生物戰與核戰的可能」。然而，相較於改革社會本身，世界心理衛生大會賦予自身的任務，是要在受戰火摧殘最嚴重的國家，「將科學精神注入戰後重建與改革的各種運動之中」。據此，世界心理衛生大會針對如何徵集專家意見、如何對新創立的聯合國隨附組織提出建議，提出了三項主要目標：

1. 匯集各專業領域的代表，定義出那些可以讓所有人不分年齡性別、充分實踐自我價值與尊嚴的必要條件，並據此共同為促進全人類的安適而努力。
2. 對聯合國隨附組織提出政策建議。舉例來說，聯合國教科文組織的宗旨與世界心理衛生大會高度相關。世界衛生組織也已經認同社會、心理、和生理健康缺一不可。
3. 鼓勵各國心理衛生組織逐漸擴大活動範圍，並且考量不同社會在了解與接受新知識和溝通方法上準備程度不同。此考量需包含抽象與具體的層面。

兩個與心理衛生相關的組織和世界心理衛生大會的提議有所呼應：即世界衛生組織中的「心理衛生專家委員會」、以及「世界心理衛生聯盟」。前者旨在促進國際心理衛生，後者則取代了國際心理衛生委員會，該委員會由克利福德・比爾斯（一八七六－一九四〇）所創立，他在戰間期因積極投入「瘋人保護」而廣為人知[67]。世界衛生組織的心理衛生專家委員會最初被期待要進行國際調查，並且發展相關研究方法的國際標準。世界心理衛生聯盟則從多國／多元文化的觀點，評估世界心理衛生大會相關宣言的普世性，並責成改善建議。

世界心理衛生聯盟的領導者希望尊重文化多元，以避免精神醫師又一次強迫其他文化接受西方對於「何謂正常」的標準以及精神疾病治療與評估的方法，重蹈「精神醫學帝國主義」的覆轍[68]。其中一個規劃心理衛生聯盟的先驅者是瑪格麗特・米德（一九〇一－一九七八）。當時她是著名的人類學家，並且利用其在南太平洋群島的田野調查，撰寫了《薩摩亞人的成年》（*Coming of Age in Samoa*，一九二八）」和《新幾內亞人的成長》（*Growing Up in New Guinea*，一九三〇）等經典著作。米德與聯合國教科文組織合作，為心理衛生提供來自人類學的觀點。但有別於世界衛生組織所採用的垂直化模式，米德的計畫在蒐集並傳播多元文化觀點的同時，也「充分尊重每個文化的價值，藉以保證每個社會都能共同進步[69]。」世界心理衛生聯盟的檔案指出，組織內的各界專家彼此維持密切合作，並且積極參與世界心理衛生聯盟和世界衛生組織內的各種會議和研究小組。

雖然這些新國際組織在實務運作上的考量相當複雜，一九四八年世界心理衛生大會的核心議程卻十分明確：要治癒那些因為戰爭而受創的心靈，並且藉由促進心理衛生來維繫世界和平。世界心理衛生大會的總結性文章「心理衛生與世界公民身份」包含了以下提問：「我們是否能避免第三次世界大戰災難性的發生？世界各地的人們是否能學習如何彼此合作、共利共榮？長久和平的希望要奠基在怎樣的基礎之上[70]？」戰後世界精神醫學的發展，至少有部分根植於這些十分大膽也有些天真的問題。姑且不論方法上的欠缺，社會精神醫學研究的原型已經在國際的層次逐漸成形。

從同床異夢到實踐合作

在一九四八年左右，第一批涉入國際心理衛生的專家對於相關問題非常關切。然而，在世界衛生組織創立之後的十年間，他們完全無法在「優先處理何種問題」上達成共識。相較於其他專業領域，心理衛生所遭遇到的重大挑戰是：「在不同國家、不同精神疾病的治療機構，其發展與性質都極端的不同[71]。」因此，在大規模且系統性的方法發展出來之前，眼界前瞻的心理衛生專家需要先彼此說服彼此，整合相互歧異的觀點。

在此脈絡之下，各種理論和標準程序的提出，都被視為處理精神疾病發生的方式，並且也能用於回答「為何人類會發展出精神病症？」的大哉問。專家們的主要關切，也因此從「防止個人的心智因為遭遇極端經驗而產生敗壞」，轉向「探討在人格發展的過程中可能遭遇的普遍壓力因素」。因此，所對應的心理衛生實踐手段，也從隔絕個別精神病人於社會之外，轉向以社區做為介入對象的預防性精神醫學。

為了找出一套具有普世性的方法，世界衛生組織中的心理衛生專家逐漸意識到：在精神病防治工作展開之前，他們需要了解世界各地的精神病問題。當時普遍認為「如何理解精神病的統一性」是推進世衛心理衛生研究的重要基礎。雖然這些專家對於國際合作有著相似的態度，但他們仍欠缺可行的方法學。除此之外，雖然世衛的總幹事布羅克・奇澤姆意識到「從彼此身上學習」的重要性，但他並沒有針對「如何促進國際間的心理衛生合作」提出過實務性的建議。相反的，他的貢獻僅限於針對幾個特定族群人口的隨意觀察、以及識別出幾種人類主要的情緒反應（例如焦慮與侵略性）[72]。事實上，在一九四八年，世界衛生組織僅將心理衛生排在各種戰後亟需優先處理的健康問題的第五順位。世衛心理衛生計畫的延宕，有幾個可能的解釋因素：首先，瘧疾以及其他高度傳染性疾病被視為更迫切的公共衛生問題[73]。另一個重要的因素是奇澤姆自己的精神醫師身份。這讓他需要與心理衛生保持一定距離、避免給予其過高的優先性，這樣才能避嫌[74]。雖然世界衛生組織的心理衛生專家委員會在最初的行動十分緩慢，但它從來沒有停止尋找各種具有急迫性的心理衛生議題、以及評估社會是否有立即的需要。

世界衛生組織的心理衛生專家委員會是從一個約有上百名、來自三十八個國家的顧問小組中選出的。委員會成員在一九四九年召開首次會議，並且仔細地討論了組織未來在心理衛生領域的行動原則。該委員會首次會議的成員包括來自巴西的安東尼歐・卡洛斯・帕契耶多・席瓦（Antônio Carlos Pacheco e Silva）；來自捷克斯洛伐克的約瑟夫・哈迪克（Joseph Hadlik）；來自中國（當時的中華民國台灣）的程玉麐；來自印度的M・V・葛文達斯瓦彌（M. V. Govindaswamy）；來自英國的D・F・羅傑；以及來自美國的委員會主席威廉・門寧格。程先後在北京協和醫學院（由與洛克菲勒基金會和約翰霍普金斯大學關係密切的醫師所創立）和德國、美國接受訓練，其他的醫師也都是在法國、英國和美國接受教育[75]。而他們所共有的願景，是要推展處理精神疾病問題的預防性手段。心理衛生專家委員會所提出的各種原則，反映出戰後心理衛生的新路線：首先，他們的目標是要藉由鼓勵人員的訓練和專科化，來強化預防性心理衛生的發展。其次，他們關切針對兒童的治療與預防性精神醫療服務。最後，他們看見整合心理衛生與其他世界衛生組織活動（例如公共衛生管理、婦幼衛生、以及護理）的必要性。在世界衛生組織成立的第一個十年間，該委員會藉由派遣專家擔任短期顧問（任務包括協助會員國制定法規、在醫院提供治療、以及進行人員訓練等），在世界各地發展精神醫療服務。至於心理衛生專家委員，除了自己的主要業務之外，也受到期待要與其他聯合國隨附組織合作。

二次世界大戰之後的新心理衛生議題

世界衛生組織心理衛生專家委員會拋出的議題範圍十分廣大，這反映了當時人們因為飽受二次世界大戰摧殘而產生的心理需求，此外，他們也正式將全人類面對世界巨變時，產生的普遍焦慮納入議題清單之中。然而，並不是所有的議題都在持續性與重要性上能獲得所有會員國的重視。因此，那些提出的議題所呈現出的是專家們初步的願景，呼應著世界衛生組織或聯合國在議題優先程度上的觀點。大多數的議題都曾在心理衛生專家委員會的研究小組中討論，其中有些被擱置，另一些則成為具有高度重要性的計畫專案。這些決定背後的考量與戰後混亂的國際政治並非全無關聯，這樣的脈絡深刻形塑著世界衛生組織所抱持的利他主義精神。就如表2.1所示，心理衛生專家委員會在最初所發表的技術報告，反映了戰後以行動主義的態度回應迫切的心理衛生問題。然而，各種議題後來逐漸聚焦到少數幾個重要議題上。在超過三百份世界衛生組織的各類專家委員會以及特別研究小組所發表的技術報告中，只有十八份與心理衛生有關。

兒童是世界衛生組織在心理衛生領域的主要關注對象。在飽受戰火摧殘之後，缺乏照護的兒童面臨威脅他們身心發展的環境威脅，因此兒童與青少年心理衛生的問題在戰後立刻受到高度關注。身為心理衛生專家委員會成員之一的英國兒童心理分析師約翰・鮑比（John Bowlby，一九〇七－一九九〇），讓「兒童心理問題乃是肇因於與父母的長期分離」此一觀點成為主流。這與世界衛生組織的婦幼照護計畫的目標一致，並且呼應聯合國社會理事會在一九四八年呼籲研究「孤兒、或者因爲其他原因與原生家庭分離而需要留在中途之家或其他團體照護機構中的兒童[76]。」鮑比高度強調家庭重要性的理論，也與奇澤姆和其他世界衛生組織中婦幼照護相關計畫不謀而合。

奠基於聯合國社會理事會的報告，建議心理衛生專家委員會要參與青少年犯罪的調查，並且要針對重要的醫學與精神醫學問題展開研究[77]。這些行動呼應了其他與

表 2.1｜世界衛生組織技術報告與研究小組報告中與心理衛生相關的主題

技術報告序號（年份）	心理衛生專家委員會或研究小組報告份數	主題
9（1949）	1	原則與優先議題 教育 護理 獎學金 提供各國政府的技術文件 針對大眾的健康教育 資訊蒐集 顧問與示範 針對政府提供的服務 研究 酗酒與藥物成癮 婦幼衛生 性病 國際統計疾病分類 罹病率研究 藥典的統一
31（1950）	2	心理衛生的公共實踐 婦幼照護服務 嬰兒與學齡前兒童 學齡前兒童與母親的分離 傳染性疾病 高齡照護 大眾健康教育 移民 衛生統計與流行病學研究 公共衛生管理 大眾心理衛生訓練

技術報告序號（年份）	心理衛生專家委員會或研究小組報告份數	主題
42（1950）	第一次酗酒次專家委員會	酗酒
48（1952）	第二次酒精濫用次專家委員會	酗酒
73（1953）	3	社區心理衛生醫院
75（1954）	世界衛生組織與聯合國教科文組織聯合專家委員會	智能低落兒童
98（1955）	4	心理治療相關法律
134（1957）	5	精神醫療院所做為心理衛生防治中心
151（1958）	研究小組	原子能和平使用的心理衛生面向
171（1959）	6	高齡者的心理健康問題
177（1959）	7	社會精神醫學與社群態度
183	研究小組	自動化與心理衛生問題
185（1960）	8	精神疾病的流行病學
208（1961）	9	大學部精神醫學教學與心理衛生提倡
223（1961）	10	心理衛生領域的發展規劃
235（1962）	11	公共衛生人員與一般醫療從業人員在心理健康照護中的角色
252（1963）	12	精神醫師訓練
275（1964）	13	身心症

健康相關且聚焦於疾病預防的議題（因為當時認為等到疾病發生才治療會增加照護成本）。專家們對於青少年犯罪的問題意見分歧，但有許多專家支持聯合國的犯罪預防，以及對犯行者進行治療的相關計畫。此治理模式與兩次世界大戰期間國際心理衛生運動有其一致性。然而在戰後，青少年犯罪行為本身相對於其「治療」，被視為是更迫切的議題。

至於與成人相關的議題，則和戰後快速變遷的生活型態有所關聯。其中一個原因是科技的快速發展，尤其是「自動化」以及戰後工作環境的機械化。這些關切反映在世界衛生組織研究小組的相關討論之中：「自動化……有時被視為救星，有時則是魔鬼或是現代社會的威脅。無論是做為非理性期待的前者、或者是非理性恐懼的後者，都造成心理衛生的問題[78]。」這樣的看法開啟了精神醫師對於常民日常生活面臨壓力的相關討論，使精神醫學的關切範圍不再限於戰場前線的士兵。心理衛生的討論因此轉而關注紡織廠和礦坑中的工作環境，並且納入來自印度，蘇聯與中國的專家意見。至少在某種程度上，這些討論滿足了哈格里夫對於研究常民生活壓力經驗的渴望。

專家委員會的議程也延伸到原子能的和平運用。這是一個對心理衛生專家來說極度不尋常的主題。但相關研究小組的短暫存在，反映了世界衛生組織曇花一現的理想主義意識形態。一九五〇年代早期，美國於太平洋比基尼環礁進行核子試爆，其中一次的氫彈試爆導致一位日本漁民意外死亡之後，對於核戰末日的恐懼在許多國家蔓延。因此，一九五七年，研究小組開始探討原子能和平使用的心理衛生面向。這也是國際原子能總署（IAEA）在維也納正式開始運作的一年。一九五三年，時任美國總統懷特．艾森豪在聯合國大會上就已在提倡「原子能的安全使用」。因此，該研究小組遲至四年後才得以籌組完成，反映了世界衛生組織早期對危機的應對，其實是相當躊躇的。該研究小組最後是由世界心理衛生聯盟執委會所成立的一個次級委員會，其宗旨是要對國際原子能總署提出相關指引與建議，藉以保護並且促進和平時期的健康[80]。在一個原子能被視為重要科學發展的時代，這是一個罕見案例，由聯合國下的心理衛生研究小組處理科學進步所帶來的風險。

不幸的是，心理衛生專家對於原子能的看法非常分歧且曖昧，儘管世界衛生組織專家委員會的專家主流觀點是「反對將原子能視為對健康的威脅」。在世界衛生組織嘗試處理原子能問題之前，對於原子能的焦慮已經具體可見於日本導演黑澤明執導、在一九五五年上映電影《生者的紀錄》中。該片描述了一個年事漸高的實業家如何因為對核戰的恐懼而逐漸走向精神崩潰。面對這樣的焦慮，有些關切原子能負面影響的專家委員會研究小組成員開始蒐集原子能造成神經損傷的相關證據，例如原子能將造成腦功能失常並且影響腦波。因此，他們進一步認為原子能將導致病態的情緒反應，尤其是恐懼。結果，基於這一系列討論所產生的報告，也是世界衛生組織唯一一次評論核子試爆、核廢料、與核設施的害處[81]。在長達兩年的討論之後，研究小組的成員引用英國詩人約瑟夫・艾迪生（Joseph Addison）的作品來總結其對原子能的立場：「馭旋駕風，導引颶颱[82]。」（ride[s] in the whirlwind, and direct[s] the storm.）在一九五九年五月二十八日，世界衛生組織與國際原子能總署簽署了一項協議。在此之前，國際原子能組織基於「世界衛生組織附屬於經濟社會理事會，而非安全理事會」的理由，阻止世界衛生組織對原子能議題表達官方態度。該協議讓世界衛生組織專家委員會對原子能的評論正式劃下句點，也呈現出科學家在聯合國逐漸擴大的官僚組織中其實力有未逮。要直到一九六〇年代中期，精神醫師才再度發揮影響力，阻止各國政府支持核武[83]。

世界衛生組織在成立後的十年之間的所有計畫，都反映了對戰災及戰後社會的關切。然而除了形成專家共識之外，這些計畫並沒有完全發揮世界衛生組織在提倡國際合作上的優勢。換言之，一個真正好的計畫還是只聞其聲、不見其影。在世界衛生組織的第一個十年即將結束之時，羅諾．哈格里夫對其發展有著以下的見解：「系統性的研究只能透過精心挑選的研究團隊進行長期調查，才有存在的可能。」

他進一步認為，這樣的研究團隊應該要「首先以批判性的態度蒐集既有的證據」，而且這樣的資料蒐集工作應該要由具備充分的技術與行政支援的人士進行」。在哈格里夫看來，不只精神醫師，公共衛生人員、心理學家、人類學家、與其他科學家都已經對各種心理衛生相關現象做出「中肯的觀察」，問題是他們對於自己領域之外的研究成果一無所知。雖然承認各方觀點存在歧異、以及「關鍵性整合」的必要性，他仍然認為擁有「一位客觀的調查者」有著「絕對的必要性[84]。」

可行的計畫以及「四人小組」

在哈格里夫的流行病學研究規劃中，他開出了一個「可行的計畫」所需具備的四個基本條件：人力、地點、經費、方法。雖然沒有講明，但他確實有意識到要重新復甦埃米爾．克雷佩林（Emil Kraepelin）的比較精神醫學。克雷佩林因為在精神疾病分類上的貢獻而廣為人知，並且對歐洲與爪哇群島的早發性失智症發生情形進行過比較

[85]。不幸的是，在一九二六年克雷佩林過世時，這個計畫並未完成。雖然想讓比較精神醫學起死回生，哈格里夫和克雷佩林的構想有一個根本性的不同：克雷佩林的研究出現在帝國主義的最高點，而哈格里夫心中丘壑的形成脈絡則是全球去殖民化運動。因此，雖然受到克雷佩林的啟發，哈格里夫所預見的是一個大規模（超越歐陸中心）的計畫。他曾經在德國、法國與瑞士受訓，曾經以專家顧問的身份在菲律賓處理移民問題，並且精通多國語言。許多他在世界衛生組織的同事具有相似的跨文化與移民背景。因此，他相信比較方法會是最好的研究路徑。從務實的觀點來看，哈格里夫認為他的計畫應該要以一個「位在世界中心的國家」做為根據地，例如瑞士。世界衛生組織的總部因此成為一個學術交流和後勤上的理想節點。然而，當他的旗艦級計畫在世界衛生組織中逐漸成形的時候，僅完成了他心目中「可行的計畫」的四個基本條件的其中之一（地點）。

就如同其他世界衛生組織的計畫，滿足人力需求向來是一個不簡單的問題，而外包可以快速填補人力缺口。哈格里夫希望能找到與他有相似願景、具有倡議精神的人選，而且比起來自醫療院所的資料，這個人選要對於從「社區調查」取得的資料有更高的興趣。一九五六年，他規劃了一個以精神病流行病學為主題的研究小組，並且提議從當年九月舉行一系列會議[86]。這些聚會激發了專家之間的學術交流，他們後來成為世界衛生組織精神病流行病學計畫的核心成員。美國國家心理衛生院的顧問保羅・林考（Paul Lemkau，一九〇九－一九九二）也是該計畫的顧問之一。林考同時也是約翰霍普金斯大學公共衛生學院心理衛生小組的創辦人，他因為發展社區心理衛生計畫來取代長期精神病院住院治療而聲名大譟[87]。在一九五四年，他和哈格里夫說他夢想著要讓心理衛生專家委員會「從挪威、丹麥、可能也從英國」召集專家來進行交流。一九五〇年代早期，流行病學調查在斯堪地那維亞半島上的國家以及德國都有相當的重要性。北歐國家因為對健康議題抱持社會主義傾向，在冷戰時期是安全的合作對象[ii]。至於法國，林考認為法國學者在流行病學研究上「水準不夠」，但其實法國在以醫院為根基的精神醫學上有著相當悠久的傳統。

從一九五四年十月開始，在哈格里夫擔任世界衛生組織心理衛生課課長的期間，他向世界各地可能對比較研究有興趣的精神醫師廣發邀請，靜候可能的回音。在那之後，世界衛生組織總部和各地潛在合作者之間的通訊往來如滾雪球一般不斷擴大。一

ii 由於北歐國家在政治上屬於西方列國。

開始，哈格里夫向阿根廷裔、在德國接受教育的精神醫師伊度亞度・克拉普夫（Eduardo Krapf，一九〇一－一九六三）請益。克拉普夫後來也成為哈格里夫下一任的世界衛生組織心理衛生課課長。在哈格里夫於一九五三年造訪阿根廷，發表了「從比較觀點處理心理衛生與疾病的研究計畫初步陳述」時，克拉普夫就已經是世界衛生組織比較精神醫學研究計畫的忠實支持者。他在當時也將哈格里夫的想法轉達給美國的國家心理衛生院。而哈格里夫收到的回應是一些由眼光前瞻的學者所撰寫的論文，例如開創了一系列人類行為相關實驗室研究的哥倫比亞大學心理學教授卡尼・藍迪斯（Carney Landis，一八六七－一九六二）。一九三八年，藍迪斯就已經發表了《現代社會與精神疾病》（*Modern Society and Mental Disease*）一書，書中含括基本上已經是橫跨歐美兩大洲的精神疾病流行病學調查。藍迪斯於一九五三年四月十五日寫給哈格里夫的一封信中，仔細考量了「重寫該書的可能性」，並且花了相當篇幅強調「自一九三五年以來精神疾病統計此一領域所發生的各種變化」。在持續了兩個月左右的通信過程中，哈格里夫逐漸開始對藍迪斯的研究產生興趣。但他也表達了對資金缺乏的擔憂，並且認為藍迪斯的資料主要來自住院病人。由此一來，在機構中的觀察結果可能會強烈受到精神疾病自然盛行率「以外」因素的影響[90]。哈格里斯的意見反映了大部分專家對於相關研究所抱持的疑慮，很可能因此阻礙了研究計畫的進一步實行。

然而，世界衛生組織的其中一個強項，乃是美國學者的高度參與。由於有來自其他學術圈（泛美衛生組織的成員）的支持，世衛有著其他國際性衛生組織（例如戰間期的國際聯盟衛生組織，或二次世界大戰期間的聯合國善後救濟總署）不曾享有的優渥資源。有不少美國的精神醫師對哈格里夫的計畫表達興趣。然而，他們並非那群來自國家心理衛生院、相信生物精神醫學、並且受惠於製藥產業的主流美國心理衛生研究者。舉例來說，來自耶魯大學醫學院的弗雷德里克・C・雷德利希（Frederick C. Redlich，一九一〇－二〇〇四）曾經向其他執行與世界衛生相似研究計畫的學者表達自己的興趣，包括厄尼・古倫伯格（Ernest Gruenberg，一九一五－一九九一）、伊利許・林德曼（Erich Lindemann，一九〇〇－一九七四），以及後來成為國際社會精神醫學領域核心人物的保羅・林考。

慢慢的，哈格里夫開始收到意見回饋，提供他關於計畫如何可行，以及如何採用可能的研究方法。例如，曾經在約翰霍普金斯大學工作的林考，就以預防性精神醫學先驅者的身份提供過意見[92]。林考的觀點在世界衛生組織日內瓦總部內與其他專家相互呼應，他也質疑要在世界各地蒐集資料是否過於困難、以及擔憂現有的統計方法並不足以應付研究所需。此外，他也懷疑是否有人會願意執行這樣的心理衛生研究計畫，即便如此，他依然推薦了一個在日本的可能人選，以及當時在紐約心理衛生委員會任職的古倫伯格、還有當時在美國公共衛生服務團任職的莫頓．克拉瑪（Morton Kramer，一九一四－一九九八）。儘管林考對世界衛生組織的計畫有所疑慮，哈格里夫依然在一九五三年以世界衛生組織的名義邀請林考加入，並在隔年任命他執行心理衛生研究計畫[93]。事實上，林考雖然與其他國際主義者一樣有著類似的抱負，他之前於一九四九年在《公共衛生中的心理衛生》此一學術期刊所發表的研究已經顯示，他無法找到令人滿意的方法來執行精神病流行病學研究[94]。

除了來自世界衛生組織的資金之外，支持哈格里夫的金援主要來自與他同樣抱持社會醫學願景的慈善機構。相似於世界衛生組織仰賴洛克菲勒基金會直接金援的模式，心理衛生小組選擇向密爾班紀念基金會（Milbank Memorial Fund）尋求協助[95]。該基金會在一九〇五年創立於紐約，自創立之初就對人口方面的研究（例如家庭計畫、生殖、優生學等）有強烈興趣，也在這些科學領域扮演著關鍵角色[96]。然而，密爾班紀念基金會在收到哈格里夫的邀請之前，並沒有將心理衛生視為人口相關研究的一環。把握了這樣的金援機會，哈格里夫寫信給密爾班紀念基金的執行長古倫堡，建議其與世界衛生組織聯合執行心理衛生研究計畫，並希望他擔任計畫的主任[97]。身為一個前瞻的思想家，古倫堡與哈格里夫對於社會條件和精神疾病之間的關聯性有著類似的看法。他相信在二次世界大戰之後，原子能使用以及生活型態的變遷，都可能會在社會經濟條件之外，對人的心理狀態產生影響[98]。儘管古倫堡認同哈格里夫的立場，但他並不認為自己能承接一個國際性的計畫，並且強調密爾班紀念基金已經投注過地方性的心理衛生成效驗證計畫，且已經選擇了一些相關服務進行評估。除了古倫堡，林考和克拉普夫也拒絕了心理衛生研究計畫的主任一職。儘管如此，密爾班紀念基金最後仍然成為哈格里夫的計畫的主要贊助機構。

在流行病學領域於一九五〇年中期全力建構各種慢性疾病的臨床表現與自然史的期間，世界衛生組織的健康統計專家委員會也邀情統計專家對各種相關計畫提供協助[99]。倫敦熱帶衛生與醫學院的唐納．李德（Donald Reid，一九一四－一九七七）是最早對心理衛生計畫有所貢獻的醫學統計專家。他與另一個倫敦熱帶衛生與醫學院的領導人物布拉福一樣，李德因為能識別出導致非傳染性疾病的各種因素而聞名。李德所建構的標準對於理查．道爾尋找肺癌發生原因的研究有著深遠的影響，他自己鑽研的則是心血管疾病的研究。在相信尋找疾病發生原因的過程已經變得更具系統性的情況下，李德認為生物統計的方法可以應用到心理衛生研究上。李德的研究意味著心理狀態是影響心血管與其他疾病病程的因素之一。舉例來說，壓力與工作過度是與動脈硬化相關聯的致病因子[100]。李德在他的研究中寫道：「從田野觀察中得到的證據無法抽離其環境脈絡。因此這些證據能被用於推論某種因果關係的存在，但無法證成它[101]。」這樣的有限性讓心理衛生專家在精神疾病的發生學基礎尚未被確認之前，就決定要支持各種實務性的介入工作。

除了克拉普夫、古倫堡、和李德之外，瑞典心精神醫師簡・阿爾維德・布克（Jan Arvid Böök，一九一五－一九九五）也因為其在實證社會精神醫學上的專業，而被邀請加入世界衛生組織的心理衛生計畫（在當時，大部分重要的精神病流行病學的研究是由斯堪地那維亞國家所進行）。他們四個人是該計畫的「臨時顧問」，也是計畫中研究小組的核心成員[103]。至此，心理衛生小組正式在世界衛生組織裡組成了夢幻團隊，包括一個有利的管理者、有說服力的金主、一個精明的統計學家、以及一個經驗豐富的執業醫師。當時這個夢幻團隊被稱為「四人小組」，大力提倡精神醫學計畫的重要性。在由密爾班基金會總裁法蘭克・布德羅（Frank Boudreau，一八八六－一九七〇）寫給時任世衛公共衛生科科長傑洛姆・彼得森的一封信中，他對世界衛生組織的野心感到十分樂觀：「（精神病流行病學計畫）是一個令人興奮，或許與對霍亂、傷寒熱、瘧疾的探究同樣艱難。但如果一切順利，所有公共衛生界的『老手』都會對你與克拉普夫博士的成就感到羨慕。專業社群也會對世界衛生組織和國際精神衛生研究充滿期待。[104]」

這群臨時顧問就定位之後，一場「對精神疾病的流行病學的探索性會議」在一九五七年九月十六到二十日於日內瓦召開。參與的「四人小組」都同意流行病學會是了解精神疾病發生學的重要途徑[105]。然而，究竟確切來說要採用怎樣的研究方法？這依然是個懸而未決的問題。因此，「四人小組」的成員都認為要儘快進行先天性心理異常「基礎發生率的特別調查」，也認為必須要有「適當的長期追蹤研究」。就整個國際社會精神醫學計畫的規模來說，他們覺得一開始就嘗試要進行「全球流行病學研究」太過魯莽，但仍然相信世界衛生組織可以扮演「知識催化劑」的角色，刺激各地實務工作者之間的交流，並且支持訓練出有流行病學技術的專家[106]。該會議也釐清了幾個要進行國際精神病流行病學研究的實務步驟：第一，要進行關鍵而非全面性的精神病流行病學研究文獻回顧。對於參與者來說，「如果對於診斷準確度存在意見不一的情形，我們會無法有效比較大型研究的結果[107]。」在如此提案的基礎上，專家們越來越積極嘗試要發展標準化的精神疾病診斷分類系統。

然而，各種實務性的問題仍然存在。雖然在心理衛生計畫裡成功組成了一個（在專業領域多元程度上）十分均衡的領導團體，「四人小組」裡的四個專家都不願意擔任這個計畫的正式主持人。除此之外，研究對象也仍然尚待招募。在決定要採用「滾雪球」的招募方法之後，世界衛生組織心理衛生小組又努力了好幾年，才得以成功讓研究計畫的執行變得更具系統性。

從彼此妨礙到彼此合作：民族誌研究取徑

為了要在全球性的尺度上理解精神疾病，醫學領域的國際主義者們需要與持有文化相對主義立場的人類學家們協商對話。在大規模國際研究逐漸在世界衛生組織總部成形的過程中，雖然該計畫仍然尚未有官方名稱，來自世界各地區的研究者們就已經開始將他們對計畫內容的評論寄往日內瓦。他們大多數認為世界衛生組織在進行全球精神衛生研究時應採取民族誌取徑，並且質疑野心十足的全球精神病流行病學研究計畫是否具有足夠的可行性[108]。在當時，日內瓦雖然是國際精神醫學研究的重鎮，但並不是唯一一個關注跨文化議題的地方。舉例來說，在一九五五年，曾在柏林夏里特醫院以及倫敦塔維斯托克診所受訓的英國精神醫師艾瑞克・維特考爾（Eric Wittkower，一八九九－一九八三），就與人類學家賈克布・佛萊伊（Jacob Fried）設立了一個跨文化精神醫學研究部門。該部門是由加拿大蒙特婁麥基爾大學精神醫學系與人類學系共同組成。當時的維特考爾是最早開始探討文化與精神疾病之間緊張關係的專家之一，其見解具有高度的影響力。他將他大半的職業生涯，都投入找尋各種和文化相關的心理病理學面向[109]。一九五七年，另外一個聲名顯赫且曾受過人類學訓練的美國精神醫師馬文・歐姆勒（Marvin Opler），曾經在《科學人》雜誌裡寫道，就算是一個特定的精神醫學診斷，例如思覺失調症，在不同文化裡可能也會有不同的意義。然而，他並沒有完全否認這些意義之間的可比較性。在分析了「愛爾蘭文化」以及「義大利文化」中的思覺失調症之後，他所得到的結論是：「社會精神醫學取徑有助於研究思覺失調症之外的其他精神疾病[110]。」

直到今日，麥基爾大學的跨文化精神醫學研究部門仍然十分活躍，並且因為其以社會與文化精神醫學為主題的夏季學校、和旗艦級期刊《跨文化精神醫學》而聞名於世。但在半個世紀前，維特考爾和佛萊伊最初的目標只是要發出一份通訊刊物、以及發展一個由精神醫師組成的社群網絡來交換關於文化對精神疾病影響的相關資訊[111]。

該通訊刊物的編輯對自己促進溝通與激發跨洲／跨國合作的成果感到十分驕傲[112]，但這些努力也因此與世界衛生組織所做的類似嘗試產生競爭關係。在該通訊刊物的第一期發表之後不久，維特考爾將其中一份首次刊登的精神病調查研究寄給世界衛生組織的馬戈林諾・戈梅斯・坎道（Marcolino Gomes Candau，一九一一－一九八三）。在那之後，維特考爾和佛萊伊將另一份問卷寄給來自十八個國家的專家們[113]。在維特考爾總結問卷調查的結果時，他為精神疾病在不同國家所展現的徵狀差異提供案例說明，並進一步對流行病學相關的議題作出評論。他宣稱「被精神醫師診治的精神疾病，其盛行率在不同國家有顯著的差異存在」、「對於被診斷的精神病進行跨文化比較是幾乎不可能的」、且「疾病發生的頻率、嚴重程度、症狀、以及相對於所處文化背景的內涵，存在著許多的不同。」因此，維特考爾以懷疑的口吻總結他對於問卷調查結果的看法：「顯而易見的，我們無法從這十八個不同國家的精神科醫師所提供、具有高度異質性的材料中，獲得任何確切的結論[114]。」而他唯一確定的是「有些主要的精神病確實普遍存在[115]。」雖然維特考爾大概是所有與世界衛生組織具有相似願景的社會精神醫學專家中，最具有批判性的一位，他也注意到了在似乎不可能進行的比較研究中，存在著一些相對成功的特例，並且其中有部分來自斯堪地那維亞和亞洲國家[116]。在一九五〇年中期之後，他與其他同僚共同引領了跨文化精神醫學此一專業領域[117]。今日，麥基爾大學對於有興趣交流論辯「文化」所扮演角色的精神醫師而言，依然是最具影響力的一個樞紐。

儘管在一開始遭到反對，並且面臨研究方法上的歧異，世界衛生組織仍然持續嘗試進行全球性的精神疾病比較研究，希望藉此在「人性」的普世性和鮑亞士的文化相對論之間，得以闢出一條中庸之道。曾經在一九五六到一九五七年之間擔任世界心理衛生聯盟主席的瑪格麗特・米德（Margaret Mead），是採取此中庸之道的範例之一。她身處普世主義和文化相對主義的拉鋸之中，但同時也對於將人類學應用於國際關係與公共服務等領域有著高度熱忱[118]。她的「同一世界，多樣文化」觀念，是新佛洛伊德精神醫學的重要基礎之一。該學派拒絕將精神疾病的發生歸因於不同族群在心理素質上的差異，希望找尋決定個人心理健全程度的社會文化因素。與此同時，（至少在美國的）人類學逐漸與生物決定論分道揚鑣，其劃分研究對象的方式也因此從具有先天色彩的「種族類別」，轉向以地理區域劃分的「人口群體[119]」。在這樣的趨勢推波助瀾之下，與哈格里夫取徑相似的調查研究也逐漸在世界各地展開。

同樣在一九五〇年之間，聯合國教科文組織委任世界心理衛生聯盟執行「文化模式與技術變遷」計畫。該計畫由米德所主導，主要目標是要研究如何緩解各國因工業化而導致的心理緊張。在與聯合國教科文組織合作的過程中，米德從人類學的角度對國際心理衛生提供協助。和世界衛生組織的「垂直化」模式不同，米德的計畫以蒐集與散佈在多樣文化中的知識為目標，並且「要藉由尊重每一種不同的文化價值，來確保人類社會的進步[120]」。在世界心理衛生聯盟中，社會學家與人類學家佔參與者的比例，相對於世界衛生組織也高出了不少。然而，在精神醫學專家逐漸取代人類學家（以及在文化方面的貢獻）在世界心理衛生聯盟中的角色後，期望破滅的米德只能在一九五七年選擇掛冠求去。根據她的說法，「他們（精神醫學專家）要徹底把社會生活給世俗化，而且他們還要摧毀所有他們視為錯誤、不好、和過時的社會體系[121]」。米德高度理想化的目標最後只能成為未竟之事，世界心理衛生聯盟的影響力也因此逐漸消退。

在一九五〇年即將結束之際，學界出現了一個細緻辯論，爭論點在於社會科學的研究設計是否能對（國際心理衛生）比較研究有所貢獻。在維特考爾第一份出版的通訊刊物中，他質疑了世界衛生組織所規劃的跨文化研究的可行性。這是因為他認為精神醫師缺乏社會學或人類學的訓練，而來自社會科學領域的援手也十分有限[122]。至於林考，則在一九五七年評論「J・C・卡羅瑟斯認為要進行比較研究之前，應該找出能進行系統性化約的方法的相關批評」時，樂觀地在維特考爾的通訊刊物中寫道：我們應該可以設想，（當時有限的）既有研究之間存在某些關聯。因此，如果我們能據此作出足夠完整的描述性、比較性的研究，那具有顯著普遍性的現象自然就會浮現[123]。在同年九月，二十五位精神醫師參與了在蘇黎世舉辦的第二次國際精神醫學大會。在大會中，來自麥基爾大學的維特考爾和伊萬・卡麥隆（Ewen Cameron，一九〇一－一九六七）共同主辦了一場以跨文化精神醫學為主題的圓桌論壇。然而，與會的眾人對此議題有著截然不同的態度。舉例來說，來自美國的代表支持用跨文化流行病學研究做為大規模精神疾病調查的方法，並且認為此策略具有可行性。然而，來自英國的代表卻對跨文化精神醫學有所質疑；古巴的代表則傾向採取質化而非量化研究方法。因此，各界的代表認為有必要對精神疾病相關的專有名詞與其內涵進行標準化，並且同意要積極對維特考爾的通訊刊物提供統計結果、文獻回顧、研究機構和疾病分類系統等相關材料。流行病學因此成為當時籌劃中的國際比較研究的重要基礎。雖然從當時的眼光來看，這樣的研究要能成真，可能性並不高。

在一九五九年，維特考爾雇用了蘇格蘭裔的精神醫師亨利・B・M・墨菲（Henry

B. M. Murphy，一九一五－一九八七）。他隨後加入了麥基爾大學的研究小組，並且對於科學家如何面對精神疾病相關國際研究的態度有著重大影響。墨菲提出了跨文化精神醫學研究的新原則：要對所觀察到的資料、脈絡性的決定因素、以及方法學進行比較和簡化[124]。更重要的是，他將文化特徵視為可以被情境和環境因素所形塑的行為模式，而非人類天生具有（因此不會改變）的一種心理特質。墨菲接受過臨床醫學和社會學的訓練，因此在加入麥基爾大學的研究小組之前，他已經在馬來亞（今日的馬來西亞，包含新加坡）研究過學生的心理衛生和文化相關的心理病徵[125]，有著大量跨文化經驗。在麥基爾大學，墨菲並沒有以臨床醫師的身份執業，而是純粹以研究學者的身份加入維特考爾的《跨文化精神醫學》期刊，成為編輯群之一。因此，跨文化精神醫學的專家和世界衛生組織中的成員有了對話的可能。今日，墨菲已經成為一個跨文化精神醫學領域的重要人物。《跨文化精神醫學》期刊也仍然是被廣泛引用且最具影響力的刊物之一[126]。

在哈格里夫提議要規劃一個「可行的」研究計畫之後，直到一九六五年，世界衛生組織心理衛生小組才開始進行第一個大規模調查，而且它並沒有完全依照原本的立意執行。在日內瓦總部的計畫參與者們賦予了自己的企圖，並且對自己國家在其中所能扮演的角色特別有所意識。然而，被納入世界衛生組織逐漸擴大的專業社群網絡的專家們，都同意跨文化心理衛生議題有迫切研究的必要。因此，哈格里夫口中「可行的」研究計畫在一九六四年以「精神病流行病學與社會精神醫學的十年計畫」為名付諸實現。該計畫由來自台灣的精神醫師林宗義所籌策。他受惠於世界衛生組織的專案外包機制，該計畫後來成為心理衛生小組思覺失調症流行病學研究，以及精神疾病分類計畫的序章[127]。大部分參與的學者同意該十年計畫是集體努力的成果，而非單一個人的成就。但該計畫需要一個大膽且具有魅力的領導者，該名人士還必須要以一個來自邊緣地帶參與者的身份，勇於突破戰後科學社群的政治現實，才能領導精神疾病研究的進步[128]。

國際團隊的誕生

二次世界大戰後的心理衛生研究同時呈現了觀念與結構上的轉變。戰爭讓精神醫學科學從關注軍人所蒙受的苦痛，轉向處理戰爭對普羅大眾所造成的創傷。這樣的變化不僅在英美脈絡中出現，而是一個全球的現象[129]。在這個關鍵的轉捩點，預防精神醫學因為要緩解戰爭及其遺緒的負擔而創立。對於心理衛生的關注，也逐漸從以醫院為基礎對精神病人的治療，轉向預防精神疾病在社區中發生。精神醫學從原先篩選軍人投入戰場，轉而關切因工業化與都市化所造成的日常壓力。為了要將精神衛生工作重新聚焦，一九四八年的世界衛生大會成為一個改變心理衛生照護模式的關鍵事件。該大會讓原本強調個別專家、如同一盤散沙的心理衛生研究，轉向強調跨國合作。戰後聯合國隨附組織的設計，也促使世界衛生組織心理衛生專家委員會和世界心理衛生聯盟的成立。這兩者皆反映了布羅克．奇澤姆對於「世界公民身份」的願景。

聯合國隨附組織在設計上是為了要達到功能主義經濟學家所設想的「外溢效應」。他們宣稱健康條件的改善可以促成發展中國家的經濟成長，這樣的成果同時也會外溢到其他領域，進一步促成更多國際合作。做為新成立的多邊機構，世界衛生組織價值中立的技術協助模式以及其外包策略也反映了該組織的精神，也就是提倡世界公民的身份。大多數心理衛生專家委員會所關切的議題都與精神醫師看待戰後世界的方式直接相關，例如兒童與年輕人的心理健康問題、以及原子能的安全使用。這些議題與其他當時聯合國計畫的執行者們所討論的議題高度重疊。對於心理衛生專家來說，他們將這些關切視為對戰爭災害的集體回應。

心理衛生專家委員會將跨文化計畫奠基在「心理衛生需要以比較性的方法研究」此一共識上。然而，這個計畫還需要耗費數年才能真正付諸實現。就算世界衛生組織總部位在極具優勢的日內瓦，人事、財務與研究方法的困擾仍然持續造成影響。一九五〇年末期，第一任心理衛生課課長哈格里夫成功讓研究計畫受到密爾班基金會的支持。該基金會在一九五〇年間是人口研究的主要提倡者。哈格里夫徵召了他的四個同事加入領導團隊：伊度亞度．克拉普夫、唐納．李德、厄尼．古倫伯格、以及簡．阿爾維德．布克。這些人代表了他們各自專業領域裡的傑出者。取鏡於公共衛生、流行病學以及統計學的技術讓他們得以構想國際精神衛生研究的方法學，但這個方法學卻受到其他以民族誌為研究取徑的專家的質疑。雖然相關研究計畫的進展緩慢，他們仍然激發了各種反思，進而促成多樣的研究方法、以及一個概略的研究計畫雛形。從一九六五年開始，國際社會精神醫學計畫因此奠基於一個悉心準備的基礎之上。

為了集體回應戰爭與其遺緒，精神醫學在戰後早期開始轉變。和一次世界大戰類似，二次世界大戰激發了精神醫學的研究旨趣，隨著人們對環境壓力因素產生興味，一種新型態的精神醫學科學開始出現。至此，精神醫學典範的轉移，讓精神醫學研究與實踐從機構中的精神醫療轉移到預防性手段。在意識到跨文化研究精神疾病的重要性之後，新創立的國際衛生組織促成相關研究願景的實現。

奠基於世界公民身份和功能主義的外溢理論，參與知識生產的專業從業人員包括了一群原本就互動緊密的專家、以及從世界衛生組織外部徵召來的「圈外人」。這些具有前瞻理念的思想家謹慎規劃了嶄新、以公共衛生為主要取徑的精神衛生研究與流行病學。他們的研究計畫與其他聯合國隨附組織中發展的計畫不謀而合，並且提供了關於世界不同角落心理衛生議題的嶄新觀點。藉著科學實踐的複雜過程，齊澤姆與哈格里夫的個人觀點，成為往後國際合作的基石。除此之外，世界衛生組織的去中心化架構讓來自邊緣地區的協力成為可能，並且在即將發生的心理衛生研究計畫中扮演了關鍵角色。但是當那些來自邊緣地區的協力者，並未與世界衛生組織共享核心目標時，世界衛生組織的結構也有可能妨礙計畫的進展。哈格里夫「可行的計畫」的進展緩慢，是世界衛生心理衛生小組內部存在結構性問題的最佳例證。在下一章，我將探討世界衛生組織在往後的一九六〇年間企圖發展一套精神醫學共同語言以及疾病分類系統時，所面臨到的各種技術問題。

CHAPTER 3 方法

一九五五年三月一日，英國《每日郵報》的編輯部針對世界衛生組織提案的〈國際疾病分類系統〉刊登了一幅漫畫（圖3.1）。在圖中，兩個貌似來自蠻荒部落的食人族酋長正在討論世界衛生組織死因分類的計畫。其中一個酋長說道：「下一道菜是兩個聯合國教科文組織送來的傢伙。他們打算調查我們部落巫醫手中病人的死因。」這幅黑色幽默漫畫背後的含義，在於世界各地不同的傳統文化社群並不能理解世界衛生組織的疾病分類計畫，間接反映了一般大眾對於世界衛生組織的不信任。在聯合國的計畫中，標準化的疾病分類系統能讓世界各地的醫生有一套彼此交流的共同語言。雖然該漫畫帶有諷刺的意味，它仍然呈現了世界各地（或者至少在日內瓦）的科學家對於「建立一套達成共同目標的方法」所抱有的高度期待和共識。

當時新成立的世界衛生組織是一個具有願景且高度理想性的機構。心理衛生研究

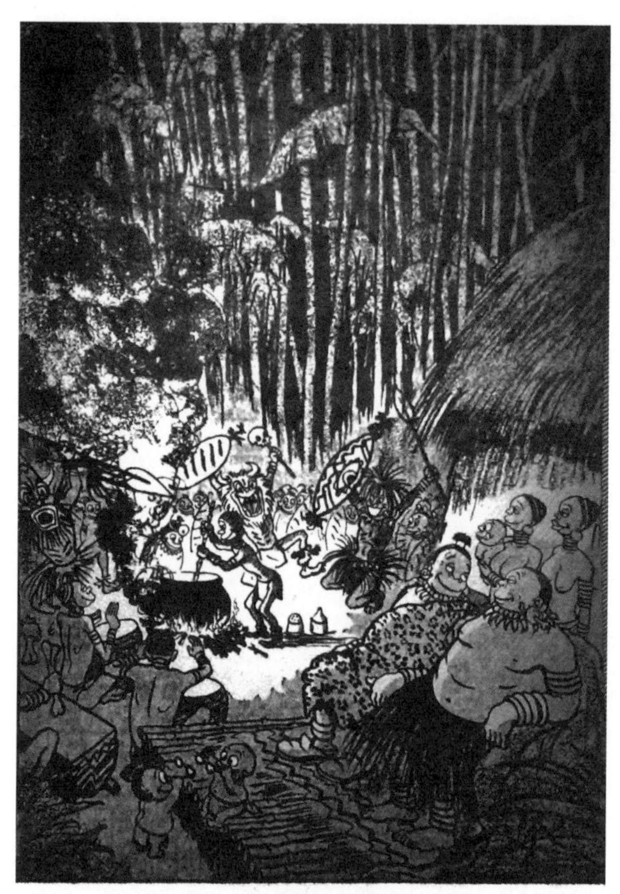

"The next course will be two of those UNESCO bods they sent here to find out ,what witch doctors' patients die of."

圖3.1｜英國《每日郵報》於一九五五年三月一日刊載的一幅黑色幽默漫畫。圖片的下方寫著：「下一道菜是兩個聯合國教科文組織送來的傢伙。他們打算調查我們部落巫醫手中病人的死因」。

小組在最初十年所討論的議題，反映了醫學科學家最首要的關切。然而，主要由於資金的缺乏，羅諾・哈格里夫設想的計畫要花上將近十年才得以付諸實現。它的進展緩慢意味著就算只是要讓一個團隊啟動運轉，在現實中都是困難重重。儘管世界衛生組織的日內瓦總部有著地理位置與營運條件上的優勢，它仍然面臨了許多阻礙，因為名詞定義、資源稀缺以及文化隔閡等因素[1]，衝突和緊張關係在所難免。然而，世界衛生組織的目標，正是要建立一套實務上合用的取徑和工具來處理發展中國家的各種疾病問題。因此，做為擴大實現哈格里夫「可行的計畫」的前提，世衛需要盡力找出一套研究精神疾病的方法。

對於共同語言的需求

在世界衛生組織心理衛生小組創立後的第一個十年間，組織裡的專家們已經意識到啟動研究計畫刻不容緩。除了科學家之間所共享的願景之外，當時也對用於描述和衡量精神疾病的既有方法進行了廣泛的討論。為此，一套標準化的精神疾病分類系統、以及「發展標準化的個案發掘程序」，共同構成了國際精神病流行病學的研究方法[2]。在歷史上，曾經有許多人企圖對精神疾病進行分類。十八世紀，有些分類系統（例如哲學家康德所提出的版本[3]）純粹只是針對精神疾病的哲學性思考。然而，隨著醫院臨床醫學的發展，其他更具有實證基礎的分類系統開始出現。其中有些奠基於對十九世紀早期療養院病人症狀的觀察，代表性的案例是菲利普・皮內爾（Philippe Pinel）對於惡名昭彰的硝石庫慈善醫院病人的描述、以及約翰・巴瑞・圖克（John Barry Tuke）在蘇格蘭皇家愛丁堡療養院中進行的觀察[4]。另外，埃米爾・克雷佩林一九一九年對早發性失智症所進行的跨文化研究，也能算是一種分類精神疾病的嘗試。事實是在世界衛生組織提議要進行大規模、具國際合作性質的心理衛生研究之時，國際疾病分類系統（ＩＣＤ）已經來到第七版修訂，其中關於精神疾病分類的專章也已經在新的國際衛生組的設立後修訂了三次。

的確，自十九世紀中期以降，已經有一些精神疾病分類系統被冠上「國際」的標籤[5]。然而，這些分類系統既沒有納入來自「非西方」世界的專家、也沒有將分類的原則奠基在實證資料上。相反的，這些系統反映的是發明者自己獨特的知識背景。到了一九五〇年，對於剛進行第七次修訂的ＩＣＤ系統已經普遍存在不滿。舉例來說，在回顧了既有的二十八種精神疾病分類系統之後，維也納裔的英國精神醫師厄文・斯坦格爾（Erwin Stengel，一九〇二－一九七三）以「混亂不堪」來形容精神醫師在詮釋類似症狀時，完全無法在使用的診斷和語言上達成共識[6]。就如同許多在二次世界大戰德奧合併時逃離家鄉的人，斯坦格爾最終在一九三八年落腳英格蘭。他對於當時精神醫學有所批判，其看法被廣為引用，被視為是精神疾病診斷分類標準化的先驅者。斯坦格爾認為當時精神醫學高度個人化的取徑最終會妨礙精神疾病的分類。在他的眼中，最好的解決方案是對於既有分類系統進行調查與嚴加審視[7]。

儘管如此，世界衛生組織在其成立的第二個十年間發表《第八次技術報告》之前，專家們最初並沒有意識到流行病學方法的價值，能夠幫助「從國際性觀點理解精神疾病」。在一九五〇年代，精神疾病愈發被視為具有社會性特徵、受到外於個人心智功能的外部條件所影響。除了長期被監禁在機構之眾所造成的負面影響之外，社會與經濟因素在當時被認為會影響一個人、甚至是整個人口群體的心理狀態。為了要驗證這樣的理論，各種研究在世界不同的角落被設計出來並且加以執行。在個別國家的層次，背景互異的專家使用各種不同的方法來研究人口群體中的精神疾病，其中有許多人後來成為執行世界衛生組織研究計畫的核心人物。他們各自有著迥異的利益考量以及目標，驅動著他們在世界衛生組織內外推廣自己的研究理念。因此，他們共同努力的成果也促使世界衛生組織打造具有國際關懷的精神病流行病學。

發展精神病流行病學的動機在各國有所差異。而這些差異具有兩個面向。第一是「精神醫學從治療、控制社會偏差轉化成預防精神疾病發生的科學」這個看法在程度上的差異。有些國家，精神醫學已經不再用於控制特定社會群體。但值得一提的是，大部分位於非洲的歐洲國家殖民地都仍然採用相關的手段。儘管如此，精神醫學此學科在當時正逐漸開始產生轉變，這是因為精神醫學專家集體呼籲要因應戰爭所致的精神創傷以及戰後重建的需求。在二次世界大戰之後，美國精神醫師開始相信精神疾病的成因可以歸咎於外部環境。因此，他們開始找尋預防性手段時所執行的第一個步驟，便是使用流行病學方法進行精神疾病的相關調查。在這些美國精神醫師之中，當時為密爾班基金會工作的厄尼・古倫伯格相信精神疾病的發生學和流行病學相關知識的發掘，可以讓精神疾病防治問題的解決方案逐漸浮現[9]。儘管如此，當時的精神醫師在研究精神疾病的樣貌、規律、和分佈情形時，他們所使用的抽樣和分類方法都大相徑庭。

第二個發展精神病流行病學的動機上的差異，則是對精神疾病成因看法上的不同。就如所述，美國精神醫師往往將精神疾病視為人際關係與其他外部因素影響後產生的結果。舉例來說，新佛洛伊德學派逐漸將臨床實踐以及其他與心理病理學相關的因素，形塑成適合心理分析的樣態。伊利許．弗洛姆曾經一度將佛洛伊德所描述的伊底帕斯情結視為幼童對雙親權威身份的回應，而非某種構成兒童人格的「本我」[10]。而同樣屬於新佛洛伊德學派的哈利．史塔克．蘇利文也不重視先天性因素，他認為環境才是更能解釋個體和社會病理學的重要因素[11]。巧合的是，精神醫師對精神疾病成因的探索，與社會科學的興起同時發生。一九五〇年間的政治學、社會學、人口學、人類學、與經濟學領域，都瀰漫著一股高度自信，認為「只要能控制社會、經濟、與文化變因，就能成功預測疾病最終造成的結果」。對於精神醫學領域的科學家來說，這些變因在找尋精神疾病根本性致病因素上，可說是十分有用[12]。另一個當時關鍵的發展是，一九五〇年間，美國聖路易華盛頓大學開發了結構式訪談法並且將調查工具標準化，使之可以用於蒐集大量資料。這使精神疾病的調查從採用非特定方法，轉變成採用統計學驗證的「操作型標準」，包括抽樣、信度、效度、以及其他社會學研究的技術[13]。這些方法構成了北美精神病流行病學、以及聖路易精神醫學院的研究重心。它們為驗證精神疾病診斷與統計手冊（DSM）奠定基礎。

世界衛生組織烏托邦式的願景，促使醫學科學家和公共衛生政策規劃者開始將全球各地的人都共同匯聚到相同的意識形態框架之下。但在一九六〇年代早期，世衛能影響的範圍仍然備受質疑。世界衛生組織成立後的第一個十年間，美國策略性地將自己與聯合國保持距離。因此，世衛也在與泛美衛生組織（PASO）進行整合和協調時遭遇困難。這些問題也讓世衛難以從北美的官方機構獲得經濟或者技術支持。當時的蘇聯也因為其外交政策，無法有效與世界衛生組織合作。當時以色列與阿拉伯世界之間的衝突（以阿衝突）、以及環繞著法屬北非所產生的爭議，都對世界衛生組織高度理想化的願景造成威脅[14]。雖然來自不同組織的專家有著相似的掛慮、重要的計畫也已經啟動執行，但世衛的日內瓦辦公室要到一九六〇年間才開始建立與泛美衛生組織的溝通管道。

儘管存在著政治干涉，世界衛生組織所立下的技術合作原則仍然產生了一些成效。一九五三年，繼任哈格里夫成為心理衛生小組組長的伊度亞度・克拉普夫，對前者企圖比較世界各地精神疾病的計畫作出回應。克拉普夫當時曾說，這樣一個計畫應該首先聚焦在「四處蒐集關於此議題的既有著作、以及建立一個橫跨不同專業和地區的聯絡人網絡[15]」。他堅信這樣的工作應該要在流行病學方法的幫助下進行。值得一提的是，在世界衛生組織的網絡構築計畫開展之前，倫敦就已經是一個背景多元的醫學專家可以找到志同道合的夥伴、共同發展新科學典範的地方。在倫敦莫斯利醫院，醫療從業人員嘗試用新方法來治療軍人與平民的戰爭精神創傷；在塔維斯托克診所也有人嘗試藉由探索病人的人際關係，來使其神智恢復正常。除此之外，倫敦也同時是一個德裔精神醫師在因為納粹而逃離家鄉後，最終選擇落腳的地點之一[16]。做為一個飽受摧殘但匯聚了各種背景的精神醫師的城市，倫敦成為新的精神醫學理論和方法的發源地。

就如前一章所述，二次世界大戰之後，心理衛生專家們對精神疾病（尤其是精神官能症）在軍人和平民間發生率劇增的原因做了許多揣測。二次世界大戰期間，對於平民精神疾病的治療以預防性手段為主，並且傾向強調要讓平民認識到自己在戰爭中被賦予的職責。精神醫學也持續對符合戰爭所需士兵的心理素質做出描述（見第二章）。後來成為著名心理分析師的威廉・吉萊斯皮（William Gillespie，一九〇五－二〇〇一）使佛洛伊德關於性與死亡的觀點廣為人知。他曾說在二次大戰戰後，「關於『要做什麼、要去哪裡做這些事、以及儘快找到能做這些事的工具』的知識，是預防恐慌和精神官能症的最佳解方[17]」。此種「打造能適應環境的人」的想法，在戰時的精神醫師之間蔚為主流。

倫敦精神醫學中心（IOP）的首席精神醫師阿布雷・路易斯（Aubrey Lewis，一九〇〇－一九七五）是其中一位對戰爭相關精神創傷做出理論臆測的專家。在澳洲出生的路易斯跟著阿道夫・梅耶學習成為一名精神醫師，並且在二次世界大戰戰後來到倫敦。路易斯注意到「戰爭帶來傷痛與恐怖，無疑讓人們變得無比悲慘和焦慮。但在任何社會群體中的精神疾病都無法被歸因爲短期內直接的壓力源。」路易斯意識到有必要研究直接的壓力源，因為那與前線直接經驗到的戰場壓力有很大的不同。就如他所論斷：「我們不能用描述佔領或被侵略國人民的方式，來描述我們這些（身處戰事之外的）社會群體。他們的身心都長期經歷了因戰爭而帶來的悲慘處境。[18]」。除了戰爭對人們帶來的沉重心理負荷之外，路易斯預見了測量「在承平時期依然會發生，但可治療的焦慮與憂鬱[19]」的必要性。

雖然二次世界大戰之後，精神疾病的預防依然是精神醫學的一個重要面向，但精神醫學的專業領域也開始擴展到研究承平時代的壓力源。在英國廣播公司（BBC）製播的一個談話節目中，路易斯做出了以下強調：

精神疾病並不只在特定國家或種族之中發生，而是會出現在所有的社會和階級中。但精神疾病會基於病患的文化背景而有不同的表現形式。而且，精神疾病的形式會被社會紛擾、自然災害（例如地震）、以及政治動盪所影響。但精神疾病的基本型態可以說是普世皆然[20]。

這樣的說法呼應了哈格里夫關於研究「日常生活中壓力源而非可能致病的特殊災難情境」的相關呼籲（詳見第二章）。當時，世界衛生組織的心理衛生專家也「正在強調進行精神疾病的社會性研究的必要性。這樣的研究應該高度參考流行病和傳染性疾病的發生原因與預防方法的相關研究[21]。」

世界衛生組織這樣的意識也影響了倫敦精神醫學中心裡精神醫師的工作。隨著抗精神病藥物在一九五〇年代的發展，重度精神病一時之間成為可治之症。醫院所扮演的決策也因此從監禁精神病人轉成治療機構。在戰後的英國，有許多調查醫院環境對於病人心智功能影響的相關研究，可以說是呼應了世界衛生組織對「檢視、納入以及改善現有醫院（精神醫療）資源」進行的呼籲。在世界衛生組織成立的第一個十年，隨著精神病住院病人數量的劇增，諸如約翰・溫（John Wing，一九二三－二〇一〇）在倫敦精神醫學中心所進行的社會精神醫學工作，應證了社會學家當時對於精神醫院的觀察[22]。溫在倫敦精神醫學中心醫學研究委員會裡的社會精神醫學小組共擔任了長達二十五年的組長。他宣稱自己直接受到卡爾・波普的科學哲學影響，藉由聚焦於疾病症狀的發展，來完善他關於流行病學與疾病分類的理論，其中也包括對精神疾病成因的探索[23]。溫的取徑讓他認為科學方法可以做為深入檢視精神醫院的工具。他也曾主導一系列企圖了解英國精神醫院環境的相關研究。

在溫的研究進行的同時，社會學家厄文・高夫曼的著作《精神病院：論精神病患與其他被收容者的社會處境》（一九六一）成為英語世界的暢銷書[24]。高夫曼（一九二二－一九八二）在美國華盛頓的聖伊莉莎白醫院進行他的民族誌研究，揭露了院民在這個「全控機構」中的日常生活。雖然是社會學研究，高夫曼的著作也具體傳達了一則訊息，指出「精神醫學反而會對病人的心理健康產生影響」[25]。然而，溫並沒有完全被高夫曼的論點說服，因為高夫曼在書中除了批評全控機構之外，並沒有對精神醫學或者精神醫學科學意義上的精神疾病給出任何論述。因此，溫對於高夫曼有以下評價：「他並沒有使用精神醫學傳統中的專業術語，並往往將病人的行為徹底歸因於其對所處社會環境的回應[26]」。溫和他的同僚因此小心翼翼設計了一個用於驗證長期滯留於精神醫院是否會在思覺失調症病人身上造成負面影響的研究，企圖要找出能抵銷或者預防這些負面影響的方法[27]。他們蒐集比較來自三個不同英格蘭醫院的個案研究：馬佩利醫院、塞維路斯醫院和尼德涅醫院。他們使用了標準化的訪談以及臨床分類，並對病人的臨床症狀、住院行為、對於出院的態度和社會條件作出評分。溫的研究結論是：「大部分長期留院思覺失調症病人的病徵是由他們所處的環境所造成[28]。」

在獲得這個結論之後，溫和他的妻子羅娜．溫（Lorna Wing，一九二八－二〇一四）擴大了研究的規模。在一九六四年，兩人創立了一個用「坎伯韋爾登錄系統」做為資料來源的研究。坎柏偉爾（Camberwell）位於南倫敦，屬於薩瑟克區的一部分。坎伯韋爾登錄系統是一個為了規劃與評估當地社會醫療服務而設立的統計資料庫。溫希望蒐集這些統計資料並將之轉譯為分析性的敘述。這樣一來，「讓人歎為觀止的科學發現就能源自於日常生活中普通的地方（而非來自醫院）」。在坎柏偉爾，溫發現了一處「社會實驗室」，並且預見了類似研究模式在英國的普及、以及「隨後與巴爾的摩（約翰霍普金斯）和其他世界各地必然地進一步合作[29]。」但是，溫的方法需要耗費大量的時間和精神。在他成功建立自己病患資料庫的時候，世界衛生組織則發展出了用於識別個案的國際精神病流行病學方法，在計畫後期的階段也使用了溫的量化工具。

美國國家心理衛生院

跟其他軍事精神醫學後來被用於後勤部隊、傷員和平民等非作戰情境中的國家一樣[31]，美國是另外一個精神疾病相關調查數量激增的盎格魯美洲社會。歷史學家已經有許多著述，談論關於受過佛洛依德心理分析訓練的精神醫師從德國逃離並大量湧入北美，導致心理學與精神醫學理論、科學以及廣泛文化轉型的發生[32]。然而，另外一群美國精神醫師看到了擴展戰前與戰時心理衛生的應用範圍的必要性（社會科學可能在其中提供了不少協助）。公共衛生精神醫師羅伯特．H．菲力克斯（Robert Felix，一九〇四－一九九〇）曾擔任美國聯邦公共衛生服務部部長，他是第一位向全國提倡公共衛生服務相關願景的人。他的行動還早於美國國家心理衛生院的成立（一九四九）。對於菲力克斯來說，就如同公共衛生可以被用於處理肺結核、性傳染病和瘧疾，同一套公共衛生原則也可以用於處理精神疾病問題[33]。在國家心理衛生研究院成立之後，該院成為一個重要節點，蒐集社會心理和相關領域的人口學資訊，以及匯集相關專業研究人員[34]。

當時，國家心理衛生院執行以調查為基礎的流行病學研究，藉以了解與日俱增的精神病人照護負擔。由於該機構與約翰霍普金斯大學緊密的連結，這些調查主要在巴爾的摩以及曼哈頓城中區進行前驅研究，後來擴大到全國[35]。這些研究主要基於訪談和統計資料，確認了精神疾病風險和社會經濟地位之間的正相關。後來在美國東岸城市進行的調查也呈現了類似的結果。世界衛生組織當時特別注意到了貝爾蒙・何林赫（Belmont Hollingshead，一九〇七－一九八〇）和弗雷德里克・C・雷德利希（Frederick Carl Redlich，一九一〇－二〇〇四）在康乃狄克州紐黑文市進行的研究。他們各自擁有社會學和精神醫學的跨領域背景，兩人針對社會階級和精神疾病之間的關聯展開研究。他們透過精心打造且獲獎無數的流行病學研究取徑（後來被稱為何林赫四因子社會地位指數），確認了貧窮和精神疾病之間高度的關聯性[37]。除此之外，也有精神醫師和社會科學家以及都市規劃專家，共同在波士頓西邊預計要被拆除的一個城區，進行都市更新對心理衛生影響的相關調查[38]。在美國，這些研究支持了將公共衛生應用於精神醫學的相關理論與實踐[39]。拉丁美洲也是在這樣的情況下，透過美國國家心理衛生院和世界衛生組織之間的通訊而成為跨文化研究的焦點之一[40]。

在英國和美國所進行的心理衛生研究雖然在尺度、抽樣方法和研究人口範圍上都有所不同，但它們仍然共同確立了一項觀點：針對統計資料的檢閱能做為理解精神疾病的一種方法。然而，要直到跨大西洋思覺失調症診斷研究計畫，才讓各界開始呼籲要有一套用於理解精神疾病的共通國際語言。這個被廣泛稱為「英美診斷計畫」（US/UK diagnostic project）的跨國對話，揭露了當時精神醫學診斷所具的主觀性、以及欠缺科學的特徵。該計畫由美國國家心理衛生院的重量級精神醫師、以及一個來自英國倫敦毛德茲里醫院團隊共同組成，共同研究憂鬱症與思覺失調症診斷的信度。該研究試圖要測量兩國在疾病相關的診斷與技術名詞上所具有的認知差異。因此，研究團隊要求來自美國與英國的精神醫師分別觀看相同的病患訪談錄影並給出診斷。該研究的結果發現兩國精神醫師之間的差異幾乎完全來自診斷行為的不同，而非來自精神疾病本身盛行程度的差異。在分析同一個病人的時候，英國精神醫師給出憂鬱症診斷的頻率比美國精神醫師高出兩倍之多。相對的，美國精神醫師給出思覺失調症診斷的頻率也是英國精神醫師的兩倍[42]。如何詮釋（以及後續診斷）各種症狀，各國醫師的結果非常不同，意味著精神醫學在信度和文化差異上存在問題，也因此強化了對於標準化診斷的呼籲。

世界衛生組織的星探以及他們的跨國之行

在前述英美診斷計畫中所經驗到的診斷差異，顯示在兩個不同的國家，面對相同的精神疾病時存在著不同的處理方式。如果這樣的差異已經存在於英語文化圈的內部，那麼，可以想像的是，具有不同文化的國家之間可能存在更巨大的歧異。為了要解決科學研究內部的文化異質性所造成的問題，第一步是要讓世界衛生組織在尋找精神疾病診斷的共通性之前，充分考量不同類型的「文化知識」。為了達成此一目的，世界衛生組織將計畫外包的特徵就至關重要。為了要替全球南方建立一套心理衛生研究典範，世界衛生組織十分熱切地要納入來自非西方開發中國家的貢獻。在創立正式的科學研究群之前，組織裡的六個地區辦公室就已經蒐集了初步的相關資訊。世界衛生組織總部也隨之指派由心理衛生小組雇用的醫務官員前往被區域辦公室所推薦的國家。這些醫務官員蒐集十分有用的資訊，並且在當地物色可被邀請來進一步受訓或合作的潛在研究者。為了方便和節省經費的理由，世衛官員與在地研究者的會面經常發生在國際研討會中。在大環境十分艱困的冷戰時期，這些國際行程都需要被特別謹慎的策劃，以避免觸動參與其中的國家敏感的政治神經。在社會精神醫學計畫終於啟動之後，世界衛生組織已經準備好要與蘇聯的精神醫師合作（史達林的過世對此頗有助益）[43]。生於巴爾的摩的生物統計學家莫頓・克拉瑪（Morton Kramer，一九一四－一九九八）在一趟一九六三年的莫斯科之行後，回報了一些實用的發現，但也建議世界衛生組織的歐洲區域辦公室應成立一個具有「特殊庇護」性質的獎金。這是歐洲區域辦公室的心理衛生顧問對蘇聯衛生部的建議[44]。熟悉蘇聯官方科學論述的歷史學家普遍會假設蘇聯的精神醫師更關切精神疾病的生物性發生基礎[45]。然而，根據克拉瑪的報告，雖然蘇聯精神醫師與西方國家幾乎互不往來，但他們其實有意識到精神醫學理論與心理衛生研究在全球各地的發展。

世界衛生組織要執行跨文化精神醫學的計畫，在因緣巧合之下受到來自開發中國家研究者的熱切歡迎。一九六二年，世界衛生組織的成員與在地研究者於非律賓舉行的亞洲家庭研討會上碰面。當時在場的精神醫師相信亞洲因為有著豐富且多樣的文化，因此應該在世界衛生組織的比較研究中佔據重要地位。在該研討會中，各方代表都同意對區域展開的研究需要考量的是實務而非理論或學術取徑上的問題，另外，世界衛生組織認為在亞洲可以用較少經費成本和既有的人力資源，來執行小規模的研究計畫。然而，來自亞洲各國的代表質疑「外國」專家能對在地研究有多少貢獻，對他們是否真心想要合作表示懷疑。在他們的眼中，外國專家經常「在缺乏對人、語言和文化的正確了解前，就做出倉促且狹隘的觀察」。來自開發中國家的代表也對研究計畫中的溝通問題表達關切，擔心世界衛生組織的計畫會導致來自西方未經驗證的方法被施展於亞洲[46]。這些擔憂所反映的不僅是東西方、也是全球南方和北方之間的交鋒。

當時，世界衛生組織總部已多少意識到全球南方的既有精神醫學研究，世界各地的專家顧問也逐漸參與其中。而最終主導世界衛生組織社會精神醫學計畫的，則是來自遙遠「在地」的台灣精神醫師林宗義。二次世界大戰期間，他在日本受訓多年。根據其回憶錄，林宗義是因為他發表在《精神醫學》期刊上的一篇文章〈關於精神疾病在華人與其他文化中的發生率〉而與哈格里夫相遇。該期刊的主編蘇利文是哈格里夫的學生。該論文乃是基於林宗義與其在國立台灣大學醫學院的研究團隊所進行的調查，而那也是二次世界大戰之後亞洲首度以流行病學方法進行的研究之一，結果引起世界衛生組織心理衛生小組的注意[47]。哈格里夫對該研究印象深刻，並且在一九五五年藉著訪問世界衛生組織西太平洋區域辦公室的機會與林宗義見面，進一步討論他所使用的研究方法、結果，以及未來的展望[48]。在這些溝通之後，哈格里夫對林宗義的想法有了更深入的理解，也在同年稍晚邀請他加入世界衛生組織心理衛生小組中的一個專家委員會。這也是林宗義周遊世界之行的起點。

儘管林宗義的研究設計存在一些漏洞，他的精神病流行病學願景為世界衛生組織的大規模／跨國研究計畫提供了一份藍圖。該計畫最初題名為「精神病流行病學與社會精神醫學十年計畫（簡稱國際社會精神醫學計畫）」。該計畫乃是跨學科領域合作、以及世界衛生組織核心精神的實現：發展「可行的」國際研究，其中「世界公民身份」是研究（被世界各地的人們所共同經驗且超越國界的）精神疾病的基礎[49]。國際社會精神醫學計畫也讓全球精神疾病診斷的標準化以及國際精神病流行病學研究方法有了發展的基礎[50]。在世界衛生組織開始構想其預計要在一九六〇年間執行計畫時，澳洲、中國、香港、日本和紐西蘭共同被列為符合優先考量且適合執行國際社會精神醫學計畫的國家。根據一份世界衛生組織西太平洋區域辦公室的備忘錄記載，當時的目標是要對已發表的學術文獻進行批判回顧，而且該回顧並非全面，而是要選出特定類型的文獻：必須要提出嶄新的流行病學方法研究精神疾病；或者對既有研究方法提出有用的技術性調整，以達「建立能被廣泛接受的正典研究方法」的目的。因此，世界衛生組織需要尋求一位能將精神醫學研究導向流行病學的嚮導。林宗義的研究正好完全符合世衛當時的需求[51]。

一九六一：世界心理衛生聯盟與世界心理衛生年

一九六〇年末，有數個日內瓦和倫敦以外的心理衛生研究重鎮，都展現了默契呼應人們新興的需要來建立「新科學」。在多年的醞釀之後，一個名為「世界心理衛生年」的國際衛生活動正式在一九六一年揭開序幕。就如同以促進公共關係為目的活動，該計畫成功的吸引了各國政府和金主的目光。在當年的一個研討會中，身為跨文化精神醫學先驅者、且因其對醫院改革和對世界心理衛生聯盟的貢獻而聞名的法國精神醫師保羅・席瓦登（Paul Sivadon，一九〇七－一九九二），曾經提出精神醫學應當「採用現有的科學方法」，並且「有必要深入了解人類那無形、充滿流動性、且難以捉摸地迴避了所有科學探究方法的心靈世界[52]」。為了要研究人類心靈，席瓦登認為有必要建立一套系統「用於描述不同人群的動機、行為和態度的最大公約數[53]」。然而，他也承認「個體和個別文化之間的差異可能會長期妨礙這樣的價值獲得普世接受[54]。」

為了要發展專家們心目中的「新科學」，世界心理衛生聯盟的理事會在荷籍主席亨利・倫克（Henry Rumke，一八九三－一九六七）的領導下設立了一個小型委員會。倫克因為其致力提倡「完形」作為思覺失調診斷的特徵而聞名。在該委員會中，幾乎有半數的成員是人類學家或社會科學家，而且初期目標是要蒐集與傳播各種既有的文化知識，同時還要「尊重各文化的價值以確保人們的社會進步能持續[55]」。藉由釐清「心理衛生作為一種科學」所具有的基本概念，該委員會提出所謂「新科學」的理論原則，最終與世界衛生組織有著十分類似的願景和價值觀[56]。在那之後，世界衛生組織成為心理衛生領域的領頭機構[57]。就如先前所述，身為心理衛生聯盟重要領導人物的瑪格麗特・米德因為組織中精神醫師的比例增長、以及組織中人類學原本具有的影響力逐漸式微，最終選擇掛冠求去[58]，對精神疾病的研究也因此成為一個由精神醫師所壟斷的專門領域。

尋求來自邊陲地帶的貢獻

世界衛生組織的國際社會精神醫學計畫，最終形成了一個跨文化研究社會精神醫學的全新取徑。然而，該計畫的孵育過程可以說十分緩慢。在二次世界大戰結束之後，儘管成立了世界衛生組織並且開始國際間的意見交流，關於精神疾病和診斷標準的討論仍然陷入了長達十五年之久的僵局[59]。這有部分是因為聯合國的組織結構、以及其在各種隨附組織之間分派資源的模式所導致。從世界衛生組織起草章程的一九四六年，到開始規劃其工作議題不過短短兩年的時間，對於國際主義的寄望就已經因為冷戰而破滅。隨之而來的，是關於聯合國應扮演何種角色的論辯[60]。除此之外，就如同其他組織，世衛同樣受限於其內在的科層體系，因此損及其彈性、也拖慢了決策速度。另一個值得一提、拖累世界衛生組織成長的因素則是其內部的政治策略。就算明知需要更多金援，來自開發中國家的計畫監督者們只樂意看到世衛的預算小幅成長[61]。因此，經費不足成為阻礙國際社會精神醫學計畫實踐的原因之一。

儘管面對這些政治與財務上的挑戰，仍然有許多人竭力投入世界衛生組織的主要任務。而國際社會精神醫學計畫之所以成為可能，也是多重因素偶然地在適切的時間和地點發生，促成多方合作的結果。日內瓦是一個有著高度國際影響力的大都市，讓各國政府與專業權威領域的代表可以在此相會相識。世界衛生組織的官僚提倡各種意見的交流，促成了許多學者之間的聯繫[62]。但國際社會精神醫學計畫仍然有所延宕。這主要是因爲要集合來自各會員國的人員參與活動，依然舉步維艱。

要到「四人小組」形成之後（詳見第二章），世界衛生組織才算是真正找到了一個足以召集國際協力者的工作團隊。由於來自世界衛生組織的科層機構之外，這些邊陲國家的參與者往往行事風格大膽激進。代表開發中國家的政策決策者（包括林宗義）積極表現，想要在領導階層有更高的佔比。在世界衛生組織發展一項名為「教育與心理衛生」的初期計畫時，林宗義就曾經在一封寫給總幹事的信中提到：「我們在亞洲的同事已經（在國家的層級上）持續投入，想要在亞洲舉辦一個類似的會議。」這是因為「他們在挑選相關的重要議題上曾經扮演重要角色」。林宗義也感覺到世界衛生組織西太平洋辦公室官員「樂意（在一九五八年）派遣兩位代表過來參與，反映了他們對此事的熱情」。他另外也在信中寫道：「我意識到非政府組織與世界衛生組織之間的關係僅發生在日內瓦總部，但為了這個亞洲心理衛生的會議，我在想這件事是否可以被重新考慮，並且讓西太平洋辦公室能給予許可、派至少一個由西太平洋區預算所資助的代表前往[63]？」由於世界衛生組織本身缺乏足夠的資源，來自區域辦公室的意見（由亞洲國家主辦心理衛生會議）在當時收到了還不錯的回應，林宗義也因此在日內瓦取得了重要的位置。

技術上來說，國際社會精神醫學計畫應當是一個「政府之間」的合作。但其實需仰賴國家之外的參與者。其中，世界衛生組織的顧問服務扮演了促成技術合作的關鍵角色，這與其經常延宕的財務援助和營運支援有很大的差別[64]。該顧問服務所徵集的專家，都是區域辦公室基於他們在自己國內的專業成就所推薦，在世衛的許多主題性計畫中有著不可或缺的重要地位。然而，他們所表述的觀點經常有別於他們所屬國家的主流意見，其立場在一定程度是基於個人，而非考量國家官方代表的身份。因此，有許多被世界衛生組織所徵召的專家顧問，他們所提供的專業知識無論就理論、還是實作來說，都往往與其所屬國家的主流方法大相徑庭。舉例來說，來自阿根廷的伊度亞度．克拉普夫並沒有反映該國精神醫學界主流的心理分析傳統。心理衛生聯盟中的美籍流

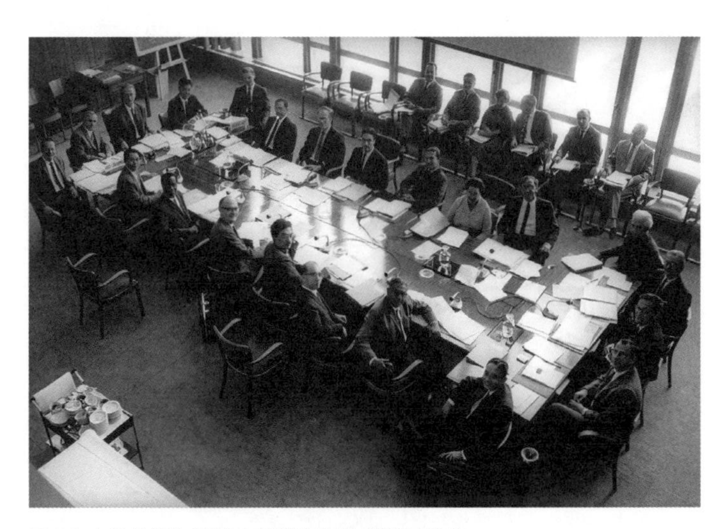

圖3.2｜世界衛生組織心理衛生課的專題討論會。
林宗義坐在照片中的左上角，圖中還有來自台灣的陳珠璋、莊明哲。
資料來源：Eileen Brooke Papers AIMG-0799, box 1.　拍攝者：Bianco Studio

行病學家所持有的立場，也並不屬於該國主流的心理分析或者生物典範理論[65]。來自亞洲的科學家也同樣在後殖民的脈絡中面臨自己的兩難處境：究竟是要代表自己國家的主流觀點、或者要以國際主義者的身份支持世界衛生組織的願景。

當時，語言也是另外一個迫切的問題。雖然來自世界各地的參與者們共享一套類似的經驗和願景，他們仍然需要一組標準化的定義和專業詞彙來彼此溝通。「缺乏標準化」在一九六〇年早期，首次在組織內被認定成一個阻礙。世界衛生組織以調查研究和一系列的專題討論會，來嘗試推進其心理衛生和跨國合作計畫相關業務。之前提到的英美兩國精神醫師因為診斷方式不同而引起的衝突，是缺乏標準化導致合作困難的鮮明案例之一。為了要確立心理衛生計畫會優先處理的議題項目，世界衛生組在一九六〇年間，針對可供未來國際計畫使用的資源與機構進行了一項評估調查[66]。一九六二年的第五次世界衛生大會，公共衛生規劃相關的技術討論有很大一部分集中於心理衛生計畫[67]。這些在世衛內部的技術合作，一般來說是由不以日內瓦為活動重心的成員所推進。一九六五年之前，世界衛生組織內舉行了一系列專題研討，主題是要在各國將心理衛生整合進公共衛生服務。參與討論的國家包括墨西哥（一九六二）、阿根廷（一九六三）、英國（一九六四）、以及牙買加（一九六五）[68]。然而，在舉行這些專題討論會議的時候，世界衛生組織的專家也意識到「標準化的欠缺」是所有參與者共同擔憂的問題。舉例來說，心理衛生小組所雇用的英國統計學家艾琳・布魯克（Eileen Brooke，一九二六－一九八九）在審查林宗義的十年計畫時寫道：「過去幾十年間逐漸增加的報告數量確實提供了所需的資訊。然而，在那些報告中所提到的許多研究，其結果並沒有可比較性。這是因為它們使用了截然不同的調查方法。有些是醫院研究，有些是田野調查，另外一些則來自較罕見的專業領域。」一九六〇年代早期，由於研究結果的回報缺乏系統性且標準化的方法，因此它們往往被視為「不成熟」且「對精神疾病發生學來說缺乏普遍性的顯著意義[69]」。當時的專家們都同意如果想要了解精神疾病的罹病率，一定要全世界一致的精神疾病定義與匯報程序。

為了克服研究方法上的既有弱點，林宗義與他在世界衛生組織的同僚C・C・史坦利合寫了一份題名〈流行病學在精神醫學中的應用領域〉的文件。該文件是世界衛生組織建立精神病流行病學典範的關鍵，也因此促成許多國際間的研究合作[70]。林宗義與史坦利兩人共同在一九六二年馬尼拉的世界衛生組織西太平洋辦公室舉行的「精神疾病流行病學調查方法研討會」中簡報了該文件。兩人在會中反覆強調精神疾病的可治療性、以及精神疾病即時適用流行病學對罹病率的定義。他們全面回顧了過去四十年精神疾病的盛行率，也不斷重申要發展精神病流行病學的相關測量方法。該報告因為強調「低度開發國家可以是了解精神疾病普世性的實驗場，尤其是那些會妨礙戰後重建與發展的精神疾病」而脫穎而出。他們在討論亞洲經驗時，林宗義與史坦利「並沒有假裝自己的研究具有全面性，而是指出有些在亞洲曾經進行過的研究已經應證了精神病流行病學相關方法的科學性、以及實務與操作上的價值[71]」。該研討會因此為其他（非西方）國家的精神病流行病學研究奠定了基礎，世衛的心理衛生小組也因此開始在日內瓦之外的地方尋找能進行「精神疾病的世代研究」以及「跨文化研究」的專家[72]。

國際社會精神醫學計畫並沒有一個在幕後垂簾聽政的首腦。相反的，計畫中的科學家們共享一套世界觀、以及對新科學典範的想像。世界衛生組織、倫敦的心理衛生社群（例如約翰・溫、奧伯利・路易斯、和他們的同行）、美國國家心理衛生院、以及其他來自邊陲地帶的個人與群體，都在這個劃時代的計畫中扮演核心角色。在一九五〇年末期，約翰・溫與其他倫敦精神醫師一起執行針對精神病人入院與再入院率的人口調查。該研究也預告了他們後來的坎伯韋爾登錄系統研究、以及一九六四年英國醫學研究委員會轄下，社會精神醫學小組的創立。在那個時候，倫敦心理衛生社群已逐漸確立其流行病學資訊系統，以及抽樣框架。同時，美國國家心理衛生院收到了一筆來自美國公共衛生服務團、額度高達五十萬美元的補助，其目的是要建立一個「國家心理衛生資訊交換中心[80]」。這些研究中心後來也成為世界衛生組織心理衛生小組的計畫發起夥伴。

同樣的，各種試圖擴大精神病流行病學研究尺度與範圍的相關努力，也都以去中心化的方式進行。一九六二年秋季，當時身為專家顧問的林宗義訪問了位於美國馬里蘭州貝塞斯達的國家心理衛生院。他觀摩了一項當時正在當地進行的調查，且受到很多啟發，希望能執行一個方法類似但規模更大的計畫[75]。之後，在一九六四年八月於波昂舉行的第十七次世界心理衛生聯盟年會中，有許多討論小組評估了適合讓世界衛生組織的心理衛生計畫執行的幾個研究主題，包括跨文化流行病學、以及心理衛生資料的蒐集彙整。其中，在一九五〇年加入世界衛生組織心理衛生小組、且因其酗酒相關研究而在後來廣為人知的資深助理喬伊．毛瑟（Joy Moser，一九二二－二〇〇二）[76]，她與美國國家心理衛生院的莫頓．克拉瑪合作密切，共同為了發展精神疾病統計的國際指引，而進行各種初步準備工作。毛瑟在當時是世界衛生組織的代表之一。為了要審查精神醫學相關資源的資料蒐集與分析成果，她曾在一九六〇年代早期數次造訪世界衛生組織的各個區域辦公室。除此之外，她也在一九六四年三月代表世衛出席世界心理衛生聯盟所主辦的「資訊中心特派員」研討會，並且與美國心理衛生院資訊交換中心新上任的主任，一起主持了關於「世界衛生組織如何與心理衛生聯盟進一步合作」的相關討論[77]。在這樣的背景之下，世界心理衛生聯盟年會主要聚焦在建立一個精神疾病個案登錄系統，因為那被視為是推展心理衛生研究的關鍵。

一九六四年四月，世界衛生組織宣佈了其精神醫學研究的目標。當時組織中的心理衛生研究科學小組有過以下的陳述：

> 我們事實上有意識到，在「心理衛生研究」此一廣泛的主題下，有著範圍非常龐大的各種議題。因此，從這些領域或議題中挑選值得進行研究的對象時，心理衛生研究科學小組特別強調徵詢個別領域專家意見的重要性。這是為了要釐清這些專家已經指出的既有研究工作中的各種細節。

最初，心理衛生研究科學小組有著遠大的抱負。這主要針對兩領域：受到精神病流行病學所啟發的社會精神醫學、以及（在當時依然被視為至關重要的）生物精神醫學。儘管同時將研究目標聚焦於兩個領域，世界衛生組織也將一些遺傳研究專家納入研究團隊之中，社會精神醫師依然佔據了團隊核心成員的絕大多數。因此，流行病學在後來成為心理衛生研究科學小組最核心的關切。

在「建立一套共同語言」成為跨國心理衛生研究的重點議題後，世界衛生組織的國際社會精神醫學計畫最初將資源主要投入於進行比較研究。一九六五年，投入總共二萬五千美元（換算成二〇二一年約等於二十萬兩千美元）的資金在設立三個科學小組：第一個小組處理精神疾的病命名、分類和統計問題；第二個小組處理流行病學方法；第三個小組則處理遺傳學問題。其中，第一個小組獲得了最大筆的挹注，總計有一萬三千美元[80]。這三個計畫（尤其是前兩者）呼應了來自倫敦、貝塞斯達和世界心理衛生聯盟（當時剛搬遷到日內瓦）的研究者們認為應當被優先處理的問題。但世界衛生組織究竟如何決定國際合作研究的進程？每當要組織一個專題討論會的時候，世界衛生組織的日內瓦總部會組成一個跨國團隊，其中包括挑選十二個國際專家，加上來自主持討論會的國家的當地代表團、以及來自周遭國家的代表團[82]。由世界衛生組織心理衛生小組準備的文件中，它將田野研究中心（FRCs）在各個國家所進行的活動以「national」一詞來描述，而非使用「country」[83]。這樣的字彙選擇有意識地重申戰後民族國家所具有的民族主義（nationalism）特徵。受聘於社會精神醫學計畫之下的醫務官被授權能頻繁出訪、舉辦由區域辦公室所組織的圓桌會議、為計畫募款[84]，以及找尋潛在的顧問人選[85]。除此之外，（尤其是社會精神醫學計畫的）調查員也被要求要前往所有田野研究中心，藉以熟悉當地的語言環境、研究情境，以及文化脈絡。

「共通語言」計畫的付諸實現

林宗義提交給世界衛生組織總幹事的社會精神醫學計畫，某種程度上來說可以說是一個「打帶跑」的計畫。就像是棒球比賽一樣，他的計畫打算要在球路（計畫走向）不明的情況下持續向前邁進。他的主要策略是想要藉著計畫當時廣受期待的態勢，讓研究即使缺乏明確可得的技術工具[86]，依然能立即展開部分工作。在他的規劃中，國際社會精神醫學計畫共包含四個子計畫，或者更精確地來說——四個彼此相互在時間序列上交疊且內容互補的計畫[87]。(1)國際精神疾病診斷標準化，(2)針對特定精神疾病進行的比較研究，(3)針對特定地理區域範圍內的人口進行精神疾病研究，以及(4)流行病學技術方法的訓練。前兩個子計畫會立即開始執行，其成果會成為後兩個子計畫的進行基礎。光就前兩個計畫來看，我們就可以知道專家們在精神疾病的普世性被確立之前，就已經嘗試要進行標準化的分類。

這些子計畫的內容，泰半受到了第九版ＩＣＤ的編纂過程影響。一九六五年，為了要處理斯坦格爾批評精神疾病分類混亂、以及他呼籲要有新行動來「調查當前精神疾病系統在臨床、統計與研究等領域中的使用趨勢[88]」，產生了各種創造與發揚一套精神醫學診斷、分類與統計國際標準的相關嘗試。國際社會精神醫學計畫中的第一個子計畫在一九六五年十月於倫敦啟動。該計畫由八個年度專題討論會組成，其中第一場就是要探討「與精神疾病的分類、診斷差異，以及國家級精神疾病統計計畫有關的各種問題」。該會議中有來自不同精神醫學學派的十二名專家所組成的核心團隊、加上各個會議所在國的在地專家共同參與。最初，這些專題討論會僅納入以倫敦毛德茲里醫院為主的精神醫學專業社群、以及他們的長期合作對象，因此是一個十分小的人際圈[89]。但最終，這些專題討論會的相關資訊成功擴散到各個潛在合作者，有超過四十個國家的專家納入其中。

這些專題研討會舉辦的地點最初既有已開發國家、也有開發中國家，包括智利、法國、以色列、日本、挪威、波蘭、英國、美國和蘇聯。因此，這些專題研討會反映了高度多樣的地理位置和政治意識型態。然而，由於籌劃跨國旅行並不容易，因此最終導致智利、波蘭和以色列被替換成更具可及性的國家。在圖3.3中，可以看見舉辦各年度專題研討會的共七個城市[91]，其中有五個就在歐洲，但沒有一個城市位於南半球。

在國際精神疾病診斷標準化的子計畫啟動時，專家們已經意識到各種外於診斷標準化的其他需求，例如評鑑與精神疾病相關之身心障礙時應使用的方法，以及在基層醫療的情境中所應該使用的精神疾病分類系統等[92]。除此之外，他們也假設任何用於提供治療的疾病分類系統會隨著時間發生改變。在計畫啟動的初起，世界衛生組織延攬專家的標準，包括其學術背景、對統計科學的熟稔程度、他們各自與世衛總部專家之間的熟悉程度、以及長期投入計畫的耐力[93]。計畫的核心團隊也特別將功能性精神病（尤其是思覺失調症）視為最重要的研究對象。這是因為思覺失調症在世界各地都已經有明確可辨認的症狀模式。除此之外，世界衛生組織的計畫包含了所有主要的疾病分類，已對它們做出處理優先程度上的排序[94]。

國際社會精神醫學計畫的第二個子計畫試圖要證明精神疾病的普世性。最初以〈針對特定精神疾病的比較研究〉為題，該子計畫原本要藉由檢視特定精神疾病的樣態，來驗證與應用第一個疾病分類子計畫所發展出的診斷概念。為了達成此一目標，世界

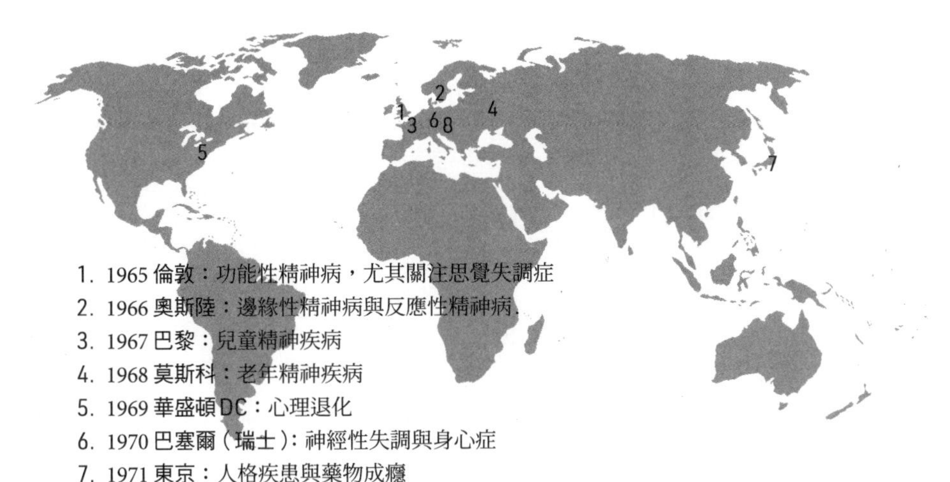

圖3.3｜世界衛生組織心理衛生專題討論會的舉辦國家

衛生組織首先想要發展一套補充性的工具，能夠彌補標準化診斷的不足。經過一年的策劃之後，一九六六年，國際社會精神醫學計畫的第二個子計畫正式成為了在後來聲名大噪的〈國際思覺失調症前驅研究（IPSS）〉。至於為什麼會以思覺失調症為主要研究對象？這主要是當時主導計畫的專家務實考量後的結論。他們在會議中認為：「（思覺失調症）在診斷、疾病的自然史、以及對各種治療手段的反應上，仍然存在各種意義混淆和意見不一的狀況。因此它很適合拿來當作國際研究的對象[95]」。當時，已經有許多以思覺失調症為題的流行病學研究。但當時的國際心理衛生專家們之所以選擇它做為研究焦點，其實有著「普世性」、以及「疾病的嚴重程度」之外的其他理由。在早先的討論中，專家們已經同意「關於思覺失調症的有效定義可以在一九六五年的倫敦會議中逐步發展出來，在往後的比較研究中使用[97]」，他們還認為「要就躁鬱症（舊稱，現為雙極性情感疾患）的定義達成共識是一件相對簡單的事情[98]」。這些觀點反映了當時的專家認為將國際社會精神醫學計畫的範圍拓展到其他精神醫學疾病，抱有高度希望。

IPSS計畫最初的目標雖然極具野心，但也無比務實。藉由一系列有著不同社會文化情境的國家中鑑別出罹患思覺失調症的病人，研究者們的目的是要發展出一套統一的症狀診斷工具，協助跨國協調研究人力的培養，以及發展出一個組織框架，能用於其他進行中的精神疾病研究。至於確切的研究地點，來自倫敦精神醫學研究中心的約翰·溫建議應該要在一個便於研究、人口同質性高且流動程度低的地區。在這裡，所謂的「同質性」指的是種族構成上的單一、以及低度的人口遷入和遷出。該地區也應該要在精神醫學領域能提供強大的領導能力，條件包括一個已經運作良好且服務約一百萬人的醫療網、以及唾手可得的社會人口學資料。最重要的是，IPSS計畫中的研究要納入開發中國家[99]。因此，專家們提出了一個包含六大區域的研究計畫案，其中預計有一區是蘇聯，並且要有至少兩區位於亞洲。在第一輪的選拔之中，共有二十個已開發和開發中國家被視為潛在的研究地點[100]。一九六六年初，這個候選地點的範圍又近一步被縮減到八個：位於丹麥的奧胡斯、位於印度的阿格拉、位於哥倫比亞的卡利、位於奈及利亞的伊巴丹、位於英國的倫敦、位於蘇聯的莫斯科、位於台灣（當時代表中國）的台北、以及位於美國的華盛頓DC。一年之後，位於捷克（當時的捷克斯洛伐克）的布拉格也被納入候選名單[101]。

從一九六五年九月二十七日到十月一日，日內瓦舉辦了一場關於比較研究的技術會議。來自法國、斯堪地那維亞、英國、美國和蘇聯的精神醫師、社會學家和精神醫學遺傳學家齊聚一堂，討論哪些工具可以用於找出個案，又有哪些工具可以衡量精神損傷、評估影響病程進展的可能因素和評估社會經濟因素所造成的影響[102]。在會議中，參與者們也規劃了年度會議，讓各個研究計畫的主要執行人能有機會在這個逐漸成長茁壯的社群中彼此合作，以三到五年為區間彼此審查研究成果[103]。

在最初的會議中，溫提出一種標準化思覺失調症診斷的方法：將每次臨床問診的過程錄製成二十分鐘長的影像，然後將其用於建立一套標準化的症狀清單與問卷。不研究者們也會就訪談工具的內容達成一致意見，並且將其翻譯成不同語言的版本。不過，專家們後來暫緩了原本要用於測量思覺失調症病人身心機能損傷程度、以及社會文化因素如何影響罹病結果的「客觀與信度評分」[104]，因為他們同意量化的評分相對於質化的描述是一項太過艱鉅的工程[105]。IPSS計畫正在尋求研究地點以及主要合作者的時候，另一個英美診斷計畫則是在準備第一回合倫敦和紐約兩地醫院住院病人之間的比較研究。IPSS和英美診斷計畫兩者最終都使用了結構化訪談法，而該方法後來也成為所謂的「當下狀態檢查表（PSE）[106]」。

IPSS計畫總共分成三個執行階段：計畫前期、初部評估，以及後續追蹤。在計畫前期，計畫主持人（主要是那些在倫敦和日內瓦開發出現在狀態檢查表的研究者）組成了田野研究中心（FRC）團隊、訓練訪員、並且藉由挑選和評估了總計二十六個病人來測試研究程序。在初步評估階段，研究者們總共分析並診斷了一二〇二名分別來自九個田野研究中心的病人。其中八一一人被診斷為思覺失調症；一六四人被診斷為嚴重精神病；二二七人被診斷為其他類型的精神病或其他非精神病症。這些病人接著根據診斷內容被選入IPSS計畫。符合資格的病人必須要在十五到四十五歲之間，並且需要有嚴重精神病相關症狀，例如妄想、幻覺、或者其他與心智遲緩無關的怪異和無法解釋的行為。在挑選病人之後，研究者們使用現在狀態檢查表對其進行評估，並在之後進一步使用其他評估工具，包括「精神病史週期表（Psychiatric History Schedule）」和「社會人口週期表（Sociodemographic Schedule）」。

IPSS計畫是歷史上首次處理「傳統歐陸精神醫學中常見症狀在非歐陸語言環境中的翻譯」此一問題的大規模合作研究。由於這樣的翻譯需要同時達成預期中的可理解性，又要留意不同語言之間的不可共量性，這樣的研究並不容易達成。藉由開發一套翻譯系統，包括原文翻譯和將譯本譯回原文以進行確認，當下狀態檢查表被翻譯成七種不同的語言。這樣的系統強調翻譯前後語意的相等，而非逐字逐句的直譯。雖然IPSS計畫需要有後續的驗證研究，但至少該計畫本身已經確認國際合作是可能的。它也讓研究者相信思覺失調症具有普世性的症狀樣貌。然而，IPSS計畫的結果也發現症狀相似的病人在病程和結果上可能迥然不同，而且「在開發中國家精神病的症狀似乎相對不那麼嚴重[107]。」這樣一個出乎意料的發現，讓世界衛生組織決定在進入下一個階段的國際合作時，開始執行另外一項研究[108]。

做為IPSS計畫的後續，「嚴重精神疾病結果的決定因素（DOSMED）」是第一次能被稱為方法成熟、且在國際層級執行的精神病流行病學研究。它的抽樣和統計方法在設計上更為嚴謹，田野研究中心的數量也有所增加。但這次台北從研究地點的

表3.1｜在國際思覺失調症前驅研究（IPSS）、以及嚴重精神疾病結果的決定因素（DOSMED）計畫中彼此合作的世界衛生組織田野研究中心（FRCs）

國家	IPSS	DOSMED
哥倫比亞	卡利	卡利
捷克斯洛伐克	布拉格	布拉格
丹麥	奧胡斯	奧胡斯
印度	阿格拉	阿格拉 昌迪加爾
愛爾蘭		都柏林
日本		長崎
奈及利亞	伊巴丹	伊巴丹
台灣（代表中國）	台北	
英國	倫敦	諾丁漢
美國	羅徹斯特	檀香山 華盛頓DC
蘇聯	莫斯科	莫斯科

名單中被移除。在表3.1中可以看見IPSS和DOSMED計畫的研究地區[109]。透過DOSMED，研究者首次藉由思覺失調症資料發現，當跨地區呈現相似的發生率時，其在精神病理學上具有國際的普遍性。該研究鼓舞了流行病學家，促使他們設計出更多關於非器質性精神病的流行病學研究（例如憂鬱症）[110]。其他關於思覺失調症的後續研究則持續在個別的田野研究中心進行[111]。[iii]

林宗義的大計畫並無法在預定的時間內完成。就如同大多數包含多個地點的科學研究，統合協調的困難持續對研究進展造成阻礙。與此同時，林宗義開始了他個人移居北美的計畫。在他離開世界衛生組織之前，只有前兩個子計畫有照預定的時間表進行。林宗義於一九六九年移居到密西根之後，諾曼・薩托里斯（Norman Sartorius，一九三五－）接手了他的工作，持續執行剩下的兩個關於在特定地理區域人口中的精神疾病、以及流行病學研究方法訓練的子計畫。除此之外，諾曼也接手了其他從已完成的

iii 校注：台灣雖然被排除於DOSMED之外，研究者依然運用先前成果，開展了奠基於「福爾摩沙研究」的思覺失調症十五年追蹤調查。詳見Lin, Tsung-yi, Rin, Hsien, Yeh, Eng-King, Hsu, Chen-chin and Chu, Hung-ming. "5. Mental Disorders in Taiwan, Fifteen Years Later: A Preliminary Report" In *Mental Health Research in Asia and the Pacific* edited by William Caudill and Tsung-yi Lin, 66-91. Honolulu: University of Hawaii Press, 1969.

子計畫所衍生出來的計畫。在這些計畫執行的過程中，許多研究工具（包括問卷以及資料分析的相關科技）也隨之進步。世界衛生組織在最初執行的兩個子計畫對於現代精神醫學發展來說有重大的歷史意義。第一個子計畫企圖找出一套國際標準、為精神醫師創造一套共同語言；第二個子計畫（特定精神疾病的比較研究）則為「心理病理學具有普世性」的流行病學假說提供了科學證據。

世界衛生組織「國際社會精神醫學計畫」的重要性

就如同大部分聯合國麾下的計畫，世界衛生組織的國際社會精神醫學計畫受到當時的地緣環境所影響。儘管世界衛生組織全神貫注於一個本應去政治化的領域（衛生），在該計畫開始執行的時候，仍然深刻受到國際關係的影響。智利和以色列的動亂讓這些國家無法依照原本的規劃成為田野研究中心。世界衛生組織當時成功加入泛美衛生組織（PAHO），但在美國麥卡錫主義的陰影下，該計畫並無法自外於宣揚共產主義的疑慮。在計畫參與者被告知來自蘇聯的代表會被納入研究工作時，計畫中成員間的關係開始變得十分緊繃。舉例來說，英國倫敦衛生部的G．C．圖斯要求其與日內瓦之間的聯絡內容維持機密狀態，並且其在計畫內所扮演的角色要保持低調[112]。雖然蘇聯的精神醫師當時已意識到所謂「西方陣營」的現代精神醫學發展，但在一九六五年的第一次疾病分類會議舉行時，主持團隊仍然請來自蘇聯的專家在會議前四天抵達倫敦，「目的是要在討論正式開始之前導引他們接受更『西化』的精神醫學觀點，同時讓其他參加者們知曉蘇聯當下的精神醫療模式[113]。」在會議期間，圖斯在所有正式的聚會場合都和眾人保持距離，因為在那些地方無可避免地會碰到來自蘇聯的四位代表[114]。

在冷戰的背景之下，世界衛生組織力求要讓來自世界各地的專業貢獻達到平衡，因此在最初並不歡迎親蘇國家的參與。在一九六八年於莫斯科舉行的第四次疾病分類專題研討會之前，世界衛生組織當時的秘書長馬戈林諾・戈梅斯・坎道（Marcolino Gomes Candau，任期從一九五三到一九七三年），曾經表示他希望那些在蘇聯負責安排專題研討會的人「可以不要刪除原本和心理衛生小組成員安排好名單上的任何一人[115]。」相對的，來自蘇聯的代表則表示他們希望該專題討論會能納入來自東德的代表[116]。最終，蘇聯衛生部和世界衛生組織都同意世衛不會負擔來自蘇聯的參加者的旅費。

二次世界大戰戰後早期，也就是一九四六年（世界衛生組織憲章在舊金山簽署）

和一九四八年（於日內瓦成立總部）之間所盛行的國際主義精神，此時已經隨著冷戰走到了盡頭。聯合國被賦予了規範世界衛生組織成員資格的權力。隨後幾年，成員國之間因為非醫療理由而發生的衝突造成數個東歐國家最終選擇退出世界衛生組織。這也包括在一九五〇年後其他涉及北韓、東德、北越和中國代表權而產生的爭議[118]。在心理衛生小組的國際社會精神醫學計畫中，就算（由共產黨統治的）中國大陸被認為極需心理衛生方面的發展，台灣仍然被選為田野研究中心，而不是目前人們熟知的中國。這不僅是因為台灣是計畫主持人林宗義的故鄉，也因為當時在國際上有眾多聲音，支持將台灣視為中國的合法代表。然而，對於林宗義的繼任者諾曼・薩托里斯來說，要讓台灣代表全中國是完全不切實際的想法。

林宗義於一九六九年離開世界衛生組織的時候，心理衛生小組共執行了四年的國際社會精神醫學計畫，完成了半數的階段性目標。在發展精神醫學共同語言的計畫中，總共執行了五場專題研討會，執行IPSS計畫所需的研究方法也已經完整建立。因此，後續的研究者可以依據這些在計畫先期階段所立下的規則，來持續進行研究。台灣於一九七一年退出世界衛生組織的時候，美國國家心理衛生院決定要資助國際社會精神醫學計畫後續的追蹤研究。林宗義則在離開心理衛生小組之後移居密西根，後來選擇長居溫哥華。在任教英屬哥倫比亞大學的同時，他也擔任國際心理衛生聯盟的主席，任內依照其過往在世界衛生組織的經驗，持續招募來自世界各地的精神醫師。

因此，世界衛生組織的模式在心理衛生研究的發展上扮演了重要的角色。國際社會精神醫學計畫中的許多元素，包括世界衛生組織作為政治實體的地位、它所促成的各種關係、以及身為一個組織，在其組織文化中積累的日常運作細節，都在各方面影響了後來的成功經驗，縱使這樣的影響力並無法被輕易進行歸類。下一章，我將藉由世界衛生組織的計畫所高度仰賴的專家活動，更細緻討論這個組織與其成員國的關係。

CHAPTER 4 專家

在本章和下一章，我會稍微將時間軸往回倒轉。這是為了要探討兩個形塑世界衛生組織當前運作模式的重要因素。一九六五年二月二十三日，一個由倫敦賽巴基金會（Ciba Foundation）於蒙特婁所舉辦的研討會中，研究跨文化精神醫學的科學家們討論了不同文化中的思覺失調症。那時，世界衛生組織的國際社會精神醫學計畫才剛開始進行。負責研討會開幕活動的人是奧伯利．路易斯（Aubrey Lewis）。來自世界各地的精神醫師、人類學和科學家提倡醫學領域和化學領域的國際合作。在研討會中，身為開場引言人的艾瑞克．維特考爾（來自麥基爾大學跨文化精神醫學研究小組）詢問論壇與談人有關思覺失調症在標準定義和地方疾病發生理論之間所存在的歧異。亨利．B．M．墨菲回應維特考爾：他並不覺得來自加拿大的調查結果對於此一議題能有什麼貢獻。墨菲進一步說道：「這個領域還有很多未竟之事。『思覺失調症』一詞現在被用於描述形形色色的疾病徵狀。我們希望在未來可以妥善地區辨它們。當前的趨勢是用這個詞來囊括各種不同的症狀[1]。」來自世界衛生組織心理衛生小組的醫務官林宗義支持墨菲想要有更嚴謹研究的呼籲，但他也試圖要將思覺失調症所具有的跨文化差異性以更輕描淡寫的方式帶過。因此他說：「我並不覺得文化差異有我們所設想的這麼大。對我來說，精神醫師在教育與訓練背景上的差異，對於疾病徵狀的區辨來說會比文化差異具有更決定性的影響。[2]」

這兩個專家之間的討論過程，呈現了當時國際精神醫學研究領域專家觀點的歧異。對於那些來自「西方」的專家來說，需要發展出研究方法，用於理解那些尚未被探索之事物，而調查研究的不足難以達成此一目的。相對的，來自「非西方」的專家在乎的則是現代精神醫學的訓練[3]。正因如此，林宗義所提出的「精神病流行病學與社會精神醫學十年計畫」中的第四個工作項目，即是要在開發中國家對精神醫學專業從業人員進行教育訓練（詳見本書第三章）。這兩個截然不同的觀點形塑了心理衛生研究國際合作空間的樣貌。當時，許多不同類型的專家被延攬加入世界衛生組織國際社會精神醫學計畫的旗艦計畫，他們在國內和國際所從事的活動對該計畫呈現的樣貌有著決定性的影響。世界衛生組織原本希望能徵召各方人才來代表他們自身所屬的文化，同時也為其高度理想性的計畫做出知識生產上的集體貢獻。然而，最終卻是這些專家背景的同質性（而非多樣性）發揮了最大的影響力。

世界衛生組織心理衛生小組成立後的二十年間，為了締造其心目中「可行的計畫」，遭遇了重重困難。這反映的不僅是其組織內部的生態和運作特徵，也是當時科學家們在知識生產上所進行的漫長協商過程。世衛原本的優勢是讓心理衛生小組可以加快國際合作的過程；其內部專家所具有的能動性也讓跨國性的知識生產能持續推動。在本章，我將探討：這些背景互異的專家如何形成共識、以及在難以達成普遍共識的情況下，這些知識生產活動的成果究竟代表了什麼？世界衛生組織和其成員國是在怎麼樣的空間中進行知識交流、分享研究方法、以及合作執行研究？實際上，世界衛生組織「去中心化」的運作模式、以及在地專家的「夢景（dreamscape）」，共同創造了一個合作的空間。在這樣的夢景中，專家們可以將他們的理想做為一種「社會技術性的想像」來加以運用，這樣的夢景是「集體擁有、在機構中被當作標準、可公開展演的一種夢寐以求的未來[4]」。在這樣的空間中實際發生的知識交流其實相當有限。但更重要的是，這是一個讓眼光前瞻、背景類似、對精神疾病的普世性抱持類似觀點的科學家可以彼此形成牽絆的空間。

這裡，我先簡單回顧本書前三章所講述的故事：在一九五〇年間開始浮現的跨國精神醫學論述企圖要以普世共通的精神病理學、以及一套國際疾病分類系統為基礎，來對精神疾病的症狀進行比較。從在地尺度到國際尺度的精神病流行病學，則為這樣高度理想化的嘗試提供基礎。世界衛生組織因此開始進行實證性的研究計畫，並且在全球發展主義興起之前就抱持「健康是所有『世界公民』的基本人權」的願景。當世界衛生組織的科學家正在爭論著精神疾病的成因和分類方式的時候，精神病流行病學成為一個驗證診斷標準和識別疾病模式與趨勢的重要方法。在世界衛生組織裡，布羅克·奇澤姆關於世界公民身份的想法成為打造一個社會精神醫學「可行的計畫」的理論基礎。在該計畫中，流行病學方法被應用於研究精神疾病。

世界衛生組織宣稱要建立具有普世性的診斷標準，還要在各文化／國家／族群之間建立差異極小（因此同樣也具有普世性）的精神疾病流行病學樣態[5]。這樣的目標與「世界公民身份」的概念相互呼應。二次世界大戰之前，「非西方」世界的精神醫學主要在各個殖民地發展，服膺於由當時的科技所支持、以種族劃分為基礎的科學邏輯。由於這樣的種族科學爲殖民統治提供正當性，種族精神醫學的誕生也因此與「建構被殖民者主體身份」脫不了關係。精神醫學在殖民脈絡中的理論和實踐，乃是為了要證明殖民者在心智上的優越性、以及合法化政府對於殖民對象的控制（因為其在心智上被視為劣等）。各種被創造出的精神疾病的分類標籤和病理學觀念，也被用於證成殖民對象低於標準的心智狀態，其對現代生活的無法適應。當時的精神病強制住院機制將歐洲與被殖民地的「土著瘋人」區隔開來，精神疾病療養機構也被用來進行殖民控制[6]。相對的，後來世界各地展開的去殖民化過程，對於普世性診斷標準的追求、以及基於精神疾病調查的評估工具，則反映了精神醫學可能從「帝國主義的工具」轉型為「全球性的照護與治療系統」的典範轉移過程。

儘管國際主義者們嘗試要讓精神醫學轉型成全球性的解放力量，它仍然反映了過往的殖民歷史。除了世界衛生組織在建立非洲區域辦公室時遭遇了延宕之外，許多以戰後後殖民社會為主題的個案研究中，都記錄到了精神醫學所創造的各種描述與界定疾病的修辭方式，對精神疾病的流行樣態有著深遠的影響。因此，若要對精神疾病在不同地區所呈現的多樣性進行社會分析，實有必要針對戰後國族建構的相關論述（做為一種背景脈絡）進行文化剖析[7]。在聯合國與其隨附組織的架構之下，在日內瓦所發展出的精神醫學系統，乃是由一群特別的臨床醫師與科學家所驅動，他們企圖基於普世民主原則重塑戰後的全球社會。因此，可以說他們所提倡的精神醫學與戰前的歐洲中心主義已經分道揚鑣。在呼籲進行國際合作的時候，這些行動者尋求非西方在地專家的協助，並且從發展中國家進行的研究找尋靈感。從一九五〇年代中期開始，非西方的調查研究對世界衛生組織的社會精神醫學計畫以及ＩＣＤ系統的改版產生了諸多影響，有許多發展中國家投入許多人力與方法學上的貢獻，挹注了世界衛生組織的科學意識形態所形塑的大規模國際流行病學研究。

第三世界（亞洲、非洲、以及拉丁美洲）雖然較晚受到現代醫學的影響，其觀點卻特別能反映世界衛生組織與發展中國家之間的關係。這樣的關係是否證實了賈韋德・史迪奇（Javed Siddiqi）先前對於世界衛生組織的批評，認為其雖然具有扁平化的設計，但其國際合作卻採用由上而下的垂直化模式[8]？這些區域與世界衛生組織的合作關係，是否如同全球衛生史學者安－艾曼紐・伯恩（Anne-Emanuelle Birn）所研究的洛克菲勒基金會與墨西哥政府在一九二〇年間形成的長期夥伴關係，其本質只是一種形式婚姻[9]？抑或者是這樣的關係更近似於彼得・加里森（Peter Galison）所提出的「交易區」概念，在其中來自不同科學典範與背景的科學家得以相互合作，即使目的各有不同，最後達到相同的結果[10]？理想上，世界衛生組織的結果應當要讓國際間平等的團隊合作成為可能。但在現實中，正式的合作規則並無法防範在科學知識交流過程中各方影響力不平等的情況[11]。然而，其中一個在國際合作過程中能超克組織科層體系、並使之存續的關鍵因素是：專家與其專業性。

學者們持續記錄下發展中國家的觀點，其中，第三世界的科學家們希望加入世界衛生組織的國際計畫。藍道・帕卡（Randall Packard）在近期指出世界衛生組織達成國際團隊合作的問題起源。除了組織對於「找到能一勞永逸解決健康問題的靈丹妙藥」的狂熱之外，其衛生援助計畫泰半是在被介入的國家之外的地方發展出來，因此總是忽視其基礎醫療服務[12]。在一九五〇年間所產生的第一批（戰後）科學專業浪潮中，科學家們認為有必要在不質疑科學的本質與方法的前提下，對外解釋「科學」究竟是如何運作的[13]。大多數的人預設科學代表了如同真理一般的知識，科技是進步的基石。當世界衛生組織的科學家們從其他文化中尋求專家時，他們自然而然首先注意到與他們相似的對象。但也因此，他們忽視了這些非西方專家本身具有的獨特能動性、以及來自參與國自身所具有的觀點。在二次世界大戰之後，科學社群所面臨的是從約翰・克里奇所謂的「跨帝國網絡」，蛻變成另一種由冷戰對立和國際合作所共構的新社會關係的轉型過程[14]。然而，從發展中國家的觀點來看，（西方）科學家們所進行的各種活動，其實與蘇尼爾・阿姆瑞斯（Sunil Amrith）所謂的「行政的朝聖」以及「自我形塑」

十分類似，並且也反映了華威・安德森（Warwick Anderson）和漢斯・波爾（Hans Pol）斯對於醫學和全球衛生的嚴厲批判[15]。更近期，科學、科技與社會（STS）領域的學者則開始使用先前本書所描述的「夢景」一詞，來解釋亞洲科學家們在西方列強入侵之際對於現代化的嚮往[16]。這些夢景在各種空間中浮現，例如公司企業、社運場合、專業社群、甚至是科學家所參與的不同政治社群。對於世界衛生組織的成員國來說，「將（非西方）科學家送往日內瓦」也成為夢景的元素之一。

世界衛生組織的社會精神醫學計畫並非與組織中其他的活動全然一致。關於調查各國與國際精神疾病樣態、以及標準化疾病分類的計畫，是多中心的努力之下所產生的成果。世界衛生組織匯集專家顧問與其所產生出的各種資訊，並且將之四處發散與傳播。這些專家同時也發展出研究發展中國家時，能維持一定程度的團隊合作。然而，究竟世界衛生組織當中國際主義者們的積極參與，是否最終對他們母國的精神醫學文化造成改變？這仍然是一個爭論中的問題。就如同全球心理衛生相關研究所示，支持心理衛生發展所需的基礎建設在許多發展中國家仍然十分匱乏，或者與日內瓦總部所提供的藍圖大相徑庭。世界衛生組織或許成功證明了國際精神醫學研究合作的可行性，但各地的心理衛生照護方式仍然具有高度多樣性。接下來本章將描述日內瓦之外的在地專家的各種心理衛生相關活動，首先會說明促成各國參與世衛計畫的基本條件。

非洲與拉丁美洲

世界衛生組織首次策劃其心理衛生計畫時，非洲所扮演的角色十分微不足道，部分是因為當時非洲大陸上最迫切的衛生問題是傳染疾病。然而，在二次世界大戰結束後的十年間，由於非洲有許多地區實質上仍然被歐洲帝國所殖民，在託管結構仍然存續的情況下被聯合國歸類為「非自治領土」[17]。因此，他們被視為與現代醫學隔絕且尚未準備好接受精神醫療介入的「部落地區」[18]。最支持此種論調的其中一人是殖民地精神醫師J．C．卡洛瑟（J. C. Carothers，一九〇三－一九八九）。他生於南非，在倫敦的聖湯瑪斯醫院受訓成為醫師，但他的精神醫學幾乎完全是自學而成。卡洛瑟有二十年在肯亞奈洛比的瑪莎莉醫院以及一座監獄裡執業，持續書寫其所見所聞[19]。一九五二年，他撰寫了一篇報告，內容反覆強調他的病人在心智和文化上的劣等性，認為這些病人大腦的形態與低落的道德水準反映了「非洲人的心性」[20]。儘管卡洛瑟在一九五〇年間面臨來自人類學界嚴厲的批判，認為他無視當代的社會組織相關研究，研究方法存在瑕疵。然而，他仍然受到瑪格麗特・米德以及其他世界衛生組織的有力人士支持。這些人對卡洛瑟充滿種族歧視的論調保持沉默[21]。

由於篤信「同一世界，多樣文化」的觀點，米德認為文化並非決定一個人口群體心智能力的本質因素，而是一種外部影響力來源。這樣的觀點與當時仍受埃米爾・克雷佩林所影響的主流精神醫學大相徑庭。儘管強調跨國調查的重要，克雷佩林與許多追隨他的人仍然秉持一種生物學式（更精確地來說，強調種族差異）的心理病理學觀點。對他們而言，文化是一種會影響世界各地人們精神疾病的症狀表現、發生模式、以及病程的社會性因素。戰後所進行的心理衛生調查研究因此約略介兩種立場之間：以卡洛瑟為表率的生物決定論，以及較為中性、標定出各種文化樣態的論述。因此，在去殖民化時期，研究非洲的社會科學家持續記錄著非洲人的心理病症，同時強調其具有的文化特徵[22]。

一九五〇年末，非洲的心理衛生研究產生了極大的變化。越來越多的研究者對「非洲人的心性」此種充滿本質論、認為「從結構上來說，非洲人結構就劣於高加索人」的觀念感到嗤之以鼻[23]。然而，精神疾病的調查在一九五九年之前並沒有發生[24]。儘管如此，奈及利亞裔的精神科醫師湯瑪士・阿丟意・藍波（Thomas Adeoye Lambo，一九二三－二〇〇四）自一九五五年開始，基於其在奈及利亞阿羅醫院的觀察所進行的初步流行病學研究，仍然能算是一種對精神病症狀學與發生率的調查[25]。藍波於一九四八年在英國伯明罕大學取得醫學學位，然後與奧伯利．路易斯一起在倫敦的毛德茲里醫院完成精神醫學專科訓練。這樣的背景形塑了他對於精神疾病的看法。他在一九五四年回到奈及利亞，成為阿羅精神醫院的總監。

就如同其他向世界衛生組織諮詢、最後到日內瓦進行朝聖的（非西方）專家一樣，藍波對於以種族差異做為基礎的民族精神醫學有著許多批評。他批評了包括J．C．卡洛瑟等人的論點，認為它們屬於偽科學，在種族觀上充滿偏見，存在許多誤導人的內容。藍波在一份發表於一九五五年的論文中，認為民族精神醫學「對於引領研究方向有所幫助，但內含一大堆顯而易見的漏洞與前後不一致，衍生許多無法被回答的問題，因此不再能被視為具有嚴謹科學價值的有效觀察[26]。」雖然在西方世界接受訓練，藍波也與地方上的傳統治療師合作，相信他自身文化以及傳統醫學實踐者，對精神疾病的患者提供了有意義的照護。在故鄉執業的時候，藍波發現他的奈及利亞同胞有著較高憂鬱症和思覺失調症罹病率。為了要證明他的觀點，他與其他研究者一起設計了相關的比較研究[27]。為了將奈及利亞的精神醫學從殖民種族歧視中解放，他向國際尋求進行跨文化精神醫學研究的可能性[28]。在一九六一年，藍波與策劃一九五〇年間加拿大史特靈郡研究的亞立山大・雷頓（Alexander Leighton，一九〇八－二〇〇七）共同合作，展開康乃爾－阿羅心理衛生計畫。如法炮製史特靈郡研究探討社會文化環境與精神疾病的關係，康乃爾－阿羅心理衛生計畫比較西非優羅巴族與北美加拿大人的各類精神疾病發生率，為往後的研究建立方法。

藍波有別於傳統的研究工作，在一九六〇年以《優羅巴族的精神失常》一書發表[30]。在書中，研究團隊所獲得的結果十分出人意料。他們發現精神疾病的類型以及呈現出的症狀、盛行率在優羅巴族人與史特靈郡居民之間呈現高度相似。因此，他們的結論是：文化差異或許是一個被過度強調的因素。藍波與他的研究團隊所取得的成果，無疑促進了非洲在當時世界衛生組織籌備中的各種計畫裡的能見度，促成位於奈及利亞的伊巴丹成為國際思覺失調症前驅研究計畫的田野研究中心（FRC）之一。然而，藍波嘗試要將非洲精神醫學現代化的野心，並沒有啟動全面性的影響。舉例來說，在二十一世紀的第一個十年間所進行的世界心理衛生調查，顯示當面對類似的精神疾病問題時，奈及利亞人所受到的治療遠少於世界上其他地區的住民。顯而易見的，這是因為長期忽視精神疾病問題，以及缺乏醫療服務所導致[31]。隨著全球心理衛生運動逐漸成為顯學，非洲心理衛生資源缺乏的問題也因此愈發獲得重視。

相對於非洲，拉丁美洲的心理衛生研究與醫療史呈現了更為複雜的樣態。因此，究竟其與世界衛生組織在歷史上第一個社會精神醫學計畫中的關係為何？這個問題直到今日依然難以有任何結論。然而，拉丁美洲的案例顯示了世界衛生組織招募專家的邏輯：重視當地精神醫師是否易於合作，更勝於其專業性。這樣的邏輯間接證實了林宗義「（提供）訓練是促成雙邊合作的主要因素」的理論。

二十世紀初，拉丁美洲和泛美衛生組織關係密切。然而由於幅員廣大且各地發展程度差異懸殊，當地公共衛生體系的發展十分參差不齊。和非洲的情況類似，當時的心理衛生在拉丁美洲是一個十分新穎的公共衛生議題，但精神醫學則否。以阿根廷為例，其從二十世紀前半葉開始，由於要回應實證主義的危機、大學裡威權主義的消退、以及來自歐洲移民的影響，因此有著極為知名的精神分析文化[32]。在哈格里夫一九五三年於布宜諾斯艾利斯的演說後，其對於進行跨文化比較研究的願景立即啟發了阿根廷裔且在德國接受訓練的社會精神醫師伊度亞度·克拉普夫，克拉普夫之後也提出相似的願景[33]。在克拉普夫前往英國利茲大學任教後，哈格里夫隨即被世界衛生組織徵召成為心理衛生小組的主任，帶領小組成員準備進行後續的社會精神醫學國際合作，後來受到國際認可。然而，他對於改變阿根廷以心理分析為主流的精神醫學環境並沒有做出太多貢獻。

阿根廷對德國與法國精神分析理論的對抗，根植於該國以傳統為名、對西方處理精神疾病問題所採取的資本主義立場所持有的反對態度。在德國與法國的心理分析理論中，強調個人內在的心理衝突，而非外部因素的影響。但在一九五〇年間，阿根廷精神醫師開始強調要建立一套包含社會因素的精神病理學解釋，因此與強調天生的心理機制導致精神症狀的理論產生衝突。有些阿根廷的心理分析師試著要將社會與經濟問題的起源，上溯到個人的內在心理機制，其他人則是嘗試發展出源自國家社會與政治問題的心理分析概念。這些辯論也因此引發了何謂診療椅上「外部因素」的熱烈討論[34]。儘管阿根廷的精神醫師之間存在路線之爭，他們仍然一起讓心理分析的語彙與方法在國內廣為流傳，尤其是要求阿根廷進行社會與政治改革的主力社會階層，也就是一般中產階級之間。在阿根廷這樣的威權國家裡，心理分析理論成為左翼學者的避難所，用於掩藏他們對當下政治的不滿[35]。雖然精神醫學知識從診間被普及到民間是當時普遍發生的現象，但在阿根廷這個被挪用的過程卻是一個特例。

一九六〇年間，許多拉丁美洲本地的心理衛生研究引起了國際精神醫學社群的興趣。然而，這些研究在理論基礎上差異很大，而且規模非常有限。舉例來說，秘魯的公共衛生與社會救助部支持了數個針對利馬地區心理衛生狀況的研究。這些研究使用康乃爾醫學索引來比較各地所蒐集到的資料，發現鄉村人口比都會區的人口更為健康。除了仰賴流行病學方法之外，學者們也開始注意到安地斯人口中精神疾病所隱含的文化成份[36]。麥基爾大學的期刊《跨文化精神醫學》不時刊出來自秘魯的小規模人類學研究結果，其中對於行為與心理失調提出各種文化性的解釋。這些研究探討的議題十分廣泛，從飲酒到秘魯家庭的親屬性格皆有所涉略。舉例來說，有些研究環繞著所謂的「蘇斯托（susto）」展開，那是一種當地認為因靈魂被取走而產生的症狀，現在已經被歸類為一種文化結合症候群[37]。秘魯的臨床醫師和精神醫師在麥基爾大學跨文化精神醫學小組中的緊密關係直到今日都仍然延續著。

然而，世界衛生組織所希望找到的並不只是出色的研究人員。他的目標是要找到樂意配合研究進程、受到組織中官僚視為來自「合適的田野地」，且能代表「在地」的資料。無論是布宜諾斯艾利斯還是利馬，最終都沒有成為社為精神醫學的田野研究中心。一九六二年在墨西哥的庫埃納瓦卡、以及一九六三年在布宜諾斯艾利斯舉行的兩場專題研討會之後，世界衛生組織將拉丁美洲與日內瓦總部的心理衛生研究的目標彼此對齊，讓心理衛生成為公共衛生的一環，精神疾病也因此成為預防的對象[38]。在那兩場專題研討會中，專家們依據精神疾病在人口中盛行的比率、以及精神病問題對社會經濟發展的影響程度，來決定要優先進行何種精神疾病的研究。社會精神醫學計畫在一九六五年選擇了位於哥倫比亞西南部的卡利（全名聖地牙哥・德・卡利）當作田野研究中心的設立地點。哥倫比亞是拉丁美洲人口數量第三高的國家。

對於世界衛生組織來說，卡利的瓦萊大學的卡洛斯・A・里歐（Carlos A. León）是他們屬意的合作

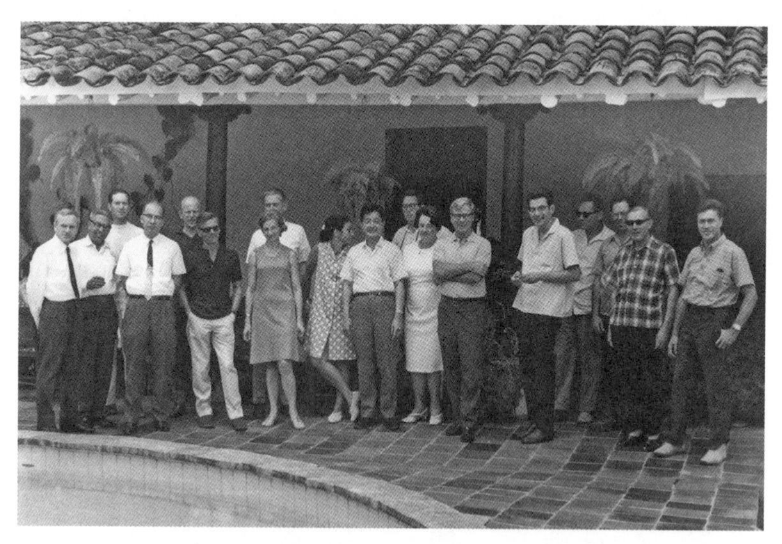

圖4.1｜世界衛生組織的心理衛生團隊正在哥倫比亞的卡利進行研究之旅。

來源：Eileen Brooke Papers. Queen Mary, University of London archives. AIMG-0802.

人選。雖然他的研究成果和其他哥倫比亞的專家相比並沒有獲得太多關注，但他與世界衛生組織的專家具有相似的訓練背景。里歐生於一九六二年的厄瓜多，在國立佩德羅卡爾沃大學接受醫學教育。在聖地牙哥首都基多的聖拉薩羅心理衛生醫院工作數年後，為了繼續自己的精神醫學研究而前往美國杜蘭大學攻讀，然後受極具爭議性的羅伯特・D・希思（Robert D. Heath，一九一五－一九九九）指導[iv]。里歐選擇杜蘭大學是因為該校同時強調心理分析和生物精神醫學的取徑，這讓他可以同時鑽研自己原本的興趣，同時學習新的臨床技術。里歐在一九五五年開始在國立佩德羅卡爾沃大學任教。身為研究「蘇斯托」現象的先驅者，他從社會文化的觀點來理解民俗相關疾病[40]。然而，因為對於自身研究成果的不滿、以及厭倦了哥倫比亞僅關注長期住院病人的精神醫學界，里歐最終回到杜蘭大學成為全職學者，還在公共衛生學院取得流行病學碩士學位。該學院的傳統是採用預防性手段來處理熱帶醫學問題[41]。他在學成歸國、返回卡利之後，里歐開始使用流行病學方法來研究精神疾病[42]。在卡利被世界衛生組織選為田野研究中心的設立地點時，該城市正經歷從農業到工業化的轉型，當時正值哥倫

iv 校注：希思在一九五〇年代開創腦深層刺激術的先河，但由於技術不完備，造成不少病患的傷害。另外，他也因對同性戀者進行侵入性矯正治療，最終接受倫理調查。

比亞的兩大政黨結束一系列鬥爭之後，即將展開一段相對和平的時期[43]。卡利年輕的人口以及湧入的移民呈現了發展中國家所經歷的典型轉型過程。

台灣：一個理想的枕邊人

世界衛生組織在找尋能完全投入日內瓦所設定的目標的國家時，之所以選擇台灣的原因，與前述提到的非洲和拉丁美洲的案例十分不同。台灣並不是因為林宗義擔任社會精神醫學計畫的主持人，而成為代表西太平洋地區的參與者。林宗義是在二次世界大戰期間於日本東京受訓成為精神醫師，因為他的導師是內村祐之（一八九七－一九八〇），因而對跨文化精神醫學研究有深入的認識。當羅諾・哈格里夫有一次因為要到馬尼拉參加由世界衛生組織西太平洋辦公室舉辦的區域研討會，而在台北轉機時，他與當時擔任台灣大學醫學院精神衛生部主任林宗義相遇。根據林宗義的回憶，兩人在機場相遇，當時哈格里夫手上還拿著林宗義發表在《精神醫學》上的文章。哈格里夫對於林宗義的研究多所讚揚，立刻邀請他成為世界衛生組織的顧問[44]。這個故事的意義在於：林宗義與世界衛生組織進行了一場知識和心靈上的交流，從中發現了彼此合作的潛力。然而，要讓林宗義這樣一位年輕且當時在國際圈裡沒沒無聞的精神醫師成為主導世界衛生組織首位社會精神醫學計畫的醫務官，仍然需要許多其他的因素做為助力，才有成真的可能。

林宗義在《精神醫學》上發表、以〈華人與其他文化族群的精神疾病發生率研究〉為題的報告中，分析了針對三個社會經濟條件不同的華人鄉鎮、以及四個在「漢化」程度上有別的原住民部落所進行的調查。林宗義與他的團隊發現，精神疾病的盛行率在這三個社區中都完全相同[45]。而這一系列首度在台灣進行的調查，也被吹捧為首度以「華人」為對象所進行的精神疾病人口研究，藉以獲得更多國際關注。該報告成功地開啟了日內瓦與亞洲之間的交流管道。在《世界各地的精神醫學》一書中，後來加入世界衛生組織的國際思覺失調症前驅研究（IPSS）的朱利安・勒夫（Julian Leff，一九三八－）指出了林宗義的研究在校正性別與年齡的統計時所存在的設計瑕疵。儘管存在著這樣的批評，林宗義與他的團隊仍然成功開拓了一條跨國研究的路，不僅提供資訊給世界衛生組織的社會精神醫學計畫、也促成了日內瓦與發展中的「非西方」世界又一次合作。

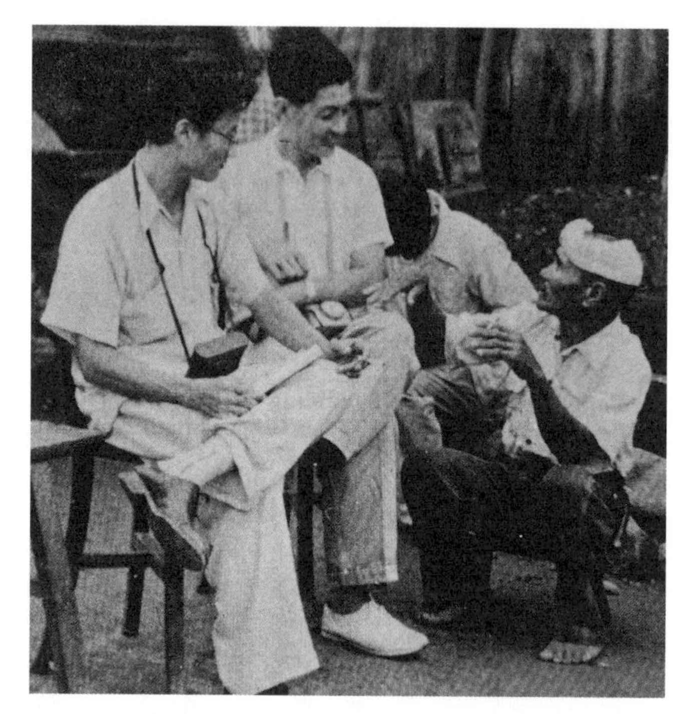

圖4.2 ｜ 1946-1948年間，林宗義和林憲在台灣的村落裡執行心理衛生調查。
來源：Marnie Copland, A Lin Odyssey (New Orleans: Paraclete Press, 1987), 106.

一段並不完整的去殖民過程

許多因素共同促成了林宗義的研究躍上國際舞台。但世界衛生組織與台灣之間的關係並不僅止於一場基於方便的政治聯姻。相反的，這樣一段關係反映了科學國際主義(對於發展出合作模式的崇尚)、以及排除種族歧視的精神醫學共通語言的興起。就如本書第三章所解釋，世界衛生組織的去中心化以及頻繁使用外包的運作特徵，使其迎來多樣的參與者。他們對於藉由彼此之間的有效合作來了解現代精神醫學裡的疾病樣態，抱持著十分樂觀的態度[47]。就如同戰後全球發展主義徹底改變了西方與非西方世界之間「接觸區」的樣貌，對於「種族」的科學觀念，也經歷了在認識論上從生物決定論到新佛洛伊德理論的轉型[48]。然而，這樣的轉型所仰賴的卻是殖民科學所留下的遺緒：各種缺乏科學證據支持的精神疾病分類、研究方法，以及對世界各地人口做出的描繪。更晚近的精神病理學理論和研究方法，卻也挑戰了「人類科學已經成功在後基因體時代達成去種族化」此一宣稱。

事實上，儘管許多國際組織努力達成去種族化(例如聯合國教科文組織)，世界衛生組織的社會精神醫學計畫從來沒有完全拒絕使用「種族」做為一個分析範疇[49]。

瑪格麗特・米德所提出的「同一世界、多樣文化」的觀點，某種程度上顯示了在世界衛生組織成員國之間，種族仍然是一個揮之不去的觀念。就如鑽研文化與殖民主義的醫學史家所論，種族科學（奠基於種族差異的科學理論或觀點）持續影響著奠基於殖民經驗的各種精神醫學概念。雖然世衛本身也支持去殖民化運動，哈格里夫仍然打算要擴大埃米爾・克雷佩林的跨文化精神疾病調查，儘管克雷佩林本人的理論也包括階級化的種族優劣觀念。同樣的，受到哈格里夫賞識的林宗義，其社區調查也是奠基於在日本殖民時期取得的民族誌資料。林宗義的研究也大量仰賴日本殖民政府所留下的戶政管理體系。這些殖民遺緒對於當時身處戰後資源有限環境中的學者來說，是進行研究所不可或缺的條件。

在林宗義的回憶錄中，他提到雖然精神醫學已經在日本統治下發展超過十年，在他開始進行研究工作之前，台灣的現代精神醫學仍然是「無人的沙漠」[50]。就如同其他亞洲的殖民地，台灣的殖民統治體系將種族科學應用於定義「被殖民地的疾病[51]。殖民精神醫學也因此假設了不同種族之中存在著不同的精神疾病樣態。在台灣，二次大戰結束之前的醫學相關實踐即強調要依循著族群的脈絡來理解精神疾病[52]。」日本殖民系統使用這些疾病框架和其他的生物醫學論述，來定義整個「大日本」的民族性，也因此讓精神醫學治療被奠基於（種族的）天生差異，為殖民權力提供生物學上的基礎。「具有民族特徵的精神疾病」在日本殖民統治走向終結的時候逐漸消退。但這樣的觀念已經深刻地在一個台灣醫學史上極其關鍵的時刻對精神醫學機構造成了深遠的影響。

與伴隨歐陸帝國擴張而發展出的種族科學相比，在日本和台灣所發展出的民族精神醫學有著許多獨特之處。在非洲和南亞等地，民族精神醫學的出現是一種針對殖民與被殖民者之間接觸所產生的回應，並且成為帝國統治權力的一環。然而在台灣，殖民精神醫學的發展是為了要提供知識給殖民政府。在其中，執行各種調查被當作一種以搜羅知識為基礎的（殖民地）發展策略[53]。儘管如此，自一八七〇年以降，日本仍然深受西方（尤其是德國）所影響。因此，在二次世界大戰結束之前的日本精神醫學，乃是德國的醫學科學和日本傳統之間彼此結合的產物[54]。在二次世界大戰之前的台灣，各種以「人」為研究對象的科學都將日本描繪成一個先進的現代國家。在日本和其殖民地，由於普遍將精神病人禁錮於療養機構中，因此也提供了精神醫師合適的對象，用來進行統計科學研究[55]。就如同在其他領域，精神醫學調查研究同時滿足了科學研究的興趣與殖民統治的興趣。精神醫學因此也與日本政府的治理方針相互呼應。在太平洋戰爭爆發前不久，台北帝國大學的醫師開始在海南島上執行精神疾病的流行病學研究[56]。這是當時日本為了實現其曇花一現的「大東亞共榮圈」之夢而進行的許多嘗試之一：對於日本政府來說，大東亞共榮圈意味著一個由東亞與東南亞國家所組成、聯合對抗西方殖民帝國的經濟與軍事集團。和歐陸所發展出的殖民精神醫學理論不同，日本的研究將（不同種族的）人類視為在文化上存在殊異，但在生物學上卻相同的個體。這樣的觀念發源自日本殖民統治時期所建立的實證主義傳統，並且影響了後續在台灣的精神醫學發展。林宗義成為國立台灣大學醫學院精神醫學部的第一任主任後，回顧了日本人所留下來的各種紀錄，並且將之與自己的研究一併建立起精神醫學體系，用在去殖民（並且再次中國化）的台灣。

以調查研究為基礎，且具有顯而易見的克雷佩林色彩的日本科學方法，對於台灣有史以來第一次的大規模精神疾病調查有著深遠的影響。林宗義在日本東京大學和東京都立松澤醫院接受訓練成為精神醫師。當時，松澤醫院精神部的主任是曾經留德且受教於克雷佩林的內村祐之[58]。他在松澤醫院採用德國的研究方法來測量不同人口族群間的精神疾病負荷。為了要執行更大規模的調查，內村祐之建構了一個在達爾文的演化論框架之下解讀精神疾病的理論。他認為可以藉由瞭解「原始」族群的心理病理學，進而將精神醫學的服務和研究範圍延伸到所謂「心智發展並不完全」的對象（例如女人和小孩）[59]。舉例來說，他在北海道曾經進行過一次調查，從當地愛奴族群中發現許多他認為是由種族決定的精神病理反應模式[60]。

究竟林宗義有沒有在他的調查中採用內村祐之所提出的達爾文主義框架？這個問題並沒有清楚的答案。但他的團隊確實採用了內村祐之的調查研究方法。當林宗義在日本留學的時候，他也受到內村祐之之外的其他影響，包括司督閣所寫的《奉天三十年》、以及赫伯特・迪・藍森所寫的《中國的社會病理學》等書。這些著作影響了林宗義對中國人口裡精神疾病和社會條件之間關係的理解[61]。為了要進一步發展台灣的精神醫療服務，他採用了精神疾病的發生率以及罹病人數的人口資料。在一九四六年，他動員地方仕紳、耆老和警察對台灣北部木柵地區的精神疾病分佈情形展開調查。為了要減少開支，他動用了日本殖民時代所遺留、在社區進行執法和社會控制的保甲制度[62]。保甲制度最初受殖民政府挪用，目的是要讓最底層都能服從殖民統治。其中，社區的保正和甲長要為其所管理的家戶負責，確保他們有按時繳稅、提供國家勞役所需人丁、以及參與公共衛生運動。林宗義的團隊仰賴這些保甲系統遺緒中的社區領導者來調查三個社會經濟條件各異的華人鄉鎮。在調查了一九九三一名華人樣本之後，林宗義於一九五三年發表的研究中詳細地記錄了許多文化、生活形式和可量化的階級差異，這些都被當作區分調查樣本的變數。

有趣的是，雖然台灣大學醫學院的研究團隊首先調查佔台灣人口多數的漢民族以及其他族群，但由於背景資料的缺乏，研究團隊不得不援引日本殖民時期的研究結果。日本人在二十世紀初期發表了一系列調查報告，後來出版成共五冊的《蕃族調查報告書》。在書中詳細記載了台灣原住民部落的傳統風俗民情，包括物質文化、生活型態、以及精神疾病的相關描述。該報告乃是一項執行超過十年的調查結果，為殖民政策與法制提供了實證基礎。許多台灣大學醫學院研究團隊的研究正是奠基於日本殖民權威所進行的調查工作之上。

在一九四六到一九四八年之間，林宗義和他的學生結合日本殖民時期的調查資料和研究框架展開對漢民族的調查。一九四九到一九五三年之間，林宗義的學生林憲（一九二五－二〇一六）使用類似的方法調查了一一四二二個來自原住民部落的樣本。林憲和他的同事從部落的領導階層尋求支持，並獲得協助覓得研究地點[63]。田野中，會有一個部落領袖陪伴研究者（包括精神醫師、學生和護士）進行家戶拜訪，藉由解釋來訪的目的和擔任翻譯者的角色，使調查得已進行。透過這些長老在社區中的穿針引線，研究團隊取得大量關於原住民部落中精神疾病的資料[64]。研究之初，林憲與他的導師林宗義同樣假設不同的族群會呈現不同的精神疾病問題。但統計結果卻是這些族群之間具有高度相似性：所有的華人與原住民樣本相比，在各種精神疾病的終生盛行率上幾乎相同（分別為華人每千人九．四人、原住民每千人九．五人）。精神病的發生率也幾乎一致（分別為華人每千人三．九人、原住民每千人三．八人）[65]。因此，研究團隊的結論是，根據精神疾病的盛行率來看，原住民的心理健康程度並不比華人高。雖然研究團隊確實發現原住民的思覺失調症狀盛行率較華人低，但他們猜測這是因為原住民思覺失調症的病人由於難以適應二次世界大戰帶來的物質匱乏壓力，結果有較高死亡率（因此拉低存活人口中的盛行率）。就如同日本殖民時期的研究者，戰後台灣的精神醫學研究團隊將原住民依據漢化的程度加以分類。然而，他們也有意識地避開當時對種族優劣進行階級劃分的人類學理論，這些理論單純假設不同的精神疾病是因為不同種族間不同的心智能力而導致，是被生物先天性的因素所決定。林宗義和他的學生所發表的研究發現，為其十年後參與哈格里夫的「可行的計畫」立下基礎。他們所使用的方法也持續影響了世界衛生組織的社會精神醫學計畫。

「中國」作為科學中的他者

另一個讓林宗義被納入世界衛生組織計畫的因素，是台灣（當時代表中國）精神科醫師與日內瓦主流彼此相呼應的科學立場。自從兩次大戰期間國際聯盟創立以降，來自全球南方的專家（至少在理論上）即被平等視之。二次大戰後，世界衛生組織持續擴大的工作範圍之中，仍包括讓世界各地專家參與的空間，同時間，現代精神醫學要建立其相對於其他醫學專業的學科自主性。二次世界大戰即將結束之時，台灣的科學家們擁抱了現代醫學的典範，將其科學知識生產活動的價值立基於探求普世的人性和理性，使得專家們自身的民族認同退居次要[66]。這樣的立場讓科學得以在去殖民化過程的戰後台灣持續發展。

然而，台灣精神醫師仍然需要在資源有限的環境中發展出他們的專業影響力，研究者們因此想要應用他們所接受的日本醫學訓練來進行全國性研究，找出病人之間所存在的差異性。但如同林宗義在其回憶錄中指出，當他進入國立台灣大學醫學院任職時，當時所進行的一次調查僅找出了八一九位精神病人[67]。更有甚者，日本精神科醫生在戰後就立即撤離台灣，讓約三百位精神病人頓失照護，只有一位日籍精神醫師負責處理病患移交的工作。在那之後，國立台灣大學（醫學院）取代台北帝國大學成為附設精神醫學部的教學醫院[68]，林宗義則需要面對一個缺乏新政府支持、人員極為有限的精神醫學單位。他二十六歲時，為了要為華人發展精神醫療因此回到故鄉台灣，這樣的企圖反映了他希望達成去殖民化與國家自主的目標。雖然當時的政府官員相當重視殖民醫學典範所帶來的影響，卻尚未體認精神疾病的嚴重性。林宗義和一同草創台大附設醫院神經精神醫學科的同事，憑藉一己之力開辦診療服務。在典藏的病歷檔案中顯示，尋求精神醫學門診幫助的中國移民不斷增加，其中有些人已經有明顯的精神疾病罹病跡象。v

林宗義進行流行病學調查的動機有很多。他曾經憶及最初是想要研究他的華人同胞的精神疾病樣態[69]。林宗義還小的時候，他曾經對於自己姓名中的「林」究竟是一個日文字，還是一個中文字感到困惑。但成年之後，他因為反對日本殖民，因此自我

v 校注：筆者關於二戰末期以及戰後初期台大精神科病歷的初步研究，可參考Wu, Harry Yi-Jui (2014). A Charted Epidemic of Trauma: Case Notes at the Psychiatric Department of the National Taiwan University Hospital, 1946-1953. In the Chiang, H. [ed.] *Psychiatry and Chinese History*. (London: Pickering & Chatto) pp.161-182

認同為中國人，他的父親也鼓勵他研究中國人的心理學。除此之外，與戰後來自中國大陸的中國新移民之間在身份認同上的差異，也進一步激發了林宗義的研究取向。他曾經說過，這些中國新移民的心理模式和他預期的有所不同。由於本省與外省人間的衝突，也讓他對族群行為特徵相關的主題抱持濃厚的興趣。

為了調查研究，台灣的精神科醫師進行了非常縝密的資料蒐集。他們不僅採用既有的精神疾病分類標籤，也持續識別出反映文化依存症候群的各種症狀。在研究「台灣的華人」的精神疾病樣態時，林宗義首度觀察到一種罕見的驟發性歇斯底里現象，進一步發現數種在華人族群中盛行的文化依存症候群。其中一種是「邪病」，該症候群的表現特徵是病人會進入抽搐狀態，並且宣稱被死者附身。同時，病人會用怪異的語調說話，內容主要和祖先崇拜有關，持續的時間從半小時到數小時不等。邪病好發於信仰虔誠的人身上，其症狀主包括顫抖、心神喪失、胡言亂語，以及偶發的幻視與幻聽，這與在日本被發現的狐仙附身現象（狐憑き）十分相似[70]。

從十九世紀末到二十世紀初，在台灣也發現了與狐仙附身相似的現象，當時主要將其解讀成一種本土的精神官能症，曾經刊載於《台灣醫事雜誌》。這是由東亞的精神醫師發現文化依存症的確切案例[71]。該文作者相信病患發展出的被附身症狀，與內村祐之在愛奴族人身上所觀察到的精神症狀十分類似。其他的範例包括台灣泰雅族的「巫度赫（*utox*）」現象、愛奴人的「イム（*imu*）」現象、以及在許多東南亞國家可見的「縮陽（*koro*）」現象[72]。除了巫度赫之外，林宗義也從其他原住民族身上發現了可被歸類為身心症的症狀，他堅持這些症狀是依存於特定文化而生，而非特定種族。整體來說，林宗義和研究團隊的調查結果，發現精神疾病在各式各樣的人口和族群中所呈現的普世一致性，而他們也因此作出如下結論：文化依存症候群乃奠基於相似的心理學機制，主要是因為壓力和恐懼而觸發。

台灣：一個用於理解「中國人」的實驗場

二戰剛結束，台灣這座島上居住的華人是世界衛生組織方便可及的研究對象。儘管相對於中國大陸，台灣的面積僅有其百分之〇．三七，但當時的中國仍然在共產主義的鐵幕之後[73]。蔣介石控制之下的台灣和英國統治下的香港，因此都成為學者研究中國的替代品。雖然被以「荒謬」形容（詳見本書第一章），當時被視為「自由中國」的台灣在聯合國著實代表中國的席次。中國是三個提議創立世界衛生組織的聯合國成員國之一，且中華民族佔世界總人口超過五分之一。然而，那個代表中國、成為國際組織想要了解中華文化，以及將全球發展主義應用於中國社會實驗場的地方，竟然是台灣。

台灣在當時是大多數世界衛生組織計畫的實行地，包括護理、親子關係、砂眼等公共衛生介入計畫都曾被導入台灣。其中最為著名的，是一九五五年開始執行的瘧疾撲滅計畫（MEP）。由於台灣已經經歷某種程度的現代化（尤其是由日本人所建立的公共衛生基礎設施），且有來自洛克菲勒基金會的支援，整個島嶼也在戰後軍事化，因此在一九六五年，瘧疾被成功撲滅[75]。台灣也因此在世界衛生組織招募心理衛生計畫的參與者時，成為全球發展主義脈絡中的要角之一。在心理衛生計畫的主導者討論哪些國家可以被優先選為合作對象時，台灣的排名是第二，僅次於澳洲。當時在世界衛生組織的中國代表是在北京聯合醫院受訓練、後來創立南京腦科醫院的程玉麐。他也曾經加入世界衛生組織心理衛生小組的專家委員會。但當世界衛生組織的西太平洋區域辦公室從上海搬遷到馬尼拉時，他也移居台灣並在松山錫口療養院執業，曾協助國防醫學院的教學業務。程玉麐最後定居美國，直到退休。

專家們的「夢景」

世界衛生組織的專家顧問系統廣招世界各地賢才到日內瓦，但要讓來自發展中國家的精神醫師願意投身一個沒有太多人了解的計畫，仍然是一件不容易的事情。世界衛生組織的預算有限，工作環境又特殊，其主要的任務目標在當時也還在雛型階段。在林宗義前往世界衛生組織總部之前，其他專家都紛紛婉拒了它的邀請。舉例來說，伊度亞度．克拉普夫因為家庭因素拒絕了哈格里夫的邀請。就如歷史學家所述，許多國家因為「行政的朝聖」，而在兩次大戰的戰間期將國內的專家派往國際衛生組織[76]。相反的，世界衛生組織的外包策略則特別側重發展中國家的健康問題，包括中國。世界衛生組織將來自這些國家的專科醫師視為專家，渴望向他們學習，但這些低度開發的國家之所以熱衷於將他們的專科醫師送往世界衛生組織，主要是想藉此獲得更多專業知識與經驗。至於那些在科學相對先進的國家接受訓練的專科醫師，則將他們自己視為與歐洲、日本和北美的專業人員有對等地位。

二次世界大戰之後，各地科學家的「國族自我形塑」成為重要因素，促使他們在日內瓦彼此合作[77]。這些成為同僚的多國專家不僅可以在國際場合進行溝通，世界衛生組織也是這些國家能在冷戰秩序的脈絡中，用科學和醫學來進行自我表述的絕佳催化劑。大多數的東亞知識份子已經將日本視為國家現代化的標竿。但隨著去殖民化如火如荼的進行，世界衛生組織成為另一個讓他們發展專業素養的平台。因此，林宗義對於世界衛生組織的熱情，可說是哈佛STS學者希拉・賈薩諾夫（Sheila Jasanoff）和金尚鉉所稱的一種「夢景」[78]。由於林宗義的研究可能存在著統計上的瑕疵，對於性別和年齡所造成的影響也缺乏意識。但他願意移居日內瓦、急切的要說服世界衛生組織：台灣可以對世衛的目標提供重大貢獻。

然而，世界衛生組織心理衛生小組以及發展中國家之間的關係，並不像是一個「交易區」，讓國際計畫中的利害關係人可以彼此就遊戲規則達成共識，然後使科學合作成為可能[79]。大多數有將國內專家送往日內瓦的國家彼此之間並沒有聯繫，專家們也各自使用不同的語言且有不同的文化經驗。儘管如此，這些國際合作活動的參與者透過相似的管道抵達世界衛生組織，也都曾接受過類似的現代精神醫學訓練，並且希望能建立全球性的精神疾病比較研究和普世性的診斷準則。若沒有這些志同道合的世界衛生組織參與者與核心職員，心理衛生小組的計畫絕無成功的可能。林宗義在發展中國家，採用嚴謹的流行病學方法進行研究，這是世界衛生組織會優先考慮進行援助的理由，因此獲得許多關注。

一九六四年，林宗義成為世界衛生組織心理衛生科的醫務官。他隨後起草了包含精神病流行病學共四個子計畫的國際社會精神醫學計畫。該計畫與國際思覺失調症前驅研究（IPSS），後來共同確立了思覺失調症在疾病樣態上的普世性，引導出後來歷史上首次針對思覺失調症進行國際流行病人口學研究、以及史上首次被廣泛認可的精神病分類系統[80]。該計畫需要能分類來自全球大量資料的新統計方法以及電腦運算能力（例如GATEGO軟體，詳見本書第五章）。林宗義對於這些方法並不熟悉，其思覺失調症前驅研究曾經因抽樣和資料校正的方法而受到批評。更有甚者，思覺失調症只是在UCF第五章的各種精神疾病中有經過流行病學資料驗證的其中一種，其驗證方法後來也被視為存在瑕疵。儘管如此，林宗義和其他在世界衛生組織中的精神科醫師，透過包括發展中國家在內的全球網絡建立了一個專業社群。他們的成就吸引了頂尖的理論家、以及自認為符合世界衛生組織所設計的工作領域的各地專家，他們的投入讓世界衛生組織得以生產和其政策相輔相成的知識。

僅存在於想像中的對等立場

世界衛生組織和其成員國之間的夥伴關係是浮動的，這樣的狀態是因為日內瓦和發展中國家的專家對彼此有著多重想像，然後又進一步強化了國際科學合作。世界衛生組織原本自詡為技術協助的角色，以避免過度引導作為設計原則，目的是譜出一個理想世界。理想狀況下，各成員國的專家無論有多少國際經驗，都有平等機會能彼此溝通、交流、最終會一起執行各種計畫。然而在現實中，成員國家的去殖民化程度和社會經濟發展程度差距頗大，日內瓦對於發展中國家的態度也因為各國分歧的殖民歷史脈絡而有所不同。因此，我們可以看到世衛社社會精神醫學計畫在理想與實踐之間的差距：一邊是做為該計畫基礎的理念：世界公民身份，另一邊是該計畫在參與國家實質投入心力不均的情形。世界衛生組織對於有些參與國的人才磁吸效應，並無法完全改變當地的精神醫學文化；而做為「黃金標準」的ＩＣＤ就算經過反覆修改，世界各地在沿用世界衛生組織的精神疾病分類系統時，也還充滿桎梏。

儘管有這些瑕疵，在地與全球層次的科學計畫仍然彼此影響和相互轉化。伴隨戰後科學國際主義的氛圍、由聯合國所提倡和體制化的新國際秩序，新的研究方法也逐漸浮現。科學的共同願景催生出精神醫師之間的合作，這樣的共同願景成為一種平台，能促進國際科學的發展。儘管來自不同國家，由世界衛生組織所召集的專家仍然呈現了相當程度的同質性。但這並不是因為他們的文化背景，而是因為其所接受的訓練類似。這些專家的知識系譜要不是沿襲自各種流行病學思想學派，就是源於與跨文化研究團隊的合作經驗。這樣在智識上的相似性讓他們得以有效率地進行溝通，但這也讓他們失去在世界衛生組織所身處的多元世界中，以不同方式看待疾病的機會。

冷戰期間，各種問題延續著，但世界衛生組織仍然積極蒐集資料，藉以對精神疾病的診斷標準進行最佳化。林宗義這位受惠於世界衛生組織援助、代表中國的台灣人，是集所有可行性於一身的醫務主管。我們可以看到世界衛生組織的國際社會精神醫學計畫和參與其中的國家所呈現的歷史交會（historical croisée）。這樣的交會主要仰賴四種偶然性因素才得以發生。第一，儘管承諾要達成去殖民化，該計畫仍然使用了可以上溯至殖民時期的觀念、方法、以及調查結果。第二，在二次世界大戰即將結束之際，台灣的科學家建立了能研究華人以及其他族群精神疾病的科學立場。第三，中國在冷戰中維持了數十年的封閉，台灣做為一個距離中國東南處百里遠的小島，對想要理解中國社會的科學家來說，成為一個絕佳的實驗室。第四，包括林宗義等來自發展中國家的精神醫師，在戰後的新世界秩序中奮力找尋一個能在國際組織的架構中展現他們現代民族國家的「現代化的夢景」。

林宗義在國際社會精神醫學計畫還在執行的過程中，就於一九六九年半途辭職。但他所留下的工作仍然不間斷進行著。世界衛生組織的國際主義者們繼續追尋各種曾經由林宗義協助建制化的國際科學模式。當聯合國大會在一九七三年投票表決要讓中華人民共和國取代台灣擁有中國的官方代表權時，世界衛生組織持續支持在台灣的社會精神醫學研究。這裡，科學超克了政治，雖然只是曇花一現。林宗義在台灣被當作「精神醫學的先驅者」廣為頌揚，但他的許多學生開創了自己的研究方法。其中，有些人追求更為強調疾病和心理症狀在地脈絡的文化精神醫學，並且和阿根廷的精神科醫師一樣發展出有別於國家官方立場的論述。然而，在一九七〇年間，同床異夢的「全球」與「在地」科學家開始發展出迥然不同的研究取徑。德裔克羅埃西亞籍的精神科醫師諾曼．薩托里斯繼任林宗義，成為世界衛生組織心理衛生課的領導者。他因推廣社會精神醫學計畫和疾病分類計畫而廣受讚譽。薩托里斯的職業生涯與其他世界衛生組織的專家十分相似。雖然他在共產社會的南斯拉夫接受教育（該國在戰後早期被孤立於國際社會之外），也經驗到戰火的蹂躪，後來在倫敦毛德茲里醫院接受進一步的精神醫學訓練[81]。然而，當時，世界衛生組的運作模式已經邁入成熟階段，無論領導人是誰，都能十分穩定的運行並有著近似的結構與意識形態。但也因此，後來組織中所發展出的計畫都較缺乏創新。這樣的變遷或許解釋了為何當代全球心理衛生運動是由世界衛生組織之外的思想家所發起。

CHAPTER 5 科技

對於精神醫學史來說，各種和「診斷標準」相關的議題，標誌著一九五〇和一九六〇年代精神醫學的發展[1]。全球各地這樣的發展高度仰賴相關科技的出現。這段期間，因應猖獗的傳染性疾病而產生的技術援助模式，加快了人們採用各種速效方案解決複雜問題。此種鼓舞人心、「做就對了」的樂觀主義，讓公共衛生政策決策者相信他們可以快速改變世界各地的社會[2]。在心理衛生領域，精神疾病也同樣透過科技終於成為可見、可測量、最終可獲得處理的對象。錄像技術、國際通訊、資料科學、以及用於達成標準化的方法，這些都形塑了各評估國際精神疾病分類的機制。在跨國精神醫學的重要匯流之處，艾瑞克・維特考爾曾經有著以下觀察：「科技的進步、國際旅行的便捷、以及核子時代世界各國必須相互依存的意識，都讓各國的精神科醫師與精神疾病有了面對面接觸的機會。[3]」在世界衛生組織裡，國際社會精神醫學計畫反映了許多眼光前瞻的思想家在一個堅實的組織架構下所共享的遠景。世界衛生組織的專家們受到世界公民身份的理念所引導，追尋能識別世界各地症狀與疾病的標準化評估方式。但若沒有科技的協助，他們的努力是無法達成令人滿意的結果。這些科技為人們的決斷提供實證基礎，支持了國際社會精神醫學計畫的規模和任務。

在深入討論這些科技的使用之前，我們必須要先瞭解何謂「標準化」此一概念。為什麼這些標準化的評估方式是如此重要？科學史家已經十分瞭解標準化如何自早期現代化以降，在打造共和政體上扮演重要角色。他們也很熟悉標準化如何加速商業交流、促進科學活動的各種溝通，以及如何避免海事活動中的風險[4]。而半世紀前的主要問題，在於各國國家官方統計標準以及國際間的可比較性，兩者要如何達成平衡。因此讓國際之間的情況變得可以比較可能是世界衛生組織的科學家們迫切要達成的目標。聯合國與其隨附組織，在標準化與整合國際資料上扮演著關鍵的角色[5]。他們為往後如何定義疾病的標準立下基礎，也示範了如何從廣泛流傳的理論框架中獲致通用的專有名詞。

在心理衛生的領域，世界公民身份的提倡，是世界衛生組織引領資料蒐集和發展統一疾病分類系統的重要概念。人們為了要共同合作，創造能促進標準化科學／醫學實踐的知識，因此從世界各地來到當時正在快速成長的世界衛生組織，以滿足世衛「給予所有人達到最高程度健康」的核心價值理念。世界衛生組織去中心化的架構，不僅落實在人員招募、資訊蒐集、以及專案規劃，也形塑了其優先考量的目標。歷史學已經對於「世界衛生組織的各種計畫如何因其內部結構而促成或受到妨礙」此一問題，有諸多著墨[6]。該組織廣泛的任務範圍和內部運作的安排都深刻影響著科學知識的生產。

對世界衛生組織來說，已經累積了處理傳染性疾病的豐富經驗，創造標準化的評估系統並不是一項多麼新穎的工作[7]。然而，心理衛生在當時才剛被納入公共衛生的範疇，因此打造相關的心理衛生評估標準本來就困難重重。其中一項阻礙是各成員國在專業術語的使用上存在高度歧異。因此，科技創新而成為可能的各種視覺化的再現方法，可能會成為促進溝通的有用工具。其實戰後早期，精神科醫師往往將現代科技視為人們心理困擾的肇因，而非達成科學進步的途徑。直到一九六〇年代，科學家才開始仰賴那些他們原本畏懼的機器和硬體設施。這樣的轉變顯示了某種科技意識上的轉向。

打造國際主義

世界衛生組織於一九四八年創立之時，落腳在聯合國日內瓦總部的萬國宮。一九五九年，世界衛生大會通過決議要為持續擴張中的世界衛生組織建造一處新總部。經過內部選拔，受到現代主義運動影響的瑞士籍建築師讓·屈米（Jean Tschumi，一九〇四－一九六二）雀屏中選成為總部建築的設計師。世界衛生組織的新總部座落於阿皮亞大道的尾端，是一個巨大方塊形狀的高樓，內部由相同大小的空間所構成，藉以發揮其最大功能。總部中所有的房間都有類似的基本裝潢，能符合多重目的的設施，因此十分有利於跨部門的溝通。就像是其他現代主義風格的建築，這樣嶄新結構所提倡的是一種「城中城」的設計，在該空間，來自世界各地的居民肩負並共享相似的任務和目標。總部的大廳設有服務事務官與世衛顧問的旅行社，餐廳裡則對組織的各種雇員提供各國佳餚美饌。

世界衛生組織的總部建築與其中所進行的活動，象徵著組織中各種巨型計畫背後的基礎設施，那是一個讓全球衛生與其他領域的國際主義者能彼此傳遞興趣的功能性複合體。世界衛生組織亟力宣揚其世界公民身份的理念，該理念也成為一個動員世界各地科學家彼此產生合作的重要支點。然而，跨國知識生產需要持續擴張的人力支援，還要資訊管理流通的機制。一九六四年，雖然世界衛生組織正式啟動了國際社會精神醫學計畫，支撐各種與知識生產相關的科學技術的卻是以數字為基礎的理性，以及隨之大量發展出的統計技術。

伴隨著新科技的出現，「標準化」成為一種策略，替來自世界各地、背景互異的世界衛生組織計畫參與者們去因應組織的實務目標。最初，世界衛生組織臨時委員會創立了生物學標準化專家委員會來統籌診斷與治療方法的標準化、疫苗施打程序、營養素需求程度的界定、抗生素的使用、以及其他備受關注的議題[8]。心理衛生也是工作議題之一。能夠將專業語彙、資料蒐集的方法、以及精神疾病診斷類目加以標準化，對於世界衛生組織來說有著迫切的需求。但如此大規模的標準化計畫需要新科技的協助。心理衛生專家們因此對於新的公共衛生裝備產生興趣，將世界公民身份的宣揚，轉化爲對於標準化評量方法的追尋。

分類做為一種達成標準化的手段

為了要促成大型合作計畫，世界衛生組織需要一套受到普遍認可、可以應用於各種研究場域的規則。至今，我們對於世衛如何發展組織規範的確切機制仍然不清楚，但從歷史案例來看，有幾項因素是成功導入特定規範所不可或缺的。世界衛生組織的科層體系是其中之一。一旦缺乏科層體系的支持，結果就如同戰後早期組織中的理想主義，最終因為結構性因素而遭到噤聲。為了要募集到支持世界公民身份的成員，組織中的決策者們（當時各業務部門的主管）轉而使用非正式的管道：他們並沒有在醫學期刊或通訊刊物上進行公開招募，而是從自己認識的研究者尋求推薦人選，這些資訊主要循著人際網路流傳。因此，世界衛生組織募集到了志同道合、有著相似願景的人。除此之外，這些人的背景、意識形態和專業身份也都與組織中的領導人彼此相投。

當時仍然十分混亂的精神疾病分類系統，不只妨礙了心理衛生計畫的實行，也對於發展相關標準形成阻礙。也因此，為了要執行流行病學研究，國際間開始有了尋求標準化診斷的相關合作。到了一九六〇年中期，納入了精神疾病的ＩＣＤ系統已經經歷了三次改版。儘管該系統存在著不確定性、模糊性、以及資料品質的實務問題，但依然被視為一種全球資訊架構的設計典範[9]。一九六〇年代，世界各地的精神科醫師對於要修改ＩＣＤ系統裡關於精神疾病篇章的決定大加讚許。在世界衛生組織心理衛生小組做出改版的提議之前，並不存在被世界各地廣泛認可的精神疾病分類系統。為了蒐集關於改版內容草案的意見，當時的ＩＣＤ工作小組依循世衛的運作模式，召集了他們所熟識的專家。他們在世界各地舉行專題討論會，納入不同地區的精神科醫師。這些對於建立疾病樣態經驗豐富的研究者，嘗試要設計出一套標準化的訪談工具，藉以蒐集盡可能越多越好的症狀資料。

以數字為基礎的量化思考模式在世界衛生組織的計畫中扮演了十分重要的要素。精神醫師深受科技所承諾的光明未來所影響，當他們準備修改ＩＣＤ系統的時候，也討論了精神疾病相關的專有名詞是否應該由代碼來取替[10]。最終，雖然這個想法沒有付諸實現，數字所反映的工具理性邏輯仍然深植於國際社會精神醫學計畫中。一九六五年，該計畫開始展開其四個工作階段。前兩個階段中，該計畫預計將精神疾病診斷分類標準化、以及藉由統計數據決定國際間不同人口族群是否有相似的精神疾病發生率，這兩項目標同步進行。該計畫的第三個階段則是針對單一疾病（思覺失調症）所執行的國際流行病學縱貫研究。第四個階段則是要設計並導入社會精神醫學的國際訓練計畫。社會精神醫學計畫源自世界衛生組織對此事的認知：流行病學研究將在精神疾病防治上扮演重要角色。

心理衛生小組的工作以及其要修訂ＩＣＤ系統的社會精神醫學計畫，對於今日的學者來說有著一系列值得探究的問題：分類計畫與標準化目標究竟達成了什麼？誰執行了與分類和標準化有關的工作？各種合作活動如何成為可能？如何促進並達到大規模的動員？在二十世紀早期，人類學家已經將「分類」視為重要的策略工具，分析（在他們眼中）服膺於西方殖民力量的原始文化。然而戰後，各種標準化的工具進一步被視為可以（在我們進行自我評估的過程中）達成一個更團結的世界。對於精神科醫師來說，建立ＩＣＤ系統是一個關鍵且具前瞻性的成就。但對於ＩＣＤ系統以及其後續修訂的批評，主要癥結在於ＩＣＤ同質化了疾病再現，並且忽略了在地的脈絡。舉例來說，參與ＩＣＤ系統改版的精神科醫師爭論著是否該納入神經衰弱。該診斷經常用於來指一種以疲勞和各種生理與情緒困擾等症狀為主的精神官能症。除此之外，精神科醫師們也對於何謂不當的飲酒行以及何謂飲酒過量持續爭論，美國與法國對於何謂飲酒過量便有不同界定[11]。另外，在各種性／別有關的診斷，例如易裝癖、性暴露癖、以及性變態的診斷上，熱烈的爭論也從未停歇[12]。對於如何修訂ＩＣＤ系統，有些精神科醫師抱持著十分猶豫的態度。雖然他們泰半對於新的診斷標籤表示歡迎，但也有許多人擔憂倉促完成修訂會限制相關研究的深度，影響這些診斷標籤在現實中的應用。舉例來說，艾瑞克．斯坦格爾曾經對當時身為專案執行者的林宗義表示：「如果國際專有名詞是為了要讓各國揚棄自己的專有名詞，那麼就有必要讓特定國家使用的獨特分類方法能在國際專有名詞中找到對應。」[13]

資訊科技

驅動世界衛生組織心理衛生進行相關工作的核心價值，是要讓精神流行病學與公共衛生產生連結，因為這樣能提升精神醫學成為一種「硬科學」和醫學專業。世界衛生組織的資訊傳遞有其獨特性：科技被用於增進知識在全球層面的蒐集和傳播。為了要促進參與國之間流行病學資料的傳遞，世界衛生組織使用了既有的無線電報系統。兩次大戰之間的戰間期，國際聯盟就已經提議發展相關系統來傳遞流行病學資料，確保國際聯盟所在的日內瓦總部和其成員國之間傳遞完整、可靠、即時的傳染病資訊。一九二〇年以降，位於新加坡的流行病學監測站是個在歐洲與亞洲大陸之間蒐集和傳播疾病摘要報告的重要據點，然而，該服務僅關注傳染性疾病，而且沒有跨越大西洋，將美洲納入。

到了一九五〇年間，儘管面臨冷戰，新升級的硬體設施仍然使流行病學資料的編輯、傳遞和接收有了進一步的增長。一九五一年，美國的傳染病中心（今日的疾病控制與預防中心，CDC）裡成立了一個新的流行病情資服務單位（EIS）。該單位的成立原本是因應韓戰與冷戰帶來的恐懼，相關單位認為共產主義陣營可能會使用生物武器來對美國進行攻擊。但EIS後來逐漸發展，成為美國CDC當時快速擴張的任務行動中最廣為人知的單位之一[14]。一九五七年，蘇聯從拜科努爾航天中心發射了第一顆人造衛星「史普尼克一號」。該衛星以九十六分鐘為週期環繞地球，在其軌道範圍內提供訊號。至於聯合國，則主要著力於國際電報聯盟（ITU）的發展。該聯盟是一個已經存在一個世紀的長途電信專門組織。當時甫經重整的ITU主要任務，即是要對長途電信設備、系統、網路、和服務的標準化提出建議[15]。到了一九五〇年代，世界衛生組織的檢疫情資服務彙集了來自日內瓦、新加坡、華盛頓、以及亞歷山卓的各個組織單位。西太平洋的無線電報系統則是經由十二個橫跨印度洋的通訊站達成聯結。

在心理衛生的領域中，這些都是前所未見的科技。十九世紀末，克雷佩林開始在東南亞進行大規模研究時，他使用的還是過往用於「記錄未被接觸過的文化」的民族誌方法。到了一九六四年，世界衛生組織的心理衛生專家策劃社會精神醫學計畫時，新的科技基礎建設就能提供跨國即時通訊的可能性。舉例來說，世界各地的家庭都可以透過電視即時收看日本東京正在舉行的奧運。幾年之後，人們甚至可以即時觀看阿姆斯壯登月的轉播。因為這項科技，世界衛生組織可以同步所有田野研究中心的工作。就如同世界衛生組織的檔案所記載，所有在總部和參與國家之間的備忘錄以及通訊，都已經以電報來傳遞。國際通訊的模式自此被確立下來。

標準化診斷工具

到了一九五〇年末，世界衛生組織的專家們已經對於該如何蒐集資料、傳播資料、與分析資料的各種國際程序均已十分熟悉。然而，針對精神疾病的全球性研究仍然面臨阻礙。要進行這樣的研究需要將精神疾病明確定義成彼此獨立的單一疾病：有著各自的發生學、症狀表現、病程、以及預後。就算要考量精神疾病在社會、經濟、或者文化上的各種決定因素，在這之前仍要先建立標準化的疾病輪廓。世界衛生組織的國際社會精神醫學計畫因此試圖要對疾病樣態進行描繪。如此一來，在特定社會族群內進行的疾病分類，就可以藉由檢視那些已經被診斷為特定疾病的案例（作為某種基礎標準）來進行。國際社會精神醫學計畫需要此種嚴謹的工作態度以及流行病學知識，而這兩者都是世界衛生組織的長處。

當心理衛生小組中的一個工作小組正在嘗試統一精神疾病的診斷標準時，另一個工作小組則在考慮另一個附帶而生的問題：「特定的精神疾病在何種意義上可以被認為在世界不同角落廣泛存在？」舉例來說，各種精神疾病是否在內容或者表現形式上有所不同？他們是否可以彼此比較？該工作小組也想要知道是否目前有科技工具，可以用來記錄和分類症狀。最初，日內瓦的精神醫師決定要研究思覺失調症，同意它是一種主要特徵最為顯而易見的疾病。就如本書第三章所介紹，國際思覺失調症前驅研究（IPSS）為世衛的心理衛生流行病學計畫的長期目標奠定了基礎。

如同許多其他的研究，IPSS需要標準化的工具。在當代，這樣的工具包含了許多對研究者來說十分熟悉的專業術語的問卷量表。然而在IPSS的案例中所使用的工具卻有所不同。科學家們主要使用現在狀態檢查表（PSE），也就是一種約翰·

溫在倫敦精神醫學所發展出來、構成臨床問診內容的指引。PSE在一九六七年首度發展出來，它是一個清單，能系統性的涵蓋所有可能在檢查病人當下心理狀態時能觀察到的各種現象，並且對這些現象進行編碼。藉著PSE，問診者不僅止於逐條記錄病人對問題的回應，還仔細審視病人的心理病理特徵，並且使用精確定義的臨床詞彙來加以歸納。PSE因此能將觀察到的症狀轉換為可被精神醫學研究者理解的語言。它總共包含約五百個問題，每道問題都用於檢測一個特定的症狀或者心理現象。問診者必須決定該症狀是否有出現在病人身上。這些問題以序列的方式呈現，包含用於初步進行探問用的詞彙。但問診者可以詢問任何可能誘使對方述說清單中症狀相關的問題，最終必須決定該表述是否符合該症狀的標準定義[16]。為了要幫助各個田野研究中心的協力者理解PSE、遵循標準問診流程，來自世界衛生組織執行問診的人員也必須要接受訓練。

世界衛生組織心理衛生小組試圖要確保問診流程的一致性與可靠程度。但在發展那些標準化的問項時，研究者們面臨要將它們翻譯成七種不同語言的困難（包括中文、捷克文、丹麥文、印度文、俄文、西班牙文、以及優羅巴文）。為了解決這個問題，心理衛生小組讓日內瓦經驗豐富的科學家積極參與各田野研究中心的運作[17]。每個田

Table 1.—Sample Set of Questions From the Depressive Mood Section of the PSE

5F. Depressive Mood

[Scoring: 0 = Symptom absent
1 = Occasional, or not severe
2 = Almost continuous or severely distressing
X = Question has been asked but examiner not sure whether symptom is present (include "no reply")
Y = Not asked or unapplicable]

	Question	Score
5.F1	Have you been very depressed or low-spirited during the past month?	0 1 2 X Y
5.F2	Have you cried at all? (How often?) Scoring: 0 = Not at all 1 = A few times 2 = Frequently	0 1 2 X Y
5.F3	Have you felt like crying or wanted to cry, without actually weeping? (How often?)	0 1 2 X Y
5.F4	How do you see the future? Scoring: 0 = Appropriate concern for the future 1 = Future seems bleak or dark 2 = Can see no future at all or future seems completely unbearable	0 1 2 X Y
	Have you thought that life was not worth living? [Probe only]	

Cut Off: if no evidence that remaining questions are relevant, tick in box and proceed to 5G ☐

圖5.1｜擷取自現在狀態檢查表（PSE）中「憂鬱情緒」小節的範例問題組。

來源：Richard E. Luria and Paul R. McHugh, "Reliability and Clinical Utility of the Wing Present State Examination," *Archives of General Psychiatry* 30, no. 6 (1974): 867.

野研究中心都會分到兩位來自日內瓦的醫師。他們主要的任務是要督導在地精神科醫師正確使用PSE。在前往各田野中心之前，這些醫師要先前往倫敦（PSE的發明地，也是測試研究人員診斷可信度的地方），在當地觀看思覺失調症患者接受問診的錄影影像，接著在IPSS計畫的第一階段開始之前（預計於一九六七年四月正式展開），開始準備一份指導手冊[18]。

世界衛生組織心理衛生計畫中的各種程序與政治，都加強了「標準化」的程度。在選定了田野研究中心之後，研究者們開始調查所有被納入其中的精神醫療機構的背景，包括機構現況、病床數、人力、與資源的各種條件。參與計畫的科學家們將提供診斷基礎的臨床觀察方法標準化，這個過程呼應了科學史學家所提出，所謂「客觀性」的歷史建構[19]。心理衛生計畫中有限的資源被平均分配給各田野研究中心，讓他們都備有標準化的設備：兩面單面鏡、一部計算機、一台打字機、一台影印機（包含消耗品）、一台錄音機、兩部冷氣、一個檔案櫃、和一個文件抽屜櫃。為了要讓各地的觀察過程維持一致，單面鏡的大小限制在一百乘以五十公分。心理衛生計畫接著建立了統一的病人篩選、以及蒐集病人數量與類型資料的機制。每個病人都必須要在十五歲以上，「沒有器官或生理上的疾病[20]」。甚至連研究之間的信件交換也有著統一格式。

顯而易見的，科學家們所設想的是一個標準化的環境，讓他們可以達成鑑別精神疾病症狀的共同客觀標準。

標準化的目的是要使人因差異所造成的影響最小化。但要導入標準化的系統則需要依附特定人的權威。在其中一封林宗義寄給一個田野研究中心的信件裡，他寫道：「參與研究的科學家們要試著設計並且採用標準化的方法來鑑別思覺失調症」。信件中，林宗義也指示要「在描述思覺失調症病人的心理與行為特徵、決定文化與社會差異對疾病病程的影響這兩件事的描述上，達到一致同意的標準[21]。」在田野研究中心執行診斷活動時，世界衛生組織則提供督導與人力來確保所有研究過程的同一性。就如研究流程文件總結道，這些診斷過程的標準化「對於闡明精神科醫師在診斷實務上所存在的同異有很大的幫助，這讓他們（對精神疾病）的共識成為可能。[22]」。林宗義不懈的堅持意味著其他人需要遵從他對標準化的要求，但這讓世衛計畫的研究進程得以順利推展。

翻譯、語言、與誤解：PSE所存在的問題

關於標準化的相關爭議也延伸到了診斷標準的翻譯問題與工具上。世界衛生組織中使用的官方語言是英文與法文，但那些為了「專題討論會議和診斷活動所準備的文件究竟要使用何種語言」這個問題經常引發爭論。舉例來說，使用拉丁語系語言（例如葡萄牙文）的人會偏好使用法文[23]。類似爭論也會在世界精神醫學會於一九五七年蘇黎世舉行的第二次大會中出現。當時的議程最後同時以英文和國際語（Interlingua，一種從歐陸語言而發展出來、主要特徵為科學、自然且務實的國際輔助語言）進行發表[24]。該研討會是唯一有採納雙語政策的會議。因為當時，世界衛生組織的國際社會精神醫學計畫已經在倫敦啟動，這使計畫領導者自然地傾向使用英文。一九六五年十月，專家首次開會討論精神疾病診斷分類之前，有些會議的潛在參與者建議，所有會議中的對話應該被翻譯成其他語言。但是身為計畫領導人的林宗義並不認為有這樣的必要。他提議在會議中播放錄影影像時，只需提供英文字幕[25]。

然而，PSE的翻譯構成了另外一項挑戰。世界衛生組織總部希望確保所有的田野研究中心都儘可能以一致的方式呈現PSE中的問題。這些問題的表述方式和相

關範例的挑選都極為謹慎。任何習語（個人說話的特別習慣）都被極力避免。翻譯的品質則藉由回譯（將翻譯後的內容在沒有原文參照下重新譯回原本的語言）來評估其品質，確保具有相同的含義。該方法被用於IPSS計畫前兩階段，翻譯來自所有田野研究中心對症狀的描述[26]。然而，最主要的挑戰卻深植於跨文化之間的誤解、以及不同社會文化對於基本精神疾病觀念所存在的差異。舉例來說，在翻譯PSE列表的時候，專家們發現他們難以翻譯諸如「殭屍」、「自動化」、以及「機器人」等辭彙，因為就算在使用相同語言的不同文化中，這些詞彙所隱含的意義也是大不相同。在IPSS的結案報告中寫道，相較於其他參與研究的病人，這些詞彙較容易受到「中產階級的歐洲人」理解（表5.1）[27]。

早期反對PSE最力者來自美國馬里蘭州貝賽斯達的國家心理衛生院（NIMH）。舉例來說，在社會心理學的歷史裡，「朋友」一詞和人們現今理解的意義不同，它在評估社會退縮的脈絡裡被廣泛拿來形容各種社會關係，但該表達如今卻沒有精確的定義，非常難以翻譯[28]。其他PSE的問題諸如「上帝是否能與你直接溝通」也同樣被否決，因為這些問題處於信仰和心理病理學之間的灰色地帶[29]。NIMH的萊曼・溫（Lyman Wynne，一九九三－二〇〇七）拒絕使用世界衛生組織設計的PSE篩檢表，在一次與計畫主導者的通信裡，他寫道：「我們的感覺是，來自日內瓦的篩檢表單在某些方面比我們所發展的表單更不切實際……我認為問題的根源在於參與表單設計的日內瓦、倫敦、與貝賽斯達三方有著不同的經驗和觀點、以及不同的機構條件和內部問題[30]。」

林宗義壓制了來自貝賽斯達和其他地方的反對聲音，但來自NIMH的各種批評變得越來越多、態度也越來越強烈。如此跨大西洋的爭執成為計畫推展的重大阻礙，甚至讓世界衛生組織不得不延後研究期程。舉例來說，因為對思

表5.1｜PSE列表回譯的一個範例

原始的英文描述：「是否有其他外於你自身的力量驅使你做出、感受到、或是說出並非你意圖的事情，讓你彷彿是一個沒有自己的意志的自動裝置、機器人（殭屍）、木偶、傀儡？」	
上文第二句由其他語言回譯的結果	
西班牙文	你是否感覺字既像是一個自動裝置、或是一個機械娃娃（活死人、木偶傀儡）?
優羅巴語	彷彿你是一個沒有自己的意志的幻影（妖精、幻影、以及其他）?
丹麥文	彷彿你是一個自動裝置或是沒有自己的意志的機器人？
印度文	你就像是一個自動裝置、或者沒有己的意志的傀儡（殭屍、木偶、傀儡、以及其他）?
中文	彷彿你是一個自動的機器、或是沒有自己的意志的機器人（被超自然力量復活的屍體、木偶、以及其他）?
捷克文	彷彿你成為某種自動裝置、機器機械人（玩物、娃娃）?

覺失調症的研究而聞名的美國精神醫師萊曼．溫，曾表示計畫的延期並不意外，因為「我們投入許多時間來思考表單應該如何設計、以及如何將內容概念化……但考量當前跨大西洋之間的溝通困難，以及日內瓦、倫敦和貝賽斯達各自忙碌的行程，我很肯定在『讓所有人都跟上進度』這個念頭上，我們還會持續遭遇到各種問題[31]。」

NIMH對計畫的要求包括讓問診工具更加精簡、以及增加翻譯的準確性。根據來自貝賽斯達的專家，期待要「立刻」在各地的田野研究中心都原封不動的使用一份內容龐大的文件，是極為不切實際的[32]。而林宗義持續打壓反對意見，不僅是因為他希望在不經太多修改的情況下，持續進行研究，也是因為若希望計畫成功得仰賴他在管理上的個人權威和魅力。

一位具有實業性格的領導者

在科學研究裡，標準化是追求客觀性最常見的手段。然而諷刺的是，為了要在世衛內部已對心理衛生小組的信心動搖之下，達成標準化，就需要一個強而有力的人來排除萬難，決定什麼是需要被標準化的，以及如何達成。擔任領導者的人需要確保計畫被順利執行，沒有遭到太多反對。在有些人的回憶中，林宗義被批評成是一個太有實業性格的人。但同時，他也是一個仔細的聆聽者以及能言善道的溝通者。因此他在無數意見與批評中穿梭，進行各種統籌協調。許多他的同事記得他有能力快速摘要不同研究者執行的複雜研究內容，並且將他們各自的專業能力整合到自己所設想的計畫藍圖中[33]。在林宗義離開世界衛生組織之後，心理衛生課課長諾曼·薩托里斯接手他在精神疾病流行病學跨區域團隊中的位置，持續編纂ＩＣＤ第九版，他也被形容成是一個大膽且有魅力的領導者[34]。這些能力對於超克內部衝突以及成功動員一個大型組織來說是不可或缺的。在他的領導之下，ＩＰＳＳ和ＤＯＳＭＥＤ（ＩＰＳＳ的後繼計畫）分別在一九七三和一九七四年完成。因為這些成就，薩托里斯成為比林宗義更被稱頌的世界衛生組織心理衛生工作的領導者。

在世界衛生組織總部和田野研究中心的精神科醫師，其語言能力也同樣是一個能克服各種阻礙的重要因素。包括薩托里斯在內，幾乎所有人都能使用雙語，有人甚至精通三種語言，至少都有流暢的英文能力。這些專家也都接受跨文化以及跨語言比較的有效性[35]；因為有著共同的文化經驗和目標，他們認為國際社會精神醫學計畫所採用的是有效且可信的研究方法；然而，在地研究者就抱持相對懷疑的態度。舉例來說，來自丹麥奧胡斯的艾里克・斯特穆格倫（Erik Ströngren）對第二次日內瓦會議有著以下評論：「它只對我、或者精神醫師、或者具有雙語能力的病人來說有意義。但這樣的優勢其實並不多見。[36]」這樣的爭論也同樣出現於世界衛生組織總部和田野研究中心之間的通信中。儘管國際社會精神醫學計畫的面臨這些爭議，後來的第三和第四個階段又遭到延宕，但前兩階段的計畫仍然在一九七五年完成，即時提供了ICD第九版關鍵的科學知識。

根據林宗義的說法，專家之間的「共同興趣」以及他們對組織的認同與投身，讓計畫得以付諸實現[37]。但就如其他世界衛生組織的計畫，權力的階級關係也同樣扮演了重要角色。舉例來說，根據台灣田野研究中心的主持人陳珠璋的說法，林宗義選擇台灣當作國際社會精神醫學計畫的田野研究中心之一，有部分是因為個人理由。林宗義不僅能與來自他家鄉的同僚溝通無礙，使台北成為一個計畫中必須造訪的地點，也能讓在國外發展出反對執政黨意識型態、被納入黑名單的他，有回家的機會[38]。林宗義在人格上的特長，也是管理國際社會精神醫學計畫的重要資產。儘管如此，其他人際因素仍讓原本進展順利的計畫蒙上陰影。林宗義在一九六九年因為與心理衛生小組組長彼得・巴恩（Peter Baan）私下不和，因此離開日內瓦。兩年後，台灣不再在世界衛生組織中代表中國。

科技所帶來的承諾

一九六〇年初期，冷戰期間的科學創新加劇美蘇太空競爭，以及核戰的威脅。世界衛生組織中的專家則轉而冀望科技所帶來的承諾。隨著時間過去，科學家與他們所屬的組織逐漸將科技視為中立。科學的中立性使人們在解決自身問題、發展基礎設施、以及商業化研究成果時，自由地選擇最適切的科學手段。儘管如此，在二十世紀即將結束之際，社會科學家仍對世界衛生組織所推出最重要產物之一的ＩＣＤ系統加以批評，強調其所蘊含的政治問題以及技術基礎涵蓋的不確定性。有許多人將ＩＣＤ系統視為一種將既有的醫學偏誤加以編碼、淡化文化差異的資訊處理機制，其他人則將之視為某種受限於資料儲存和處理能力的科技物[40]。國際社會精神醫學計畫為ＩＣＤ系統第九版中的第五章奠定了基礎，其中貢獻的是替精神疾病做的一系列分類。和問診工具的標準化類似，「分類」此一行為挑戰了知識生產中立性的各種問題。然而，不可否認，標準化和分類都是讓計畫推進的主要驅力。

使用錄影帶進行記錄

為了要讓精神疾病的症狀可供測量，這些症狀首先要能以視覺化的方式呈現。兩次世界大戰的戰間期，醫學已經開始使用科技在醫院中進行各種紀錄，包括評估症狀、決定治療、以及監控疾病病程。二十世紀中期，動態的圖像科技轉變了記敘的方式，讓自然可以經由時序性的連續影像而非靜態的方式予以再現。動物學家使用錄影機來捕捉野生動物的影像，讓那些精妙而未被馴化的生態成為可見之事物。細胞生物學家則使用錄像技術來拍攝細胞的活動[41]。因此，那些形塑科學知識的科技也被納入精神醫學此一新興領域，最終被採用來定義新的精神疾病診斷標準。

精神科醫師使用影像科技，已有一段長遠的歷史。科學家們可能不會認為影像能夠正確掌握病態的心靈，但他們仍然相信攝影機可以幫助他們見證真理，對於使用最新的影像科技來發展各種診斷評量十分積極。舉例來說，攝影已經用於臨床觀察、檔案管理、以及傳遞知識的工具。一八五〇年，修．W．戴蒙（Hugh W. Diamond，一八〇九－一九九六）就已經用卡羅攝影法拍攝罹患精神疾病病人的臉部表情，這也是精神醫學攝影的起源[42]。根據戴蒙的說法：「攝影讓這些值得注意的個案能成為各種疾病的代表類型，並以這樣的形式永恆留存。他們不僅能存在於當下，而是能被永遠反覆觀察，攝影所呈現的是完美並且忠實重現的紀錄。[43]」戴蒙甚至是首先使用視覺科技來發展精神疾病診斷類別的醫師之一。他在英國攝影領域的聲望甚至還高過精神醫學。之後，身兼巴黎薩爾佩特里耶醫院內博物館管理員的神經學家尚－馬丁・夏爾科（Jean-Martin Charcot，一八二五－一八九三），因其使用攝影來描述不同類型的歇斯底里而聞名[44]。除了這些先驅者，精神醫學攝影在許多不同的脈絡之下因為諸多原因而被採用。攝影可以呈現診斷上的趨勢，建立關於特定族群的刻板印象，因此助長殖民主義和種族科學。舉例來說，曾經擔任世界衛生組織專家顧問的加拿大精神醫師愛德華・瑪格（Edward Margetts，一九二〇－二〇〇四），他在一九五〇年，於肯亞西部工作時發展出了用攝影記錄病人症狀的興趣[45]。這個方法讓他可以記錄當地對於精神疾病的傳統療法，建立和卡洛瑟「非洲人的心性」十分相似的種族刻板印象（詳見本書第二章）。

二十世紀後半葉，視覺科技從僅能捕捉靜態影像，進展到動態的領域。錄像技術與新的心理學理論在同一個時期開始發展，成為世界衛生組織在設計診斷訓練時的重要依據。錄像科技啟發了著名的精神科醫師約翰・鮑比（John Bowlby），他開始用錄影帶記錄因戰爭而被迫與父母分離的兒童經驗。在二次大戰結束後，英國克羅偉登縣

（Croydon）自治市的兒童局執行了一系列計畫，分析家庭失能的可能成因，並且發展出預防策略[16]。該計畫中的核心關切對象，就是未婚、離婚、或寡居母親的幼年子女。在計畫執行後不久，鮑比在世界衛生組織一場規劃兒童心理發展的研討會如此發言：「我的興趣特別在兒童從出生到三、四歲之間，與父母短暫分離的經驗對其人格發展所造成的影響。」他進一步解釋道：「在這樣的情況下，藉由參照在分離發生之後兒童所產生的高度負面和情緒性的反應，我們有了最好的機會來研究真實經驗（分離）和往後人格違常之間的關聯。[47]」他仰賴影像紀錄來為這些兒童的經驗提供證明。

在一九四八年四月聯合國社會委員會的第三次會議中，各界代表決定要讓鮑比執行一項針對流浪兒童的調查。一九五〇年，鮑比向塔維斯托克門診告假，前往世界衛生組織領導一個由哈利・斯圖雅特爵士信託基金所發起的計畫，主題同樣是流浪兒童。與鮑比一起執行計畫的夥伴之一是精神醫學社工暨心理分析師詹姆斯・羅伯遜（James Robertson，一九一一－一九八八）。羅伯遜當時注意到電影攝影機可以強化呈現人類行為（以及再現），向觀眾具體展示諸如流浪兒童等社會問題。羅伯遜在一九四八年，於倫敦的中央米德塞克斯醫院加入鮑比拍攝兒童與父母分離經驗的計畫。羅伯遜的工作成果證明了錄像影片的力量。在他第一部作品《一個兩歲兒童的醫院行》（一九五二）中，他使用小型手持式攝影機來捕捉一個兩歲幼兒勞拉在八天的住院過程中，儘管受到醫院員工悉心照料，仍然展現嚴重的情緒壓力。羅伯遜的電影成為兒童在與雙親（尤其是母親）分離時情緒需求的證據。

對於羅伯遜來說，錄像技術和影片所形成的視覺敘事是讓人能更貼近「事實」的工具。在一篇解釋研究過程的文章中，他寫道：「因為研究，而對一個社會情境進行錄影，其目的在於要捕捉最精確、未被扭曲的事實。然後，觀眾可以將影片呈現的內容與自己的經驗和想法做比較[48]。」考量到新科技的在場可能會讓其研究對象產生焦慮，羅伯遜小心進行了準備工作，讓他可以在最小干擾的狀況下記錄研究對象的情緒反應。雖然《一個兩歲兒童的醫院之行》看似是在研究過程中信手捻來之作，但其製作規劃其實花了整個團隊十五個月的時間。羅伯遜考慮了所有可能發生的意外情況，包括光線變化、天氣、以及拍攝過程中會損及對研究環境控制力道的人為因素。舉例來說，在一個十一乘以九呎的辦公隔間中要塞進一張嬰兒床、一張一般的床、一個置物櫃、一張椅子、還要架起一支（拍攝用）的腳架，這十分不切實際。因此，攝影機是由一個經驗豐富且熟悉環境的操作員手持，藉以捕捉所有發生的活動。

羅伯遜的電影對鮑比所提倡「長期與父母分離會導致兒童心理健康問題」的論點

有很大的貢獻。當時，鮑比是世界衛生組織心理衛生小組專家委員會的成員，與世界衛生組織的婦幼衛生照護計畫一樣，他主要關注的是疾病發生學。鮑比的研究工作呼應了聯合國社會委員會希望大家多加研究的方向：孤兒或因為其他原因與家庭分離而需要中途之家、機構、或其他團體照護的兒童[49]。」聯合國社會委員會僅限於關注在其原生國家無家可歸的兒童，但鮑比進一步納入因為戰爭或其他災害而流離失所、成為難民的兒童[50]。

除此之外，世界衛生組織心理衛生專家委員會也參與關於青少年犯罪的研究[51]。雖然在這個議題上專家觀點不同，但有許多人支持聯合國預防犯罪和對觸法青少年進行治療。由於鮑比的親子分離理論和世界衛生組織秘書長布羅克・奇澤姆強調家庭價值與存在目的的看法雷同，這樣的觀點讓世界衛生組織的計畫自然而然被納入婦幼照護的一部分。鮑比的計畫最終成為世界衛生組織在一九五一年出版的第一本官方單本著作《婦幼照護與心理衛生》。在以女性主義為出發點、關注女性安適狀態（well-being）的風潮興起之前，該書處理了一系列因為與父母分離而對兒童造成的負面影響，並讓鮑比著名的依附理論聲名大噪。

羅伯遜和鮑比顯然並非唯一認為在心理衛生工作中使用視覺科技是可行的人。世界心理衛生聯盟執委會主席暨影片顧問托馬斯・L・皮金頓（Thomas L. Pilkington），也十分熱切地想在日內瓦建立一個關注心理衛生的國際視聽中心。由於充分認識到影片在教育和治療上可以發揮的功能，世界心理衛生聯盟在其成立的第一個十年間就持續致力於「心理衛生影片的世界典藏」計畫[52]。對於皮金頓來說，影片的力量並不僅在於向大眾提倡心理衛生的重要，更在於它是一種極為方便、可以用來傳播新照護技術和方法的工具。舉例來說，他與其他人都覺得簡單的視聽輔助工具，例如電影、收音機、電視和錄音機，對於在資源稀缺地區（例如非洲）校園中的衛教有很大的幫助。

影片確實可以用於醫學指導，更重要的是，它是唯一一種可以使原況以栩栩如生的視覺和聲音的再現，並且將之保存的工具。因為這樣獨特的性質，影片最終在世界衛生組織的社會精神醫學計畫中，被運用來比較不同文化中的精神疾病症狀學模式。用皮金頓自己的話來說，「（影片）可以傳遞心理衛生治療與復健的方法，凸顯疾病發生學和精神壓力的樣態，也能以寫實的方式呈現疾病的發生和流行[54]。」

嚴謹的影像技術用於引領科學工作和規劃，世界衛生組織的國際社會精神醫學計畫也採用了和以上所討論一樣嚴謹的影像技術。計畫裡，病人不僅被鼓勵要在攝影機面前描述自己的症狀，也在過程中確保攝錄環境的標準化。林宗義回憶，身為心理衛生小組醫務官的他在一九五〇年首次來到美國時，對芝加哥科學與工業博物館中的錄影科技感到目眩神迷。他將這段經歷鉅細靡遺寫在自己的回憶錄中[55]。然而，當時作為第一代錄影機設備的機械，因為十分笨重、運作時會製造大量噪音，經常過熱，因此十分「讓人敬畏」[56]。世界衛生組織專家同樣對這些新科技寄與厚望。在倫敦，精神醫學研究所的英美聯合研究團隊在ＩＰＳＳ計畫正式啟動之前，發展出了一個「行動攝錄小間」，讓錄影設施的操作遠比先前對使用者更加友善[57]。當時錄下的問診過程後來呈現給英國與美國的精神科醫師，發現兩國在診斷結果上有著「驚人的差異」，因為問診過程存在影像紀錄，讓他們可以肯定：診斷標準本身的差異，是兩國診斷結果不同的主因。

世界衛生組織藉由嚴格約束研究者的主觀視覺經驗，試圖藉此避免研究者本身的偏誤。在國際社會精神醫學計畫第一階段的診斷練習中所使用的設備，就確保了用一樣的蒐集方法，蒐集不同環境裡的病人影像。這些設備包括一台轉速為每秒二十四格、寬度為十六釐米膠卷的放映機，和一個直徑十四吋、容納膠卷長度二四〇〇呎的標準片盤。所有的問診錄影都有轉成校對過的逐字稿，並且透過複寫機謄打[59]。至於翻譯，專家曾經討論要製作使用當地語言配音的錄音帶，並建立視聽實驗室。倫敦精神醫學研究所對於這個想法表示了高度興趣，最終向電影公司尋求協助[60]。

資料管理的科技

電腦科技發展的早期，研究者比較了人腦與電腦在運算和其他性能上的異同。二次世界大戰期間，電腦科技的發展是由「機器是否能思考」的問題所驅使[61]。像是在布萊切利莊園，艾倫・圖靈的計算機協助同盟國破解納粹德國用於通訊的恩尼格瑪密碼機。在同一個機構，研究者也企圖洞悉納粹的通訊和宣傳手法。二次世界大戰即將結束之際，科學家們開始對「控制論」，也就是用機械系統的運作原理（尤其是對輸入所產生的回饋），來解釋其他社會、生物系統感到高度興趣。第一台以控制論作為理論基礎生產的「控制機」在一間精神醫院中製造出來，隨即吸引了全世界的目光。巴恩伍德之家（一家位於英格蘭格洛斯特的私人心理衛生醫院）的首席研究員暨英國皇家陸軍醫學隊少校羅斯・阿什比（Ross Ashby，一九〇三－一九七二）受到他的病人所啟發，在一九四九年向《時代》雜誌表示他發明了「恆定器」，它是「當時在設計上最接近人腦的機械[62]」。除此之外，歷史學家還揭露了美國心理學家卡爾・霍夫蘭德（Carl

Hovland，一九一二—一九六一）和加拿大精神科醫師依文．卡麥隆（Ewen Cameron）兩人所進行有違倫理的研究：他們使用新科技來了解並進一步操控「敵人」的心理狀態。他們的研究持續到冷戰時期，進一步使用科技工具來改變人的心智。這也讓卡麥隆被懷疑有涉入美國中央情報局的MKUltra「洗腦」計畫[63]。儘管受到科學史學家批評，這些研究仍引領風潮，推進精神醫學界使用科技來研究人類的認知學習機制[64]。舉例來說，霍夫蘭德後來發展了一套模擬人類思考機制的電腦程式，並且採用新的數學理論來解釋人類的大腦如何形成新的觀念。

二次世界大戰後，醫學科學與其他科技領域進行了活躍的交流。著名的美國神經學家與電腦技師沃倫．麥卡洛（Warren McCulloch，一八九八—一九六九）在一九四九年受邀到美國電機工程研究所進行演講，他宣稱「『最終單元（控制論中系統的最小元件）』的概念已經被應用於傳播領域，導致了許多在計算機設計上的重要突破，同時也讓我們對大腦的運作方式有更多了解。[65]」他的看法意味著腦科學家大量仰賴電腦科技，不僅用於資料儲存，更用於資料處理以及詮釋。也有證據顯示在二次世界大戰之後，美軍對於控制論的採用，強化了精神科醫師的權力施展。舉例來說，在懷特．艾森豪擔任總統期間，蘭德公司（RAND，當時為美軍提供情報分析服務的智庫）使用電腦來建立數學模型以及分析模擬情境。此外，美國政府也為了探索心戰的可能性，因此支持了隨後針對退役軍人的心理測驗[66]。

然而，由於戰後第一個十年間，電腦軟體的發展速度緩慢，對於「精確的捕捉精神症狀」的期待與實現之間，仍然存在著巨大的鴻溝，直到一九六〇年，美國衛生部長才核准在馬里蘭州貝賽斯達的國家衛生研究院裡的研究服務部門內成立「電腦與資料處理支局」。在那之後，電腦研究與科技部門也隨之創立，資料管理的科技也在世界衛生組織國際社會精神醫學計畫執行的過程中有了許多進步。一九六五年，有一場研討會的主題就是討論電腦在心理衛生、電子病歷系統、以及病人管理等議題上可能扮演的角色[67]。那時候，電腦可以自動產出給病人填答的問卷；例如麻省綜合醫院應用多重編程系統（MUMPS）等程式語言可以用來管理病歷資料庫[68]。除此之外，國家衛生研究院在貝賽斯達成為唯一一個完整安裝了由ＩＢＭ公司開發的分時電腦的超大型機構。這台分時電腦對於研究院有著極大的助益，機構裡有超過三千位在國家心理衛生院八棟建築裡工作的科學家同時進行工作[69]。

在ＩＰＳＳ計畫剛開始的時候，資料處理的速度慢到各地的田野研究中心無法順利執行工作，而必須要將症狀相關資料送回世界衛生組織總部，之後再由總部將資料轉交給倫敦或貝賽斯達來進行處理。一九六五年末，要在倫敦維護以打孔卡為形式儲存的坎伯韋爾登錄系統（見第三章）變得太過於耗費時力。於是，一九六六年，該資料庫被轉存到倫敦大學阿特拉斯（Atlas）型電腦的磁帶上。該系統是由費朗提（Ferranti）和普萊西（Plessey）兩間公司與曼徹斯特大學共同研發的。在正式開始運行時，它被公認是世界上速度最快的超級電腦[70]。倫敦大學的阿特拉斯型電腦屬於第二代的電腦。它的體積更小，但只有一萬六千個字元的核心儲存量、八個安培克斯（Ampex）磁帶槽、四個打孔紙帶讀取裝置、三個打孔器、兩個讀卡機、一個卡片打孔器、以及兩個安培克斯列印機。有了這些設施，一個漸次更新系統得以被發展出來，並且可以分析來自不同醫院的資料。很久之後，一系列可定期生產可靠年度統計資料的分析程式，才開始被用於分析坎伯韋爾登錄系統，也就是第二章提到的地方精神流行病學雛型研究[71]。

計算機軟體

除了硬體之外，軟體的發展也同樣扮演了關鍵角色。一九六〇年末，新軟體的大量出現讓勞動密集的傳統紀錄保存和處理過程逐漸被取代[72]。一九六〇年代末期商業軟體出現進展之前，科學家已經開始寫出各種指令讓電腦可以執行特定工作，蒐集以及分類大量的資料集[73]。為了要解決複雜的分析問題，英國精神科醫師約翰・溫寫出了ＣＡＴＥＧＯ此一軟體。ＣＡＴＥＧＯ可以對精神病理學症狀描述做出分類，並且將已分類的精神疾病自動歸納。除了因爲資料蒐集的需求而發展出ＰＳＥ問診工具以外[74]，溫更進一步策劃了一個完整的分析系統。ＣＡＴＥＧＯ的精神疾病分類可以與當時正在進行改版的ＩＣＤ系統放在一起使用。該軟體也可以過濾出被有「雙重診斷」的個案、或者「共病」現象的發生。林宗義誇讚電腦「與臨床醫師的診斷不同……它為我們完成了謹慎且客觀的工作。因此，確實性、可信度、可靠度、以及一致性都可以被確保。它的態度完全中立，不會有偏見[75]。」

一九六〇年代，美國臨床醫師也嘗試在電腦診斷系統中使用ＤＳＭ第二版，但他們的努力以失敗告終。這不僅是軟體的問題，同時也是ＤＳＭ作為分類系統本身的問題[76]。由於ＤＳＭ薄弱且模糊的命名法，其第二版在當時既沒有對所述及的許多診斷方法進行驗證，這些診斷在內容上也未必可靠[77]。在日內瓦，世界衛生組織的心理衛生小組則使用軟體來驗證診斷。在ＩＰＳＳ的診斷訓練活動中總共蒐集並保存了一二〇二組個案記錄和PSE問卷。CATEGO則將症狀經過十個階段後予以分類[78]。舉例來說，在第一個階段，症狀「控制的幻覺」包含六個可以被評為0、1、或2分的問項。因此，如果所有的問項都被評為2分，那其症狀總分就是12分。如果有任何一個問項被評為有完整出現、或者有任兩個問項被評為部分有出現，則電腦會將該症狀的整體評估記錄為「有出現」。如果只有一個問項被評為有部分出現（獲得1分）、或者所有的問項都被評為0分，則症狀整體會被視為「沒有出現」。

CATEGO的第二個階段結合各種被評估為「有出現」的症狀，來形成三十五類不同的症候群。舉例來說，第一個症候群由五個症狀所組成：譫妄、幻覺、思維廣播、思維植入、思維被盜、幻覺。它們是由庫特・施奈德（Kurt Schneider，一八八七－一九六七）在一九三八年首次提出思覺失調症的主要特徵。這些症狀被視為「一級症狀」，直到今天都被還許多執業醫師認為是思覺失調症的最基本特色。在形成症候群分類後，CATEGO接著會向電腦傳達指令，命其列印出病人呈現的症狀、明確程度、以及獲得的評分。這些資料構成對疾病分類的基本描述性材料。在後續的階段，CATEGO納入三十五個症候群分類的症狀組合規則，基於PSE的症狀評分來為每名病人標上數個描述性的症候群分類。

對科技的疑惑

專家們有時也會對新科技感到疑惑，多數時刻是因為他們並不相信人工智慧具有可以描述一個人心智狀態的認知能力，這樣的焦慮不時地在精神科醫師以及一些醫學專家身上出現。然而在政治和文化層面都發生巨變的一九六〇年代，科技成為精神醫學發展的核心。舉例來說，影片《一個兩歲兒童的醫院行》後來成為極具影響力的教育素材，提倡住院兒童也急需父母的訪視，同時也需要玩樂。雖然這部電影讓該醫院的員工感到挫敗，他們自認立意良善，但還是遭受某種程度的打擊。然而，究竟在過去百年間的精神醫學發展歷程中，精神疾病的受苦是否真的能在所謂「電影技術促成的神經學凝視」（*gaze*）之下被視覺化？這個問題的論辯仍在持續[79]。

科技一直同時帶來焦慮和希望，它被用於觀察，讓人們更加依賴。在一九六〇年第四次世界衛生組織的疾病分類專題研討會的閉幕式中，來自匈牙利的L・安吉爾博士質疑電影是否是一個適切的展示方法。在他的觀點之中，「人類大腦的運作方式和計算機械完全不同」，他建議要發展「新的（症狀）闡述方式」和「放大觀察症狀的方法」。他希望藉由能達成「五位數細分」的「高度發展的電子計算機技術」，來擴展

ＩＣＤ原本三位數的分類系統[80]。他的呼籲與ＩＣＤ工作小組原本希望避免分類系統過度艱澀複雜的想法背道而馳。諷刺的是，它與ＩＣＤ工作小組相反的觀點，在今日卻被健康保險公司採納，而相關科技也在今日有了健全的發展基礎。

中立性的錯覺

科學知識的社會學家們認為對事物分類是人的一種天性。這樣的論點有兩種不同的意涵[81]：其一是人類自然而然會對周遭事物進行分類，其二則意味著任何被建構的詞彙標籤都可能反映著建構者的價值判斷和世界觀，因此是武斷的。當國際社會精神醫學計畫試圖尋求要將測量精神疾病症狀的評估工具標準化時，該計畫捨棄各國當地的官方統計數據，改以聯合國及其隨附組織認為具有迫切需求的國際比較系統來取而代之。因此，世界衛生組織蒐集的健康和疾病資料，反映了聯合國和其隨附組織在標準化、進行整合和編纂國際資料時的優先順序。然而，標準化的過程裡對世界各地文化所進行的轉譯，也同時反過來強化了世界衛生組織的機構建制特徵、以及它的科學主張[82]。總而言之，社會精神醫學計畫建立了一套「認識」精神疾病的方法。

儘管一些科學家對科技抱持著猶豫的態度，科技仍然是世界衛生組織社會精神醫學計畫的核心。當科學家為了克服困難而發展新科技時，這些科技也塑造了知識發展的軌跡。跨領域的科學專家找出並打造出可以作為「邊界物（boundary objects）」的科技，在跨領域的執業專家彼此進行協調時，他們用這些邊界物來引領他們的工作[83]。儘管科技扮演了重要的角色，它仍然僅是為人類服務的邊界物，其地位取決於人們對「科技能達成什麼」的想像。而世界衛生組織所採用的科技，「一方面具有足夠靈活性，能適應在地需求和各方使用者對其加諸的各種限制；另一方面又足夠堅固，能在不同的位置都維持著相同的樣子[84]。」然而，並非所有科學家都了解這些科技。社會精神醫學計畫的第一個專案協調員林宗義就回憶道，除了他相對熟悉的CATEGO軟體之外，他很難了解由J．J．麥基恩所開發的一種「階段集束分析」及其使用的複雜演算法[85]。此外，所有蒐集的資料都被送往貝塞斯達的國家衛生研究院進行處理，因為連日內瓦和倫敦的專家也都不了解這些電腦系統。然而，科技在當時確實反映了人們共同的願景，即電腦可以執行超出人類計算能力的任務。計畫的策劃者、統計學家、以及與計畫合作的臨床醫生都採用了各種科技，他們認為科技在實現其共同目標上至關重要。但與此同時，科學家們尚未能預見「量化」所帶來的風險：人類被化約為能取代身份、性格、和文化的各種數字。

在世界衛生組織中，計畫的參與者們依據對「世界公民身份」的共同觀點採取行動。在這樣的意義上，世界公民身份或許可以被稱為一種近似於邊界物的「邊界概念」[86]。或許最了解這個概念的含義的人只有布魯克·齊澤姆一人，但世界公民身份提供了一個可以為計畫賦予意義，卻又定義寬鬆、相對靈活的目標。早期，世界衛生組織的科學家們就曾有共識，要想像出「精神疾病的普世標準」。世界衛生組織國際社會精神醫學計畫因此採用了各式各樣的科技，但這些科技從來都不是中立的。雖然研究成果達成了一定的客觀性，但這些科技也因為困於何謂「客觀」而強加了嚴格的標準，結果變得過於僵化、無法在疾病分類中包容更廣泛的細微差異，因此被批評為「抹平」了科學。舉例來說，研究精神疾病分類的著名學者亞森·雅布倫斯基（Assen Jablensky）就批評：分類系統的僵化導致臨床醫師不願區分一些性質明顯不同、但症狀相似的精神疾病，比如思覺失調症和情感障礙。這導致他們執著於針對非病理的認知和情感偏差找尋分類上有效的解決方案[87]。

世界衛生組織是一個獨特的機構。經過七十年的發展，儘管其官僚主義、以及以「全球南方—北方」做為劃界基礎的發展主義都招致批評，但其組織建制仍然反映了二次世界大戰後近乎烏托邦式的科學國際主義。世衛組織仰賴那些為其建構標準化的專家，以動員大型內部單位（例如心理衛生小組）及其合作者去進行他們眼中的「可行的計畫」。計畫領導者對內要具備足夠能力處理複雜的行政工作，對外則必須克服自己的國籍和整體國際關係環境所施加的限制。為了回應戰爭所帶來的摧殘，科學家們積極參與了「制定普世標準」的歷程。然而，為了實現「普世性」所承諾的益處，他們犧牲了更加去中心化和更加民主化的知識生產模式、以及讓所有參與者都可以平等成為貢獻者和受益者的可能性。

就如同雅克．德希達所批評，檔案的存在本身就反映了某種暴力[88]。將事物建檔的過程摧毀了他們在不同時間和空間脈絡下，被以不同方式呈現的可能性。在世界衛生組織中使用的錄像技術可以說是這種暴力的具體案例。錄像技術詳細捕捉了精神疾病的症狀，但這些看似普世客觀的症狀描述，其實僅奠基於那九個田野研究中心，以及由其合作醫院招募的病人。這樣一來，那些沒有精神醫療照護系統的田野，就無可避免地成為資訊缺漏的地方。科學家寫出了各種軟體來分析他們通過錄像科技蒐集的精神疾病症狀，並渴望能開發出更具權威性的機器來對症狀進行更細緻的分類。但在他們狂熱地以標準化的方法來再現事物時，也導致了德希達所謂的「檔案的錯覺」。

在那之後，人們的心靈世界和對「正常」與「瘋狂」的道德認知，將會由那些一開始就被認定為客觀且無偏見的科技所中介。在這樣的意義上，標準化的過程反映了執行世界衛生組織社會精神醫學計畫的科學家們所具足的能力、以及他們同時擁有的弱點。

CHAPTER 6 不滿

當世界衛生組織的專家們決定要研究精神疾病的普遍特徵，並對其進行分類時，代表他們需要在許多事物上達成共識。在日內瓦，「世界公民」的精神不僅瀰漫在當時的組織氛圍中，也影響了各種計畫的規劃與執行。參與國際社會精神醫學計畫的精神專科醫師們，則為了實現目標而構思一套可行的科學方法。他們如何設計國際科學合作的機制反映了世界衛生組織的時代精神。然而，各種現實的條件，包括官僚體系、冷戰時期的國際關係、對科技的依賴、以及不斷變遷的研究方法論，都阻礙了以真正民主的過程產生科學知識的可能性。一段蜜月期之後，新的理論和方法又再次興起，對先前普世、統攝和量化導向的精神醫學觀點提出嚴厲批判。

一九七〇年代之後，世界衛生組織引起的不滿與日俱增。當時，相較於組織內其他傳染性病防治計畫，社會精神醫學計畫及其成果，都因為經費短缺、資源不足和人力缺乏而蒙上陰霾。為了在困難重重的環境中持續運作，世衛發展出了自己的知識生產模式，可惜這種模式與製造業中的流程分包模式十分類似。世界衛生組織雖然主張與發展中國家合作，但其第一個大規模心理衛生研究計畫並不像內部專家所聲稱的那樣去中心化和民主。那時，這些專家將健康問題視為經濟問題的延伸，因此組織最初的目標是透過促進發展中國家的經濟來改善其健康狀況。誠然，這些國家國內的經濟生活確實有了不同程度的改善（尤其是在亞洲），國民的健康狀況也隨之有了顯著的改善。促進此種經濟發展的一個重要因素是世界衛生組織所採用的「出口加工」生產模式，在此模式之下，發展中國家要遵循組織所設計的運作規範。

世界衛生組織的產物並非有形的物品，而是透過去中心化的組織架構、外包的機制、以及量化的疾病分類方法，來生產科學知識。但國際社會精神病學計畫是否在本質上與世界公民身份的願景相符？它對精神疾病樣態的描繪是否足夠全球化？新建立的疾病分類系統是否如預期一樣能被廣泛採用？在推進精神病流行病學的方法和內容的同時，對精神疾病的審視和對這些疾病特徵的歸因，無疑都有所進步。今天，國際疾病分類系統（ＩＣＤ）的修訂仍在進行中，似乎也正在擴大其在全球各地的應用範圍。

因應內部爭議而提出的各種方法

一九七〇年代初期，世界衛生組織國際社會精神醫學計畫的兩大全球性成果是「國際思覺失調症前驅研究（IPSS）」、以及在ICD第九版中修訂的精神疾病分類。新的疾病分類系統因為比先前的系統更加全面，因此可以說是當時的「黃金標準」，很快就對全球心理衛生研究帶來許多助益。當IPSS計畫結束時，心理衛生小組已經在諾曼．薩托里斯的領導下拓展成一個獨立的部門。該研究也為國際精神病流行病學奠定了基礎。其後續研究「嚴重精神疾病結果的決定因素（DOSMED）」確定了思覺失調症的終身罹病率在全人類間約為百分之一至二。DOSMED的研究結果為「思覺失調症在所有人口群體中的發生頻率相同」此一論點提供了有力的證據，這是世界各地的精神科醫師都普遍認可的疾病盛行率觀點[1]。該研究也顯示了發展中國家的思覺失調症患者具有較佳的治療成效。這也讓DOSMED成為在發展中國家進行心理衛生介入時，最被廣泛引用的研究報告之一。

然而，批評世界衛生組織研究成果的有效性，也開始逐漸浮現。對於有些研究者來說，思覺失調症依然是一種具有異質性的精神疾病。舉例來說，劍橋大學教授馬丁．羅斯（Martin Roth，一九一七－二〇〇六）和他的精神醫師同事Ｈ．麥克蘭德（H. McClelland）強調有必要更廣泛地思考具有精神病症狀的相關症候群。他們認為ＩＰＳＳ計畫只呈現了該疾病的核心診斷標準，但忽略了其他非典型，但仍然與思覺失調症有所關聯的症狀，以及因這些症狀而受苦的個人或群體[2]。除了他們之外，還有其他人對世界衛生組織的研究也提出強烈批判，例如倫敦衛生和熱帶醫學院的著名人類學家亞歷克斯．科恩（Alex Cohen）。科恩和他的同僚採用完全一致的審查方法，回顧了在十一個中低收入國家所進行的共二十三個不同的思覺失調症療效長期研究，得出以下結論：思覺失調症的臨床治療結果、疾病進程的發展模式、以及其所造成的失能與社會影響，都需要進一步驗證[3]。在評價ＤＯＳＭＥＤ計畫時，他們的分析也指出：患有思覺失調症的患者不一定都會出現預期的臨床治療結果。相反的，使用的生物醫學療法、殘疾和社會功能、婚姻和就業狀況、家庭的作用、以及死亡率和自殺率在不同國家之都間存在差異。這使科恩和他的同僚將精神疾病治療結果的變異歸因於前述的社會條件。[vi]他們的挑戰使ＤＯＳＭＥＤ的研究成果充滿爭議。世界衛生組織的研究再也不是某種可靠且毫無疑義的科學公理。

儘管被批評為忽略精神疾病的異質性，ＩＰＳＳ計畫的結論實際上卻是十分保守的。該研究只有九個國家參與，且從未聲稱有普世皆然的思覺失調症診斷標準。相反的，它只證明了具可靠性的跨文化研究是可能的。若回顧IPSS計畫的研究過程，世界衛生組織內外都有對其宏大野心的質疑聲浪。許多在計畫初期被提出的疑慮，可以說是預言了今日全球衛生領域的主要爭論議題。舉例來說，密爾班紀念基金會的計畫贊助人厄尼・古倫伯格在接受林宗義的邀請參加IPSS計畫的第二階段時，就表達了他認為「疾病分類」本身存在著根本的問題：「首先，從小規模的單一疾病開始（進行研究），這樣的概念是可以接受的。」但他繼續說道：『但是一個國家或地區的內部差異極其難以量化，在國際性的脈絡中更是如此。有些（被選為研究場址的）城市在社會文化環境方面，也有著明顯的內部差異，這些差異同樣很難被客觀的量化[4]。』除此之外，IPSS計畫還因為在有限的計畫期程中提出了太多太廣的問題，因而受到批評。

世界衛生組織的歷史上還有其他計畫，最初野心勃勃，但最終只能縮小規模。國際社會精神學計畫裡，有些熱門的精神醫學趨勢，不得不為了滿足當時學界主流需

vi 校註：也因此，思覺失調症是否為「一種」疾病也開始受到質疑。

求而遭到冷落，這包括源自弗洛伊德精神病理學的診斷傳統、以及精神反應性憂鬱症或心因性憂鬱症。這些以精神混亂（或歇斯底里）為主的症狀，很難被整合到當時發展中的標準化診斷系統中[6]，因此被歸類為躁鬱症或神經症。維也納的精神科醫師漢斯・施特羅茨卡（Hans Strotzka，一九一七－一九九四），就曾在一封寫給林宗義的信中評論道：「在規劃未來會議時，並沒有提到『神經症和心因性反應』，但這些卻是最常見也最迫切需要被釐清的精神疾病[7]。」除此之外，身為約翰・溫的妻子、「ＩＣＤ系統的使用者」、且後來因其對亞斯伯格綜合症候群的研究而聲名遠播的蘿娜・溫（Lorna Wing），她也對這種疾病分類系統的有效性有所微詞。根據她一九七〇年代在坎伯韋爾進行的研究，超過百分之二十四的精神病患者具有精神疾病的潛在或誘發原因。因此，她認為ＩＣＤ過度依賴現象學而非嚴謹的精神病理學[8]。

此外，世界衛生組織雇用的統計學家們也對ＩＣＤ系統表達了其他擔憂，因為他們注意到日內瓦總部的科學家和田野研究中心的臨床醫生之間的語言隔閡。舉例來說，在倫敦受訓的衛生統計學家艾琳・布魯克（Eileen Brooke，一九〇五－一九八九）在非常早期就曾報告過：「若從ＩＣＤ系統實際的操作表現來看，其分類方式實在無法讓人滿意。她指出，為研究計畫而產出資料的精神科醫生使用術語、與ＩＣＤ分類中使用的術語之間存在諸多扞格。此外，她也擔心統計所使用的病人登錄資料僅蒐集了精神科醫院中的住院病人：「（所蒐集的）研究材料並不包含來自一般醫院精神科部門和觀察病房的數據，但它們（精神病院）只為極少數的精神病患者提供服務[9]。」有趣的是，在世界衛生組織總部的專題討論會中，布魯克通常是在以男性精神醫師為主的會議桌上唯一的一位女性專家。在修正性別不平等的意義上。她的意見因此對男性主導和沙文主義文化盛行的世界衛生組織帶來難得一見的貢獻。她回憶精神醫師和統計學家之間合作的困難時，曾說道「在這兩類專家之間要實現有效合作，可以說是問題重重。其中一個困難是由於訓練背景上的差異。統計學家們被告知要進行分析、將大量數據分成小組（以顯示趨勢）。而另一方面，臨床醫師所接受的訓練主要在於融合，也就是將各種跡象、訊息和評量結果結合在一起，並將之組合成診斷[10]。」即便在以男性醫師為主的世界中，她的聲音很少被聽到，但身為醫療統計學家，她仍然致力於改善長照健康資訊系統。

呼應著布魯克的擔憂，約翰．溫建議世界衛生組織納入他與妻子蘿娜．溫正在開發的坎伯韋爾病患登錄系統。該系統的資料庫中包涵了接受任何形式精神醫療服務的所有患者，而不僅僅是住院患者。基於坎伯韋爾登錄系統的資料，他們兩人進行了許多的流行病學調查，其中之一聚焦於精神醫師最常用、因此對於規劃當地的精神衛生服務非常重要的療法：心理治療。兩人首先確定了登錄系統中曾經接受心理治療的病患人數，據此估計了在門診接受治療和被轉診來接受心理治療的患者人數。他們發現，坎伯韋爾登錄系統中，在門診接受心理治療的患者人數是東南英格蘭其他地區的兩倍，轉診來的患者人數則高出三倍。這樣的數據顯示，在精神科服務相對豐富的地區，患有嚴重精神疾病的患者數量更多。如此一來，心理健康服務可近性與精神疾病的盛行率之間的正相關性，意味著兩者可能存在著因果關係。

由於這樣的研究結果十分出乎意料，約翰・溫和蘿娜・溫夫婦在世界衛生組織的社會精神醫學計畫進行到一半時，警告說該組織們與自己所進行的研究，都存在著許多限制：「我們不能純粹從統計趨勢或差異中得出臨床上的結論……即使更多的病患可以獲得轉診、接受心理治療，這並不意味著我們應當這樣做。[11]」他們的研究因此呈現了診斷工具與實際疾病之間所存在的共生關係。在特定地理範圍內缺乏令人滿意的診斷語言，是否意味著當地不存在心理衛生問題？這些在當時所提出的擔憂，一定程度上反映了後來一些學者對IPSS計畫的批評，也就是它並沒有反映出跨文化疾病經驗的一致性（尤其是在醫院以外的情境中）[12]。當前的研究者則試圖透過改進流行病學研究來回答這樣的問題，例如：以其他方式、從所在地醫療機構以外的地方來募集病人。

在世界衛生組織國際社會精神醫學計畫中，前兩個階段是同時啟動的，因此疾病的分類工作，會在疾病樣態研究正在發展的時候也同時進行。在IPSS計畫的執行期間，世界衛生組織總部製作了一個由研究人員共同制定的定義詞彙表，以釐清研究中使用術語的意涵。但當這個詞彙表出現時，該計畫已經進入了第二年的尾聲[13]，並引起了來自世界各地的爭議。舉例來說，來自美國馬里蘭州貝塞斯達的國家心理衛生研究院的約翰・斯特勞斯曾主張要放棄某些可能使人們誤解的術語，因為它們被不同背景的人以不同的方式使用[14]。雖然研究人員最終確立了這些術語的操作定義[15]，但一開始時，精神科醫師們可以同時使用詞彙表、或者其他自己認爲適當的方式來使用這些術語，藉以推進他們的工作，將修正和修訂的工作留到將來再進行。

此外，並非所有的研究參與者都嚴格遵守計畫的規範。有些在地的科學家藉由調整研究方法，企圖吻合世界衛生組織總部期待的結果。這進而也顯示了參與計畫的科學家們渴望在國際科學計畫中，產出令人滿意的數據。例如在台灣，作為參與計畫研究者、同是林宗義學生的陳珠璋和莊明哲更改了世界衛生組織所制定的研究流程，採用同一個觀察者「連貫」訪談病人的方式，而非「同時」訪談（每個病人都被兩個觀察者各訪問一次）[16]。原本這個規範的目的是藉由觀察者之間達成共識，來讓術語使用的模糊性越少越好。隨著IPSS計畫的進展，科學家們觀察到台北和卡利的思覺失調症患者呈現了與日內瓦所記錄的平均值相似的評估得分[17]。在台灣的案例中，這可能是因為在台北參與計畫的精神科醫師們和身為國際社會精神醫學計畫第一任主持人林宗義之間有緊密關係的緣故。

分類謬誤以降

國際社會精神醫學計畫其中一個遺緒是精神疾病的國際分類系統。然而，這些新的分類似乎無法充分解釋人們精神受苦的內容。有趣的是，所謂的文化依存症候群，包括林宗義所觀察到的症狀，並沒有被納入一九七五年ICD第九版所發佈的世界衛生組織研究結果。這種發展情形有幾個可能的原因，其一是當時世界各地已經在進行精神疾病統一症狀的識別；其二是世界衛生組織提倡的「世界公民身份」意識形態和對國際科學烏托邦是曇花一現的。在結構層面上，原本創立宗旨是要對世界衛生組織與文化相關心理衛生議題提供建議的世界心理衛生聯盟，卻逐漸在國際社會精神醫學領域中被邊緣化。此外，在疾病分類系統中，「文化作為心理病理學決定因素」此概念持續擱置，直到下一版ＩＣＤ系統的修訂時，文化依存症候群才在一九九〇年獲得世界衛生大會的認可，並在一九九四年被世界衛生組織成員國正式採納，以「文化專有疾患」(culture-specific disorders）稱之[18]。因此，ＩＣＤ第十版應驗了流行病學暨人類學家羅伯特．漢恩（Robert Hahn，一九四五－）的論點，即所有疾病都與文化有關[19]。然而，一九五〇年代中期的ＩＣＤ系統，當時仍然囿於科學國際主義的樂觀理念、以及支持這樣理念的組織文化。

因此，當ＩＰＳＳ、ＤＯＳＭＥＤ和ＩＣＤ第九版的修訂結束，新的疾病分類和診斷標準開始獲各地使用時，與（這些研究計畫背後的）世界公民身份理想相關的各種問題，開始浮上檯面。儘管如此，世界衛生組織的專家在一九六〇年代和一九七〇年代持續分析世界各地所觀察到的疾病，其中有些研究者承襲了殖民時期種族科學的遺產，有些人則反映出「去殖民」脈絡下新興的國家身份認同。舉例來說，有些人仍然認為非洲人在遺傳和文化上都是與眾不同的，這種假設與Ｊ．Ｃ．卡洛瑟的著作中呈現的殖民種族主義有關，主要是針對非洲人的生物建構論[20]。有些精神病流行病學的專家們還批評世界衛生組織的精神疾病分類未能解釋具有跨國特徵的精神受苦樣貌，最終，在心理衛生領域中對精神疾病發生率的量化測量逐漸停止。相反的，為了提供衛生介入的基礎，研究者們探索精神疾病可能的基因、環境、階級和文化決定因素。直到一九九〇年代族群健康問題在美國引起關注時，針對特定種族或族群健康情形的統計系統才達成標準化的共識[21]。然而，從一九七〇年代開始，進行田野調查的人類學家們便發展出了許多新方法，這些方法強調了全球精神疾病研究中的文化因素。

「某些精神疾病乃是在文化因素調節之下的展物」此觀點最著名的支持者之一是凱博文（Arthur Kleinman，一九四一－），他是哈佛大學的精神病學家和人類學家，一九七〇年代先是研究了台灣的結核病，隨後又進一步發展了他在中國對「抑鬱症」和神經衰弱的著名研究vii。身為首位進入仍處於共產鐵幕中國的美國精神科醫生，他認為跨文化精神醫學研究所使用的標準化方法會產生分類上的謬誤[22]。凱博文強烈批判世界衛生組織在疾病分類系統的發展過程中忽視了大中華地區[23]。他在台灣和中國進行的田野調查中，發現社會性的受苦經驗會鑲嵌於身體形式的病症中，並且依循特定的社會和政治脈絡表現出來。此外，他進一步發現相較於使用「抑鬱症」一詞，中國人使用的是存在更久且更被社會接受的「神經衰弱」，即使它們指涉的是同一種病症[24]。

凱博文的學生之一、來自香港的李成（Sing Lee）又進一步指出，在後毛澤東時代的中國，神經衰弱是深植在複雜的歷史、社會、政治和經濟發展過程裡多重利益交織而成的一種產物。「改革開放政策、DSM的話語霸權、個人經驗的去政治性、以及受苦經驗的跨國商業化」這些因素都促成這些「新發現」的疾病分類的誕生[25]。

面對凱博文的批判，世界衛生組織也提出了自己的反駁。但無論如何，在中國被「重新發現」的神經衰弱指出了一個根本性問題[26]。在世界衛生組織的早些年，將臺灣認定為代表中國的國家，這導致了中國人口在研究中樣本不足的問題。然而，這個問題要直到一九八〇年代跨文化精神醫學成為現代精神醫學發展中的重要環節時，才獲得深入的探討。一九七〇年代中期，儘管只有思覺失調症的普世性特徵得到了跨文化流行病學證據的驗證、且世界衛生組織沒有計畫對其他精神疾病使用相同的方法進行研究，診斷標準仍被認為是一種國際準繩。從一九七〇年代中期到二〇〇〇年代，世界衛生組織逐步利用文獻回顧和在不同國家出產的有限和孤立研究，來評估各種精神疾病對人類健康造成的負擔。世衛還進一步聲稱：精神疾病已成為世界上治療成本最

vii 校注：Depression在台灣通用的表達方式為憂鬱，在大部分的專業出版品中也都譯為憂鬱。但在中國則多表達為「抑鬱」。

高的疾病。與此同時，也有一些大規模跨國流行病學研究，開始利用改良過的診斷工具來進行[27]。

最終，批評世界衛生組織流行病學方法的人們提出了結合主觀和客觀角度的方法，來打造更能包容文化因素的疾病分類標準。根據語言人類學家肯尼思・派克（Kenneth Pike）的說法，所謂客觀角度所仰賴的，是對於科學觀察者而言具有意義、外於被觀察對象的概念和類別。世衛總部的心理衛生專家所採用的方法論，其哲學基礎可以說是客觀角度的經典範例，因為它尋求借助先進科技實現絕對客觀性和數字理性。相比之下，主觀角度則聚焦於對社會成員而言有意義的文化內容獨特性。此角度所產生的研究方法吸引了希望能測量個體主觀感知的精神病流行病學家。一九六〇年代以來，康乃爾大學的流行病學家一直在嘗試結合主客觀角度的混合方法[29]，雖然他們的工作曾經有一段時間不受歡迎，但是對於精神病流行病學家來說，這些方法（與純粹客觀方法相比）同樣重要。

在兩個「中國」所發展的精神醫學

雖然來自台灣的精神科醫師將自己定位為世界衛生組織早年最優秀的模範生，但也對精神疾病診斷和樣態的國際標準提出了批評。林宗義的學生林憲認為，ICD和DSM系統內存在的混淆會妨礙精神醫學教育和服務。在台灣的中華民國神經精神醫學會慶祝成立二十週年時，他建議要全面檢討國際標準的適用性，並建議華人社群應考慮發展自己的分類系統[30]。另一位當時在美國加州大學洛杉磯分校任教的台灣精神科醫師林克明（一九四六—），則對台灣在學術知識生產方面的角色表示擔憂。在台灣本地的精神醫學期刊上發表的一篇評論中，他批評台灣的學者在驗證來自發達國家的理論和方法的適用性時，忽略了在地的需求。他認為，台灣的臨床研究人員對於本土的資料並不關心，並強調台灣和其他非西方國家的學者需要發展出自己的視野、對自己的文化特殊性保持警覺，才能避免建立對在地人有負面影響的學術知識「出口加工區」[31]。

相對於台灣，當時被世界衛生組織忽略的中國大陸，精神醫學又呈現什麼樣貌呢？儘管在共和中國時期，傳教士和高等教育為中國大陸的精神醫學奠定了基礎，但在二戰後，現代精神學醫學仍然是一種慈善或學術事業[32]。一九五〇年代，精神醫療服務在新成立的中華人民共和國的二十多個省份中穩定增長，並且也進行了幾次精神病流行病學調查，樣本大小從兩百萬到一千萬人不等，藉以提供心理衛生規劃的基礎[33]。雖然這些研究一開始進展順利，但後來因文化大革命（一九六六－一九七六）而乍停。在這段期間，國家忽視心理衛生問題，精神醫學研究也被孤立。因此，當時的中國（中華民人共和國）不願意協助國際精神醫學研究的全球擴張。到了「改革開放」的一九八〇年代初期，中國面臨採用西方精神醫學理論和方法的外部壓力。那時已經離開世界衛生組織的林宗義，也曾受邀協助中國發展其心理衛生計畫[34]。他與哈佛大學精神醫師李奧恩・艾森伯格（Leon Eisenberg，一九二二－二〇〇九）共同規劃了一份針對中國的心理衛生工作藍圖，並且與中國的國家經濟發展計畫相互呼應。他們共同著作《給十億人的心理衛生計畫》，詳細介紹了一九八〇年代初期中國既有的心理衛生服務和精神病流行病學調查[35]。他們還描述了可能導致中國公民心理問題的中國社會因素。當他們提出前述規劃時，大多數中國醫學專業人員仍然對精神醫學高度存疑。所以兩人儘管抱持著美好的願景，這些計畫都沒有被付諸實現。這有部分是因為林宗義後來儘管願意與中國大陸合作，但他同時也支持台灣獨立運動。另一部分的原因，則是中國需要一套源自本國的精神醫療系統，藉以因應其獨特的社會、文化和政治背景。

在經過文化大革命、與外界隔絕了這麼長的時間之後，中國的精神醫師開始意識到他們需要一套有效的分類系統來解釋中國人的精神疾病。最初於一九七九年提出的《中國精神疾病障礙與診斷標準》（CCMD），最近已經進行了三次重大修訂[36]，這個診斷標準的最初目的是要解釋只在中國觀察得到的精神疾病。一九八〇年代初，世界衛生組織會經同意協助中國精神科醫生將CCMD整合到全球分類系統中[37]，並於一九八一年在北京協和醫學院成立了疾病分類協作研究中心[38]。然而，四十多年來，無論是跨文化還是中國國家論述中對精神病症的詮釋，仍然都存在著詮釋上的灰色地帶[39]。CCMD系統額外加入的疾病類別已經將社會文化脈絡納入考量，但與蘇聯以意識形態為基礎的精神疾病分類不同，中國的分類體系反映了現代化過程中，對新科學理性工具的迫切需求。舉例來說，在一九九四年CCMD第二版修訂中，「旅途精神病」被認為是由於鐵路交通狀況的惡化所導致。客觀來說交通基礎設施不斷進步，這樣的疾病類型可以視之為中國人在面對經濟快速增長的時期所產生的心理反挫[40]。此外，CCMD在第二版中也增加了「誘發性精神病」這一概念。該概念也被稱為「氣功偏差」，旨在解釋與氣功練習時產生的相關心理「偏差」問題[41]。但是，此類診斷後來被大規模用於政治目的上，例如在人權組織於一九九〇年代的報告中，就指出氣功偏差被中國政府用於合理化將法輪功學員強制關入精神病院的行為[42]。

過去三十年間，中國政府和中國精神科醫生已經意識到要提高精神醫療服務和學術研究的品質，才能達到世界上其他（已開發）地區的標準。因此，中國的學者不斷進行各種流行病學研究，來界定中國精神醫療服務應有的涵蓋範圍，以及發展心理衛生相關政策[43]。中國在一九八二年和一九八三年進行的研究遵循世界衛生組織所發展出的方法，同時使用ICD和CCMD第二版分類進行疾病診斷。這些研究得出的結論是所有精神疾病的點盛行率（整個研究族群中在某時間點上的盛行率）和終身盛行率分別為百分之十一．一八和百分之十三．四七[44]。除了憂鬱症盛行率顯著較低之外，中國其他主要精神疾病的盛行率與世界衛生組織的研究結果相似。但是正如凱博文所觀察到的那樣，在中國，神經衰弱和抑鬱症的診斷標準幾乎雷同，只是神經衰弱會有相當多的身體症狀表現[45]。要直到二十一世紀初，中國精神醫師才在DSM系統的全球影響之下，逐漸開始用「準抑鬱症」來取代「神經衰弱」一詞，以滿足臨床實作和專業培訓中對於做出精確診斷的實際需要[46]。

為了提高對公共心理衛生基礎建設的投入，中國在二〇〇〇年代高速展開了一系列計畫，以滿足超過十億人口的龐大需求。舉例來說，「六八六全國精神疾病救助康復工程」在二〇〇三年嚴重急性呼吸道綜合症（SARS）疫情之後啟動。該計畫旨在加強社區服務、提高專業訓練、建立經驗資料庫以實現成功改革[47]。在二〇一二年，中國政府也執行了全國性的「中國心理健康調查」，以分析整體心理衛生照護的狀況。該計畫的領導者們採用了當代精神病流行病學研究中常用的最新調查工具，例如「國際複合性訪談量表（CIDI）」、「結構式臨床晤談量表（SCI）」、以及DSM第四版的診斷標準[48]。

中國對世界標準的追求也體現在其後社會主義的公共衛生治理模式之中。二〇〇〇年代初獲得的資料，成為大多數後續研究所使用的參數。官方文件中，據此估計出需要精神醫療照護的精神病人數為一千七百五十萬，其中八百五十萬人被診斷為思覺失調症[49]。然而，公共衛生史學者觀察到，經由國家認可的分析結果，強化了一種實證主義，這種概念源自於為了達成社會團結、追求數字表現的國家樣態[50]。舉例來說，鄭州的衛生行政部門在二〇一三年，要求當地衛生機構要在所有精神病人中診斷出百分之二的嚴重精神病人，結果增加了診斷錯誤的風險和不合理住院的可能性

[51]。從一九八〇年代開始，中國的精神醫學研究計畫開始成為世界衛生組織和世界上其他機構的審視對象。但正如這個例子所示，在一個推崇量化評估方法的系統裡，一個人仍然可能成為其工具理性意識形態的受害者。

用於達成世界性標準的工具與其生產過程

我們應當如何描述世界衛生組織和參與其中的發展中國家之間的關係？在戰間期進行的國際公共衛生工作，曾經是由一系列「行政的朝聖」所構成。這些朝聖乃是由既有的各種跨區域連結所塑造，例如印度、緬甸和錫蘭與大英帝國的聯繫[52]。在二次世界大戰結束後，公共衛生計畫取代了朝聖行動。新成立的世界衛生組織，也打造了一個彼此有所互動的關係網絡，裡面由多重行動者所組成，遵循特定的發展路徑。因此，心理衛生小組所策動的國際社會精神醫學計畫，不僅源於明確理念的科學產物，而且也是由歷史偶然性所塑造的一個複雜系統。世界衛生組織既是一個冷戰時期的官僚體系，也是一個跨國社會網絡。透過該網絡，國家和非國家的行動者，包括科學家、技術專家，甚至技術工具都被關聯在一起。

歷史學家長期爭論世界衛生組織的結構和其他政治因素對其計畫所產生的影響。其中最早獲得注目的是賈韋德・西迪奇(Javed Siddiqi)對世界衛生組織垂直模式的批評，他認為此模式限制了瘧疾根除計畫的進展[53]。在評價布洛克・齊澤姆擔任世衛組織主席的表現時，約翰・法利(John Farley)描述了齊澤姆創造「世界衛生」一詞以取代「國際衛生」的過程、世界衛生組織早期的內部政治爭端，以及隨後齊澤姆在一九五三年七月的離去。齊澤姆辭職時，感到十分沮喪，認為其對於和平的渴望完全徒勞無功，他感嘆世界已經分裂成兩個強權的陣營，其中一個彰顯史達林主義的邪惡，另一個則彰顯麥卡錫主義的瘋狂[54]。正如藍道・帕卡(Randall Packard)最近所提出的論點，世衛組織在國際舞台上的霸權地位可能會擴張其對世界各地人口行使治理權的能力，並確保人們的「心靈和思想」不受共產主義的影響，同時也讓更多人成為高效的勞動者[55]。

作為一個跨國組織，世界衛生組織在一些國家引起了不安，因為不確定其公民是否仍然為國效忠。對於那些希望公民更重視身為「國民」而非「世界公民」的政府來說，參與計畫的科學家之間的同質性是一個主要的關注議題。例如，正如約翰・法利所描述，在世衛組織早年時期，美國希望對受雇於世衛組織和其他聯合國機構的美國公民進行忠誠度查核，並要求他們簽署效忠宣誓。而世衛組織的一些參與者也確實曾公開批評他們政府的政策、或反對政府的利益[56]。舉例來說，臺灣在社會精神醫學計畫的早期階段，林宗義就因反抗國民黨政府，被列入黑名單。一九七二年，他和其他兩位學者在美國合作發起了臺灣人自治運動。在那之後，林宗義想要獲取簽證時就遭遇許多困難，使他寧願使用聯合國通行證（UNLP）而非臺灣護照進行國際旅行[57]。除了追求事業發展之外，林宗義從日內瓦再到北美的移居過程，也讓他獲得了長期以來渴望的自由。這種自由不僅是旅行自由，還包括免於被他自己的政府不斷監控的自由[58]。

政治鬥爭和冷戰分歧可能會削弱全球性的衛生計畫，但參與心理衛生的科學家和醫生，卻共享了對國際合作的信仰觀點，以及對「研究時採用共同的評估標準和語言」所抱持的願景。世衛組織從現代精神醫學的系譜中取經（包括新克雷佩林學派和新弗洛伊德學派），招募了致力於預防醫學和新社會性介入手段的科學家，無論他們屬於哪一派的精神病學派系或是屬於哪個國家。即便在國內遭到反對，這些科學家仍與彼此建立起緊密的連結，維持著一種被科技與社會研究者描述為「夢景」的團隊精神（詳見本書第五章）。作為針對二次世界大戰所造成毀壞的回應，專業主義促成了世界衛生組織內的各種計畫，也滋養了那些共同打造社會精神醫學計畫的人充滿韌性的意志。

但不幸的是，儘管抱持跨國合作的理念，世界衛生組織在戰後早期的關注焦點仍然具有濃厚的歐洲中心主義色彩。雖然有努力納入非西方地區的專家、或在非西方國家進行專題研討會，但組織中垂直化的政策導入模式意味著發展中國家泰半僅能試圖遵從總部制定的標準。因此，國際間的和諧一致終究只是一種幻見。舉例來說，思覺失調症的特徵在所有參與計畫的國家間成為不變的公理。各種精神疾病也被重新分類，並被視為舉世皆然的存在。即使文化依存症候群在全球各地都被發現，相關的討論卻因為與精神疾病普世性的主流意見相左，因此暫緩。

世界衛生組織總部的運作方式就像一家公司，參與的會員國則像是加工出口區，從邊緣地區貢獻密集的人力，來執行世界衛生組織的計畫。這種外包系統自一九六〇年代以來便促進了跨國生產網絡的形成。舉例來說，IBM提供技術協助和設計，並尋求（外國）供應商為其生產個人電腦[60]。又例如：在第二次世界大戰後，世界衛生組織基於「健康可以作為『魔術子彈』刺激全球經濟增長，尤其是發展中國家和後進國家」的理念，希望開發簡單的工具調查健康和疾病狀況、以及建立公共衛生介入的標準程序。

然而，在這樣的過程中，西方和較發達的國家常常低估了發展中國家的公共衛生成就。事實上，發展中國家所進行的醫療化和建立新基礎設施，都促進他們更向目標邁進[61]。舉例來說，世界衛生組織最大規模、在預算上最為揮霍的是瘧疾根除計畫。但在許多國家，瘧疾的根除並不完全是世界衛生組織從上而下垂直發號施令的結果[62]。在台灣，消除瘧疾的工作早從日本殖民時代已經開始，但為了要與世界衛生組織的瘧疾根除計畫啟動的時間同步，因此在一九五六年噴灑ＤＤＴ完成之後，又將噴灑期間延長了兩年。這樣的決定是為了要讓台灣的公共衛生政策與世界衛生組織瘧疾計畫的時間表相符，以表現發展中國家與日內瓦計畫協同工作的決心[63]。

如果我們仔細觀察發展中國家所謂專家的「夢景」，我們也會看到其中過度重視「專家追求世界性標準」的情形，或是不願意調適自身來因應全球衛生領域不斷變化的現實。例如，到了二十世紀末期，儘管世界衛生組織已將其處理傳染病的模式從根除轉向控制，台灣卻還在利用過去瘧疾根除的成就來做為重返世界衛生組織的籌碼，忽視了瘧疾的全球根除已經成為經典失敗案例的事實。這在心理衛生領域也不例外。「可行的計畫」於一九五八年仍在發展階段時，五個被認為亟需心理衛生發展的重點國家裡，中國有最高的優先性，但林宗義認為台灣可以做出重要貢獻，因此改變了世界衛生組織的優先順序。類似的改變也發生在國際社會精神醫學計畫的執行過程中，當新成立的國家例如以色列尋求參與時，世界衛生組織也根據其缺點、問題和新的國際發展，滾動調整了計畫內容。

「依存於文化」的ＩＣＤ系統

有趣的是，在世界衛生組織的社會精神醫學計畫形成的過程中，研究人員逐漸確立了一系列由不可預測和混亂行為組成的精神疾病，而且這些疾病只能在某些文化情境中觀察到。這些精神疾病最初由任職於香港的馬來西亞籍精神科醫師葉寶明描述為「非典型文化依存心因性精神病」，但後來被簡稱為「文化依存症候群」[64]。大多數文化依存症候群都源於它們所處的歷史脈絡。一九五〇年代，精神病學報告裡增加了描述性的內容，這為當代跨文化精神醫學領域提供了基礎。例如，印度的「達特（*Dhat*）症候群」以模糊的心身症狀和性功能障礙為主要特徵[65]。另一種以生理和焦慮相關症狀做為主要表現形式的身體化心理問題「火病（*Hwabyung*）」，則在韓國和海外韓國人社群中一直有相關描述。古老的「縮陽症（*Koro*）」則與華人對生殖能力的擔憂有關，並且在新加坡和更晚近的其他東南亞地區重新出現[67]。另外，也有一種被精神科醫生描述為拉塔（Latah）的過度驚恐反應，在馬來和爪哇文化中會導致模仿、哭聲或暴力行為的發生[68]。

然而在台灣，最初引起注意的文化結合症候群卻被邊緣化，這是因為台灣的精神醫學與主流的英美科學體系關係密切。即便如此，台灣的精神醫師在科學常規之外，仍然不斷地推動跨文化精神醫學。林宗義的學生林憲就與同事一起研究了中國人的邪病和畏寒症，以及台灣原住民的 *utox* 等狀態。邪病是指一種短暫的狀態，在這種狀態下，人被祖靈所附身；畏寒症則是指一種不現實的恐懼，害怕變得太冷，因此病人堅持穿著厚重的衣服。*Utox* 則是泰雅族人被祖靈附身的狀態。林憲的另一位學生曾文星（一九三五－二〇一二）在夏威夷講學了四十多年，並因撰寫的《文化精神醫學手冊》而聞名[69]。林憲和曾文星各自發展出了自己的精神醫學流派，主要關注文化差異對精神疾病的影響[70]。但這些研究並沒有徹底探討疾病發生的理論基礎，也沒有釐清究竟是內在的生物性（即身體和精神）特徵還是外在的種族因素，決定了精神疾病在各地文化中的表現方式。

一方面來說，這些主要在亞洲、拉丁美洲和非洲發現的文化性精神疾病蘊含了殖民主義的態度，因為患者通常被認為是未開化的人種。但另一方面，這些疾病也意味著對於「多元主義」精神醫學系統的需要，並且指出精神醫學需要關注非西方國家特定文化條件之下所產生的需求。因此，一九六〇年代中期，學者們開始藉由結合人類學和流行病學方法，來研究文化依存症候群[71]。人類學家開始呼籲要進行「新的跨文化精神醫學》研究，並由凱博文於一九七七年首次提出旨在尊重文化差異的精神疾病研究方法[72]。精神醫學持續對文化依存症候群的研究投入大量資源，其中包由艾瑞克·維特考爾和雅各布·弗里德在一九五〇年代創立的「跨文化精神醫學」。他們透過與全球臨床醫生的積極通信而聲名大噪。正如第二章中所討論，透過重新包裝亨利·B·M·墨菲和雷蒙德·普林斯（Raymond Prince，一九二五－二〇一二）的理論，麥吉爾大學精神醫學、社會學和人類學系的學者在一九六〇年代共同建立了跨文化精神病學部。至今，它對於有志於跨文化精神醫學的專業從業者來說，仍然是重要的訓練中心[74]。過去的半世紀，對於如何看待「正常」和「病態」的區別，在學界出現了新的觀點，新的看法認為何謂正常的定義應僅從在地的角度出發，各種區辨模式都不能被概化到全球規模。儘管如此，正如社會學家艾倫·霍威茲（Allan Horwitz）和傑羅姆·韋克菲爾德（Jerome Wakefield）所主張的，如果我們認為存在普世共通的人類天性，那麼這也意味著跨文化的疾病分類定義（包括精神疾病）會在演變過程中反映出各個時代之中，正常與不正常之間的區隔[75]。

然而，正如本書第二章所述，在世界衛生組織的社會精神醫學計畫中，文化信念只被當作社會環境壓力因素之一，在一九七五年發布的ＩＣＤ第九版中，這些綜合症並未被納入其中。人類學將這些不斷變化的疾病類別作為證據，批評精神疾病「正常」和「異常」的定義純屬文化建構。流行病學家兼人類學家羅伯特・漢在其著作《疾病和治療：人類學視角》（*Sickness and Healing: An Anthropological Perspective*），主張ＩＣＤ系統中的所有疾病都是同時具有生物性和文化性，因此，疾病可以單憑社會文化因素發生，在分類系統中所有的疾病在理論上都是依存於特定文化的[76]。然而，用他的話來說，「（ＩＣＤ系統）是國際合作的產物，但參與其中的人至今都只接受過生物醫學的培訓；並沒有人能替非生物醫學的傳統醫學發聲[77]。」世界衛生組織的第一個社會精神醫學計畫及其隨後的產物，包括ＩＣＤ的修訂，都與科學國際主義的短暫崛起和它所促進的組織文化密不可分。諷刺的是，該計畫所產生的知識仍然反映了與殖民過往相關聯的知識霸權，該霸權是一個中央集權、在今天經常被批評為「被製藥業把持」的體系，強加在世界各地。

一九八〇年代，將文化依存症候群納入ＩＣＤ或ＤＳＭ系統的相關提議，反映了普世性診斷標準在精神疾病領域中存在的深層意識形態問題。在當今的精神醫學中，我們仍然在探詢：一種具備文化敏感度的診斷工具是否有存在的可能[78]？科學家們也仍在尋找各種方法來促進對不同文化中精神疾病樣態的理解，例如接觸難以招募到的流行病學研究的人口（如移民）。在某些臨床情境，需要「文化中介人」來將精神受苦的形式和內容轉譯成易於理解的症狀。對於世界衛生組織來說，除了修訂診斷系統以便與最新的科學研究進行對話外，也應當將這些修訂傳達給基層醫療的照護情境中，來自不同背景，使用不同邏輯的人員。至今，實現國際精神疾病診斷分類的黃金標準仍然是一個挑戰，因為科學家們想像、理解和分類精神疾病的方式會隨著全球文化的變動而不斷改變。

在全球各地移動的專家們

招募專家是世界衛生組織知識生產模式中最重要的元素之一。與其前身國際聯盟衛生辦公室一樣，世界衛生組織試圖吸引來自殖民地（或前殖民地）的衛生專業人員，希望他們與來自西方的專家一視同仁、平等合作。類似的技術官僚主義也策動了科學家們為共同目的而相互合作，但有些計畫裡，相互合作的專家面臨了不確定性。研究原子能對精神健康影響的研究小組就是一個例子（詳見本書第二章）。然而，世界衛生組織裡的政治的確促進了可轉移知識的生產體系、以及知識在全球的擴散。由於二次世界大戰後的特殊條件，科學在很大程度上克服了政治阻礙和方法論上的批評，因此，社會精神醫學計畫成功地建立了全球醫學研究合作的典範。

世界衛生組織的領導者希望他們的組織設計能克服冷戰在當時造成的國際合作的障礙。然而，社會精神醫學計畫之中仍然出現了組織內部的分歧。這些分歧並非沿著冷戰的軸線發生，而是發生在該計畫的核心成員之間。來自低度發展和發展中國家的專家相對具有較高的同質性，基本上遵從日內瓦的指揮。舉例來說，有些研究人員早期不同意用IPSS使用的方法來研究思覺失調症以外的疾病，但（國際體系）邊陲國家的參與者並沒有質疑社會精神醫學計畫背後理論的有效性。對他們來說，世衛組織是戰後大國政治的舞臺，它提供了一個珍貴的機會，讓小國家能夠參與一個聲望很高、規模龐大的國際計畫[80]。

招募志同道合、具有相似政治觀點和科學背景的精神科醫師，使得世界衛生組織能夠超克國際關係的現實政治、成功策動各方專家。儘管這些合作是在日內瓦規劃的，但其所產生的知識同時影響了全球兩大政治陣營。在世界衛生組織任職所帶來的特權，促使來自各個國家的專家將其知識應用在全球各地[82]，為一些心理衛生體系不健全的國家建立了一套黃金標準。這些科學家回到各自的國家後，也繼續在世界衛生組織的框架下，在不同的政治、社會和文化情境中擔任臨床醫生、科學家或技術顧問。

儘管如此，各國國內的政治現實卻也讓參與世界衛生組織的科學家們有不同作為。有些人對自己的國家感到幻滅，逐漸脫離了他們原本作為科學或技術顧問的角色，經常在與母國機構沒有正式關聯的情況下，繼續以國際主義者的身份工作。例如，林宗義在其回憶錄中就寫道，他在馬里蘭州貝塞斯達的田野研究中心所學習的資料聚類分析等方法，足以讓他產出備受世界矚目的研究[84]。離開世界衛生組織後，林宗義運用他所學的知識在北美的機構繼續為世界衛生作出貢獻[85]。然而在台灣，相對於他在海外超過三十年、回國後才開始在閒暇之餘從事的政治運動，他對於在地社會精神醫學的重要科學貢獻卻鮮少被提及。

在戰後的威權國家，現代精神醫學似乎變得更加在地化。在蘇聯和中國，部分疾病分類的設計旨在管理政治異議人士[86]。在被視為「西方民主陣營保護國」的台灣，精神科醫師則愈來愈頻繁受到邀請、參加國際心裡衛生會議。這樣的參與有兩個主要目的。首先，它促進了台灣學者和其他國家學者之間的思想和經驗交流。其次，對於台灣政府而言，派代表團參加國際會議是一種方便的監控共產國際主義發展的方法[87]。要出國參加醫學會議的人需要獲取外交部和中國國民黨中央委員會相關當局的許可。在返國後，代表團也需要提交一份匯編報告，概述會議情況、自己的貢獻、經驗和知識的獲取、「匪區」的代表是否出席、以及證明代表團有使用「中華民國」的名號。由於擔心宣傳支持了台灣獨立，外交部直到一九八〇年代後期，都還禁止代表團使用「台灣」一詞[viii]。這些在地的做法與世界衛生組織「為所有人達成到最高可及的健康水準」的原則明顯彼此矛盾。

同一世界，多樣文化？

在地與全球的互動，形塑了世界衛生組織所發展的精神病流行病學。然而，來自在地的參與，卻受到主導的西方國家的嚴格審視[88]，因此在地與全球的互動過程呈現了高度的歐洲中心主義。正如本書第五章所闡述，世界衛生組織及其會員國參與了一種最初以「同一世界，多樣文化」作為理想框架建立的合作模式。但更貼切的來說，這個模式的特徵更適合用「一根由太多股絞成的沉重繩索」來描繪[89]。然而，世界衛生組織總部與發展中國家之間的關係，也類似於跨國公司和其加工出口區之間的關係。在這些區域，下游的廠商（實驗室）與上游的生產者（世界衛生組織）簽訂合約，生產符合其規格的產品。正如此類比所揭示的，世界衛生組織會員國的專家不僅為社會精神醫學計畫提供來自非西方世界的貢獻；甚者，世界衛生組織打造了一個有聲望的戰後國際主義品牌，吸引了志同道合的精神科醫生前來，為少數先驅者實現他們的願景。這些專家們在日內瓦聚集的目的不勝枚舉，但最終，是一種特定的「夢景」驅使那些來自發展中國家的人們決定要加入這個事業。他們的產出雖然具有價值，但並沒有像許多人預期的那樣有著全球規模的實用性。

世界衛生組織社會精神醫學計畫的成功和侷限之處，共同反映了該組織更廣泛的變遷。一九六〇年，心理衛生諮詢小組由來自三十五個國家的七十名精神醫學專家組

viii 校注：本書英文稿進入編輯之後，筆者關於台灣精神科醫師如何受到專制國家規範的研究才正式出版。相關研究可參考 Wu, Harry Yi-Jui (2020). Psychiatrists' Agency and their Distance from the Authoritarian State in Post-World War II Taiwan. In *History of Psychology*, 23(4): 351-370.

成。在一九六一年八月的國際心理衛生大會上，世界衛生組織心理衛生小組的醫務官瑪麗亞・菲斯特（Maria Pfister）提醒大會參與者：隨著特別是在非洲地區的前殖民地實現獨立，聯合國會員國的數量也隨之增加，世界衛生組織的工作也因為這些動態而變得更加複雜[90]。二十世紀下半葉，心理衛生小組後來重組為心理衛生部以及心理衛生課，並且隨著社會科學家和人類學家逐漸退出、精神科醫師成為主導全球心理衛生的專業社群，從而同質性越來越高。

世界衛生組織的心理衛生工作也與另一個國際組織的成立同時發生：世界精神醫學聯合會（World Psychiatric Association，簡稱WPA）。與世界衛生組織不同，世界精神醫學聯合會強調其由非政府主導的特徵。在一九六〇年代，世界精神醫學聯合會成員就某些國家的精神醫學濫用問題（特別是蘇聯），進行了激烈的辯論。然而，世界衛生組織對此問題並沒有採取任何立場，聯合國秘書處也因為在政治上缺乏槓桿，對世界精神醫學聯合會指控國家濫用精神醫學的相關說法，沒有任何回應[91]。正如發展核子武器一樣，聯合國無太多的籌碼能進行干預。著名的日裔知識歷史學家鶴見俊輔對戰後反核態度所下的評論：「若世界只以國家為基礎、只把人當作國家成員，就很難批判核子武器的使用[92]」。在精神醫學實踐的領域，似乎也反映出類似的窘境。

世界衛生組織的組織結構非常適合生產普世可用的科學知識。戰後的國際關係在推動一支機動的專家團隊上，也發揮了重要作用。這些專家透過科學合作來體現其國際主義理念。最初，基於「世界各地彼此互助」的理念，具有高度政治性的衛生計畫旨在促進世界的繁榮與平等，證明了只有國際合作才能產生最好的結果。因此，在社會精神醫學計畫中，淡化文化差異可以確保各田野研究中心之間的可比較性，忽略冷戰脈絡則能增強比較研究結果的實用性。但最終，即使專家們能在現實中使國際合作成為可能，他們的科學成就也僅在他們所期盼的理想世界中才能發揮效用。

後記：回歸基質

如果你能夠與人相處融洽、團結眾人，即使資源極其有限，仍然能夠完成事情。

——諾曼・薩托里斯（二〇一九）

二十世紀後半葉見證了心理衛生和精神疾病全球化的發展。起初，全球心理衛生是對戰爭摧殘的集體反應，直到後來，精神科醫師才漸漸開始關切由快速的社會經濟發展、和個體與社會之間界線的變遷所導致的精神疾病。如今，對精神醫學的批判聚焦於大型製藥公司和其他新自由主義建制所驅動的全球醫療化和市場化。以生物學和症狀描述做為基礎的精神疾病解釋模式，因為其對疾病的單向度詮釋、以及把人類痛苦降格為個體病理學現象而受到批評[1]。然而，即便耗費了一整個世紀去追尋精神疾病的生物學原因，科學家仍然未達成共識[2]。更糟的是，伴隨這種追尋產生了精神疾病文化的全球化現象，透過文化表述一致的商品和想法在世界各地擴散，對於人們的日常生活，造成了深遠的影響。

本書檢視了我們今天所稱「全球心理衛生」的史前史。全球心理衛生的概念直到千禧年才出現，其提出的目的是要脫離「精神醫學全球化」的霸權[3]。但許多學者對於全球心理衛生的定義其實有所誤解。如果我們回顧全球心理衛生宣言中的內容：「若沒有心理健康（衛生），則無法達至全面的健康狀態」，我們可能會感到似曾相識。因為早期世衛對健康的定義即是：「（健康）並非僅是免於受病弱所苦，而是一種身體、心理、和社會都達到完全安適的狀態。」科學家為何要在千禧年後又再強調一次心理衛生的重要性？我們正在重複同樣的呼籲嗎？從本書講述的故事，我們可以觀察到來自不同信仰體系和訓練背景的戰後科學家，彼此在世界觀（Weltanschauung）上所呈現的微妙差異。戰後，科學家們立即寄託於一種全面性的方法，希望藉此了解全球各地的精神疾病。但是，有別於「精神疾病全球化乃是奠基科學家對生物精神醫學的堅定信仰」的批判，本書中開展的故事告訴我們，精神疾病全球化過程其實與其他更複雜的故事緊密交織。也是在如此交織之下，新的科學知識生產實踐才成為可能。這些眼光前瞻的科學家最初呼籲採用「由下而上」的方法來處理精神疾病。然而，他們卻未能考慮到在這個複雜且不斷變化的世界中，採用此方法所應具備的當責性。

不過，我並不是在批評世界衛生組織的國際社會精神醫學計畫。事實上，作為一個包含彼此鑲嵌的子計畫群、研究中心、以及達到全球層次合作的計畫，它已經在心理衛生研究上樹立了里程碑[5]。此外，它還激發了與全球心理衛生認識論相關議題的辯論和研究。它也邀請我們重新思考我們所認為的「國際」、「世界」和「全球」，以及這些術語在歷史不同時期所具有的意涵。

全球心理衛生（Global Mental Health）運動始於一九九〇年代，由一群精神科醫師從跨文化觀點探討心理衛生服務可及性在全球擴張的必要。這是世界衛生組織早期的專家並未預見到的問題。但許多批評全球心理衛生運動的人誤解了其定義，預設這樣一個自詡「全球」的心理衛生計畫必然帶有強烈霸權主義。為此，愛丁堡人類學家斯特凡・埃克斯（Stefan Ecks）特別強調要將全球與在地心理衛生之間資源、治療和可信度差距以歷史化的觀點盱衡[6]。提出「全球心理衛生」此一概念的精神科醫師大衛・薩切（David Satcher）認為，全球心理衛生所強調的是「合作夥伴關係、相互尊重、以及共同改善精神疾病患者生活和改善所有人心理衛生系統的一種願景[7]。」全球心理衛生倡議的著名支持者維克拉姆・帕特爾（Vikram Patel）強調要採用跨領域的方法、利用不同專業領域的貢獻，並主張實踐中必須進行自我反思[8]。啟動於第二次世界大戰後不久的世界衛生組織精神健康計畫，其發生時間遠早於這些呼籲。但與今日強調本土文化的重要性不同，世界衛生組織早期的專家們認為精神疾病普遍存在，他們採用量化方法、跨越多個學科領域進行研究。他們當時的努力為當代全球心理衛生所涉及的諸多議題提供了許多可借鏡的觀點。

「全球心理衛生」此一概念的前身，即是國際社會精神醫學計畫的科學知識，和實踐該計畫的誕生所仰賴的一種普世主義意識形態、一種過於雄心勃勃的國際衛生組織運作、以及其對科技的樂觀。最重要的是，這些對未來高度希冀的心態，是奠基在二十世紀下半葉的科學世界觀、以及其背後認知、道德和實用目的性所形塑出的推力。在全球醫藥市場興起之前，世界衛生組織的大規模國際工作早在戰後就已經展開。當時的科學家們開始將精神疾病視為普世現象，他們拒斥了殖民時期種族劣等的觀念，設想了一套放諸四海皆準的疾病診斷標準。然而，並沒有任何單一個人嘗試「發明」國際通用的精神疾病定義。相反的，一群有遠見且受戰後意識形態、政治和物質環境影響的科學家，將精神疾病「想像」成一種全球現象。基於這樣的願景，他們試圖創建評量系統、識別出心理健康狀況的表現形式和類型。他們殫精竭力的結果在一九七八年ＩＣＤ第九版中的第五章中獲得發表。這是幾十年科學合作的結果，但與精神疾病最終定論還相差甚遠。相反地，專家學者們對於精神疾病的理解方式仍然在各種鑽研探討中持續。

鴻溝的起源

姑且不論當代論者對世界衛生組織的諸多批評，世衛對於「全球化」精神疾病的熱情，和製藥公司的利益並沒有太多關係。二十世紀中葉，世衛組織延攬的科學家們致力於克服二次世界大戰帶來的災難。他們的目標是基於人道主義的介入，而非控制的欲望。就像古羅馬帝國的都市擴張一樣，心理衛生的全球體系旨在形成一種懷柔的統治：不涉及征服，其目的在於改善被統治者的生活[9]。對於世界衛生組織來說，精神疾病被視為與當時猖獗的傳染病相似的公共衛生問題。為了在這樣的脈絡中理解精神疾病，一群有著烏托邦式心胸的精神科醫師因此開始設計一種可應用於世界各地的心理衛生照護系統。在聯合國的架構底下，他們努力預防國際公共衛生環境中的各種不幸。

然則，當代全球心理衛生方面的發展鴻溝其實有其歷史根源。冷戰時代，規劃一個涵蓋全球的體系實屬困難。有些屬於這個極端時代的特徵，也延續到之後國家民族主義和全球資本主義擴張的和平時期，而且世界上有些地區仍然遭受殖民統治。儘管如此，科學家們仍然基於世界公民的理念進行合作，設計了一個創新但複雜的結構，以促進國際合作。這個龐大的官僚體系納入了一個外包系統，將工作派給可以按照中央定義的方法進行工作的專家。我認為，這種設計源於特定的國際氛圍和科學願景。作為全球衛生治理的機構，世界衛生組織本身即是由一個社會世界所構成。在這個世界裡，專家們共享著一個充滿理想卻又不太切實際的世界觀。為了避免由上而下發號施令的組織管理模式，作為一個具有合作精神的計畫，國際社會精神醫學計畫的領導者分散了他們的研究，招募了盡可能多的非西方專家，並且為了產生普遍可用的知識，醫務官員在世界各地旅行，科學家們也四處參加研討會。

對於世界衛生組織來說，其科學知識依賴於幾個歷史上的偶然性。第一，精神科醫師花了近二十年的時間，才藉由將精神疾病視為需要進行公共衛生介入的疾病，將他們的學科確立為經過量化實證的主流醫學。第二，因為有了將文化視為外部社會決定因素、而非某種內在的心智特徵的研究方法，科學家們得以將資料進行比較。科學國際主義者和文化相對主義者也因此找到一個共同的理念基礎，得以一起推翻殖民時代關於種族和階級的觀念。第三，在標準化的理念下打造評量標準的熱情，促進了由錄像和計算技術支持的科技轉型。精神疾病的分類和描繪，在這些技術的推進（和囿限）之下得到了進展。

以「在國際層次進行調查研究」為形式的「全球－在地」互動，對世界衛生組織精神疾病流行病學的形塑來說至關重要。在日內瓦和參與國家之間的關係，既非由全球北方國家對全球南方國家的支配，也不是一個參與者們能在其中交換觀點和計畫的「貿易區」（trading zone）。相反的，專家們共享了一個分散協作的「夢景」。這樣共同的願景、加上共同的科學背景，讓日內瓦總部的策劃人員與發展中成員國的專家們得以被聯繫在一起。例如在台灣，心理衛生調查以「促進國家自主」和「提供去種族化的研究設計框架」為目的而開展。透過這些調查，台灣科學家們希望能參與全球衛生工作，進一步鞏固國際連結。然而現實中，他們的渴望卻只是曇花一現，充其量做了一個關於「普世存在的精神疾病可以在全球範圍內測量、比較、甚至治療」的美夢。

「外包」比「全球化」更準確地描述了世界衛生組織的結構設計。外包是為了防止由上而下導入標準而採用的策略。但專家之間的同質性，使社會精神醫學計畫類似於某些企業中普遍使用的代工生產體系（OEM），即品牌公司將其規格外包給較小、知名度較低的生產商。儘管受到招募而進入體系中的專家們對世界衛生組織的工作展現出熱忱，但很難說他們代表了自己的文化。相反的，他們相似的訓練背景使他們成為與日內瓦核心團隊進行協作的方便人選。在這種模式下，發展中國家不僅透過為總部貢獻在地知識進行參與，還按照總部編寫的說明書執行計畫，因此並沒有為其付出太多自己的專業知識。IPSS和ICD第九版的研究典範為國際精神病流行病學奠定了重要的基礎，但它們的設計最終也被批評存在著族群代表性的缺陷、以及其他抽樣誤差。

心理衛生標準的未來：未見分曉

世界衛生組織的國際協作模式是否不再值得推廣？我們是否需要一種國際心理衛生的共同語言？本書藉由講述一個不為大部分精神醫學從業者、倡議者和研究人員所悉知的故事，來回應這些問題。在某個特定的歷史時刻，一群專家加入了一個機構，發展了一個全球性的研究計畫，旨在建立國際合作的模式，並識別一個大規模計畫可能遭遇的錯誤和障礙。在今日，他們的孜孜不倦顯示出科學知識的功能可以隨著時空環境的變化而有所不同。例如在一九七〇年代之後，世界衛生組織與其成員國之間的關係發生了顯著的改變。日內瓦開始策略性地回應成員國各自的要求[10]。這樣的改變部分源於發展中國家經濟發展和中產階級的崛起[11]。但專家們先前所做的工作，也的確解決了這些國家先前面臨的許多健康與疾病問題。世衛策略的轉變則呈現了在這個變得更加複雜的世界裡，制定全面性健康政策所面臨的諸多阻撓。

一九七〇年代，世界衛生組織對心理衛生的治理方法從國際主義和計畫導向，轉變成更基於需求進行回應的策略。東南亞觀切心理衛生的各界人士和從業人員，便發現打造和實施有效的精神治療系統，將會面臨巨大的困難。他們認為在臨床精神醫學得以發展之前，首要先克服的障礙，便是向發展中國家的人口提供基本醫療服務[12]。此外，其他層面也存在著各種困難：在發展中國家達到現代醫療照護的基本水準所需具備的社會經濟條件、精神醫學設施在社區中的可接受度、以及為滿足在地文化需求和習俗而做出的努力。在世界衛生組織和聯合國兒童基金會（UNICEF）幾乎所有成員國的參與下，國際基層醫療會議一九七八年在哈薩克斯坦的阿拉木圖召開。會議期間簽署的阿拉木圖宣言成為公共衛生方面的里程碑，強調基層醫療作為世界衛生組織定義「為所有人實現最高可達到的健康水準」目標的基礎。更早時候，精神健康專家就已經意識到這樣的需求。一九七五年，由諾曼・薩托里斯、T・W・哈丁、和喬伊・毛瑟所代表的世界衛生組織心理衛生辦公室列出了大規模醫療照護介入的優先事項，包括精神醫學輔助、團體治療、駐村和農村門診等[14]。一九七五年心理衛生專家委員會發佈的報告建議，發展中國家的成員國應該致力於衛生服務去中心化、將精神衛生與一般衛生實踐相結合，並允許精神衛生工作由精神科醫生、更廣義的衛生工作者和社區機構來共同承擔[15]。在一個嶄新的心理衛生政策時代展開之際，非洲和拉丁美洲國家也躍上了舞臺。至於台灣和中國，就如本書在第四章和第六章中討論，他們對國際標準和共通性評量方法的熱衷追求（無論是臨床服務還是科學研究上），似乎阻礙了他們參與晚近的全球心理衛生運動，因為該運動聚焦於精神疾病患者更基本和實質性的需求。

從促成人道主義的介入到形塑全球心理衛生的樣貌，世界衛生組織的專家們未能預見到他們工作所產生的後果。他們未能預見跨學科的合作將逐漸被現代精神醫學的單一專業所宰制；他們也沒有意識到他們所追求的科學將支持某些特定的意識形態，但卻忽略了其他政治或宗教的意識形態。在進入二十一世紀之後，全球心理衛生持續發展且具備了多重系譜，除了脫離傳統國際衛生和國際發展之後的質化轉向之外，全球心理衛生還成為各種專業網絡和社會運動所企圖達成的計畫。然而，它也同時被批評為一種診斷導向和被量化指標所驅使的精神醫學帝國主義，並受到大型製藥公司的支持[16]。正如醫學人類學家迪迪埃・法森（Didier Fassin）所指出：「世界各地（worldwide）」是一種地理的範疇，提倡的是純粹基於觀察的事實描述。「普世（universal）」則是意識形態的範疇，暗示著一種霸權式的宣稱，意味著某種優越性的劃分。通過創造普世共通性的指標，這些專家追求中立性，但他們的國際語言和組織基礎建設卻具有帝國的特徵，進而促進了製藥公司的全球影響力。在他們尋求普世標準的過程中，他們想像了一個通過科學相連的世界，然後為其所獲致的共融模式背書。

「科學中的想像力」是對社會和文化背景的回應。正如C・萊特・米爾斯所闡述的「社會學想像」，科學家將自己的經驗與更廣泛的社會聯繫起來。這種科學想像力不僅提供了理解世界的一種視角，也影響了科學家對知識生產所賦予的承諾。在二戰後的初期到二十一世紀初期，不僅科學家們對世界的想像發生了變化，精神科醫師對精神疾病和精神醫學的想像也發生了質變，他們對於追尋理解精神疾病的標準和方法的渴望逐漸消退。在一個充滿意識形態多樣性和貧富差距擴大的世界中，心理衛生專家更專注於提供更完善的服務。正如埃里希・佛洛姆（Erich Fromm）所斷言：「心理衛生不能用個體對其社會的『適應』來定義。相反的……它必須用社會因應個體所需而進行的『調適』來定義[18]。」因此，全球心理衛生的發展軌跡，預示了一個截然不同的未來。

在世界衛生組織成立後的數十年間，它從國際衛生領域無可爭議的領袖轉變為一個處於危機之中的機構，面臨預算不足和地位削弱等問題[19]。這些問題發生的原因不僅在於衛生治理中各種新興和強大參與者們日益增加的影響力，也是囿於人們對疾病和健康的理解方式產生的變遷。與過去關注低度發展國家缺乏心理衛生資源的情況不同，今日對心理衛生的關注則是源自於「生活在相對低度發展達國家的精神病患者（例如思覺失調症）比西方國家的患者有更好病程發展結果」。此一發現印證了世界衛生組織一九九二年DOSMED研究的結果，但該結果也讓研究人員感到困惑。在一些發展中國家，患者和家庭成員可能未經診斷或診斷不足，而且那些滲透日常生活的疾病標籤卻也更加頻繁地任人使用[20]。這種情況引發了一道難題：不使用全球標準化診斷系統的全球衛生是不是比較好？隨著新版ICD系統的修訂以及促進基層醫療的全球趨勢，相關呼籲也伴隨而生，強調系統的臨床效用，而非標準化指標的有效性[21]。

此外，隨著世界衛生組織開始重塑其策略，其領導者意識到需要其他的知識生產方法和更民主的治理體系。鑑於全球化經濟的影響，有些人主張要實行「另類全球化（alter-globalization）」：更專注於非政府組織和倡議者之間的全球合作和互動，而非傳統的擴散或者傳播式的知識移轉過程[22]。例如，與美國體系ＤＳＭ的菁英主義方法相左，ＩＣＤ系統在修訂時，其任務小組將使用者的建議納入考量。此外，近來一連串關於「是否刪除兒童性別不一致症」章節的辯論，也遭遇了類似的難關[23]。心理衛生專業人員對於他們面臨的兩難困境感到惋惜，在這困局裡，受苦者不是承受診斷的污名，不然就是因為缺乏診斷而導致治療缺乏。因此，基於使用者的經驗，各界開始呼籲要透過回應弱勢人口的基本需求和人權考量，來重新定義何謂最佳的衛生介入實踐[24]。在最近發布的ＩＣＤ第十一版，長期飽受爭論的性別不一致症已經從心理障礙的章節中移除，並轉移到性健康狀況的章節[25]。此外，隨著中國首次確認需要對苦於遊戲成癮的青少年進行診斷，該精神疾病標籤也就隨之進入全球視野[26]。因此，就如本書所顯示的，這類「避免污名－提供照護」之間的兩難不僅存在於特定疾病的診斷上，也存在於跨國想像、製造和協商診斷的方式之中，並牽涉了不同利害關係人。

過去半個世紀中，我們可以看見一種集體趨勢的形成：專家學者們藉由打造普世性的評量系統來理解精神疾病。正如醫學歷史學家羅伯特・阿羅諾維茨（Robert

Aronowitz）所言，科學家對於評量系統的著迷，可以說是一種獨特的喜好[27]。如今，我們也已經來到了一個關鍵時刻，因為世界衛生組織的成員國正在試著一方面擴張國際疾病分類的採用，另一方面卻也關注那些形塑、理解和處理精神疾病的社會指標。早年對精神疾病標準化方法的推動，使國際間可比較性與國內需求（例如，具代表性的官方統計）之間出現了競爭關係[28]。因此，我們也許可以探問：現在是否仍有考量「全球共通精神疾病」此一概念的空間？我認為，一種更加關注細微差異的歷史性理解，或許可以幫助我們思考前述問題。歷史可以幫我們解釋世界衛生組織的形構過程，還有它所打造的全球衛生體系的貢獻，並可以將所獲得的結論提供給全世界努力尋找對精神疾病更精緻且完備理解的臨床工作者。時至今日，不同專業學科共同協商如何處理全球心理衛生範疇的醫療與照顧負擔，這樣的過程也成就了一個更加多元的社會。

本書的研究結果反映了諾曼・薩托里斯教授的一句話。他接替了林宗義在世界衛生組織的工作。在評論流行病學和（精神醫學）共同語言的發展時，他指出：「在過去的二十年中，新科技的快速發展反而導致資料累積的延宕，我們忽略了能夠真正幫助我們驗證有關疾病概念和實體的資料證據。」他進一步指出：「神經科學家、臨床醫生和認識論者之間的日益疏遠也帶來了問題[29]。」阿森・雅布倫斯基（Assen Jablensky）是一位澳洲的精神病學分類學家，長期參與世界衛生組織的疾病分類計畫。他強調，疾病分類是一個複雜的問題，它反映了現代精神病學發展的成就和衝突。

ＩＣＤ第十一版於二〇一八年六月出版，比原定計畫晚了三年，它的難產可能是由於知識生產過程的嚴謹化所導致複雜度的提高。此次修訂減少了疾病分類的數量以簡化治療[20]。相比之下，二〇一三年在美國出版的ＤＳＭ第五版則廣泛界定了人類心理光譜上的各種精神疾病。它的複雜性使其臨床應用面臨問題，而且ＤＳＭ第五版的批評者也譴責其內容與製藥公司和其他團體的利益唱和。然而，ＤＳＭ第五版的工作小組成員肯尼思・肯德勒（Kenneth Kendler）指出，新分類系統的設計是基於（線性）光譜維度，而非過往分類範疇式的理念。這一原則符合科學哲學家張夏碩提出的「迭代」概念：其描述了一種數學方法，不追求單一解決方案，而是多個近似解決方案，並能夠不斷自我修正以適應新的資訊[31]。這種不依靠武斷科學測量工具的新典範，期待能夠滿足不斷變化的現代社會的需求。這僅是相關倡議的專家們所做的一小部分努力。其他還有「心理衛生鴻溝行動計畫」、全球心理衛生運動、和眾多心理社會（psy-chosocial）支持計畫等。

傾聽過去的迴響

二十世紀中葉，基於一種烏托邦意識形態，一個充滿膽試的機構以新型態的科學和前景十足的科技，建立起一種新的思維方式和共通語言。在當時，這樣的思維在全球普世性和文化差異的二元對立之間出現。但實際上，本書呈現的故事告訴我們，當科學家開始對這樣的二元對立進行詰問，並尋覓方法確認其是否存在時，兩種觀點之間的協商就已逐漸浮現。此外，人類之間眾生平等的概念，成為了此共同語言形成時的思想基礎，但這樣的共通語言卻也意外地逐步成為一種帝國統治系統，影響著人們的日常生活。然而，戰後早期，世界公民的理念也滲透到科學研究的國際合作中。那時候科學的支持者聲稱，科學可以建立人類平等的基礎。

今日，心理衛生研究者已經放棄了全人類作為單一種族的先驗概念，轉而討論主觀體驗和自我文化建構。這方面的全球心理衛生研究已受到世界各地人類學研究的驗證。正如人類學家王愛華（Aihwa Ong）所論，全球化並未導致「公民身份的去國籍化」，而是「國家公民身份和跨國規範之間的特定關係」。這種文化特定性也促進了非國家空間的增長，並使跨國機構能以普世人性而非國家公民身份作為行動的基礎[32]。現今異質的世界已經與當初戰後期間所想像的團結世界大不相同，我們不斷變化的世界觀會如何改變社會精神醫學和精神病學的分類？瀰漫官僚主義且反應緩慢的國際組織將如何修正其結構和運作方式？人工智慧會促進還是阻礙科學研究？本書無法回答這些問題，但提供了供臨床或非臨床的心理衛生工作者一個歷史參照，讓其在面對精神受苦時，能發展出更多脈絡化且具備文化敏感性的技能。

在科學領域中，我們常常認為自己是實證主義者，善於使用實驗為主的科學方法，彼此有著共同的目標。由於科學發現依賴證據，因此知識的追求等同於研究主題和流程的設計。然而回顧過去，研究主題其實是想像出來的產物、是暫時性的建構，且充滿了意料之外的發展、停滯和重新啟動。無意識的偏見有時會影響研究目標或如何詮釋證據，當價值觀改變時，原本確鑿的證據也可能變得無效。我記得我第一次去日內瓦的檔案館時，一個在世界衛生組織實習的年輕人與我分享了她在一個重要非政府組織工作的興奮之情。誤認了世衛是一個非政府組織的她認為這個組織致力為善。當時的我也很天真，想要對世界講述林宗義的故事。他在台灣受到很高的讚譽，但在其他國家卻鮮為人知。而現在我卻意識到，林宗義的跨國計畫並非他個人或學科的成就，而此計畫同時也受制二戰之後的整個時代。在回應戰爭和殖民壓迫遺緒的同時，他所領導的專家們共同探索了精神疾病的概念和分類。雖然願望清單上的細項尚未全然實現，我們仍然使用著一張從未正確繪製的知識地圖，持續迷航。

我希望這本書對科學、技術、醫學史學家和社會學家有所意義，也對臨床醫生有所啟發。同時，我也希望這個基於多重健康和疾病視角出發的故事有助於公共討論，並為全球心理衛生的研究者和政策規劃者提供參考資訊。更重要的是，我希望公眾能夠認識到，儘管世界充滿了讓人不滿之處，科學家追尋知識的動機仍然受到侷限於特定背景的想像力所驅使。也許這樣的理解可以讓我們更察覺到：我們所處的世界依然充滿著框限，這些框限讓我們與科學所承諾的烏托邦相距仍遠。

致謝

我在投入這個研究計畫的幾年間，欠下了許多人情。首先，我要感謝我的父母在得知我決定放棄臨床、轉而成為科學史學家時，沒有氣急敗壞。我也要感謝我的博士班指導老師Sloan Mahone和葛凱（Karl Gerth）所提供的指導、鼓勵和建議。我在此也要對我拜訪過各個機構的檔案管理員和圖書管理員表達謝意，特別是世界衛生組織的Marie Villemin Partow和Tomas Allen。他們在幫助我搜尋文獻時慷慨付出耐心和協助。我感謝Hans Pols、王文基和Lisa Onaga，他們在我漫長寫書過程中，曾經和我一起進行特刊論文的發表工作，並且給予我許多見解和寬容

要同時從事歷史研究和為兩所醫學院工作並非易事。因此，我也要感謝李尚仁老師在我於中央研究院歷史語言研究所完成博士論文期間所給予的支持。我也要感謝劉宏、Robert Peckham、和已故的陳立昌教授所提供的洞見以及提供我不同教職的

機會。我在新加坡南洋理工大學和香港大學的同事和朋友們，為我提供了受保護的時期，讓我能夠自由追求如此非典型的志業。其中，我特別感謝陳芸、王琦森、Nicolette Ray、Abigail Wright、劉澤星、梁嘉傑、和陳濬靈這些同事，尤其是我需要花大量時間專注於寫作和修訂的諒解。此外，沒有鄭以旋、陳智廷、吳頌安等研究教學夥伴，我無法在繁忙的日程中完成如此多的工作。

我也要感謝我的兄弟姐妹和朋友們的愛和支持，特別是我的哥哥吳易澄。他花了許多時間與我討論諸多我們共同感興趣的話題。我也感謝我的妹妹吳易蓁和王萬睿，與我一起在英國留學時共同分擔各種生活難題。此外我也感謝在過去的十年裡，Martin Aldrovandi、張容嘉、黃約農Dumas、陳炳仁給予的支持和陪伴，他們花時間和我聊了許多彼此的夢想和職涯。還在香港時，孫志硯、Catelijne Coopmans和Trevor Ma則不吝傾聽我述說學術生活中的各種快樂與不滿。我還要特別感謝後來在國立成功大學的同事王秀雲和許宏彬。他們提供了極大的幫助，使我能夠在離開香港之後接續進行我的研究。

本書第二章和第四章在改寫之前，部分發表於《精神病學史》（*History of Psychiatry*）和《東亞科學技術與社會：國際期刊》（*East Asian Science, Technology and Society: An Interna-*

tional Journal）。我由衷感謝這些期刊在編輯過程中悉心處理我的文章。我要感謝Ana Antic所組織的「戰後跨文化精神病學與『全球心理』的誕生」工作坊。它在我編修這本書時給予我極大的啟發。我也非常感謝Dagmar Herzog為我的書名提供了靈感；我也感謝Ran Zwigenberg，對本書初稿提供了極具啟發性的回饋。我還要感謝所有的匿名審查委員，他們提出的見解和建議非常有價值；感謝Debbie Oronowitz和Robert Sauté提供的編輯協助。此外，我也要特別感謝Matt Browne、Neil Aggarwal和麻省理工學院出版社的團隊在新冠疫情的緊急狀態期間，仍然就本書手稿的完善，提供了十分受用且有效的指引。

最後，我對以下曾經提供我各類獎助的單位表達由衷感謝：臺灣教育部留學獎學金、惠康信託（The Wellcome Trust）、牛津大學女王學院提供的克利福德・諾頓科學史學生獎學金（Clifford Norton Studentship in the History of Science）、蔣經國國際學術交流基金會、麥吉爾大學奧斯勒圖書館（Osler Library, McGill University）提供的瑪麗・路易斯・尼克森神經科學史獎（Mary Louise Nickerson Award in Neural History），以及最重要的余英時人文研究獎（Yu Ying-Shih Prize for Humanities Research）。沒有這些獎助，這個研究計畫就沒有實現的可能。

注釋

CHAPTER 1——前言：共同的願景

1. Vincanne Adams, "Metrics of the Global Sovereign: Numbers and Stories in Global Health," in *Metrics: What Counts in Global Health*, ed. Vincanne Adams (Durham: Duke University Press, 2016), 19–54.
2. 在這本書中，我使用「心理疾病」這個通稱，指的是引起個人痛苦和功能失調的心理或行為模式疾病。在不同的語境中，這些疾病也被稱為「精神疾病」或「精神病態」。在人類學術語中，疾病、病症和失調可能有不同的含義。然而，在此，我使用「心理疾病」一詞以避免混淆。當然，在引述和分析他人的學術著作中，也會出現其他術語。
3. Andrew Scull, *Madness in Civilization* (Princeton, NJ: Princeton University Press, 2015). See also Allen Frances, *Saving Normal: An Insider's Revolt against Out-of-Control Psychiatric Diagnosis, DSM-5, Big Pharma, and the Medicalization of Ordinary Life* (New York: William Morrow, 2013).
4. Thomas Insel, "Transforming Diagnosis," *National Institute of Mental Health*, posted on April 29, 2013, https://www.nimh.nih.gov/about/directors/thomas-insel/blog/2013 /transforming-diagnosis.shtml.
5. Frances, *Saving Normal*, 18–23, 79–81.
6. WHO Archive, M4/445/2(e).
7. World Health Organization, *Manual of the International Statistical Classification of Diseases, Injuries, and Causes of Death: Sixth Revision of the International Lists of Diseases and Causes of Death, Adopted 1948*, Bulletin of the World Health Organization: Supplement, 2 vols. (Geneva: World Health Organization, 1948).
8. Assen Jablensky, "Psychiatric Classifications: Validity and Utility," *World Psychiatry* 15, no. 1 (February 2016): 26–31, https://doi.org/10.1002/wps.20284.
9. L. J. Kirmayer, "Beyond the 'New Cross-Cultural Psychiatry': Cultural Biology,

Discursive Psychology and the Ironies of Globalization," *Transcultural Psychiatry* 42, no. 1 (March 2006): 126–144.

10. Richard Horton, "Launching a New Movement for Mental Health," *The Lancet* 370, no. 9590 (September 4, 2007): 806.
11. Tsung-Mei Cheng, "Taiwan's National Health Insurance System: High Value for the Dollar," in *Six Countries, Six Reform Models: The Healthcare Reform Experience of Israel, The Netherlands, New Zealand, Singapore, Switzerland and Taiwan; Healthcare Reform "Under the Radar Screen,"* ed. Kieke G. H. Okma and Luca Crivelli (Singapore: World Scientific, 2009), 171–204.
12. Megan Greene, *The Origins of the Developmental State in Taiwan: Science Policy and the Quest for Modernization* (Cambridge, MA: Harvard University Press, 2008).
13. C. G. Seligman, "Temperament, Conflict and Psychosis in a Stone-Age Population," *Psychology and Psychotherapy* 9, no. 3 (1929): 187–202.
14. Sing Lee, "Cultures in Psychiatric Nosology: The CCMD-2-R and International Classification of Mental Disorders," *Culture, Medicine and Psychiatry* 20, no. 4 (1996): 421–472.
15. Sing Lee, "From Diversity to Unity: The Classification of Mental Disorders in 21st-Century China," *Psychiatric Clinics* 24, no. 3 (2001): 521–431.
16. *Hiroshima Mon Amour*, dir. Alain Resnais, screenplay by Marguerite Duras (Paris: Argos-Films, 1959), DVD. Also see Marguerite Duras, *Hiroshima Mon Amour*, trans. Richard Seaver (New York: Grove Press, 1961), 15–16.
17. Despo Kritsotaki, Vicky Long, and Matthew Smith, eds., *Deinstitutionalisation and After: Post-War Psychiatry in the Western World* (London: Palgrave Macmillan, 2016).
18. Executive Board, Expert Committee on Mental Health, Seventh Report (Social Psychiatry and Community Attitudes), World Health Organization, 24th session, May 23, 1959, http://www.who.int/iris/handle/10665/135276.
19. See Byron Good and Mary-Jo Delvecchio Good, "Significance of the 686 Program for China and for Global Mental Health," *Shanghai Archives of Psychiatry* 24, no. 3 (2012): 175–177; and Arthur Kleinman, *Rethinking Psychiatry: From Cultural Cat- egory to Personal Experience* (New York: Free Press, 1988).

20. Sigmund Freud, *Civilization and Its Discontents* (London: Hogarth Press, 1953), 141–142.
21. See Thomas Szasz, *Medicalization of Everyday Life: Selected Essays* (Syracuse, NY: Syracuse University Press, 2007).
22. Robert Whitaker, *Anatomy of an Epidemic: Magic Bullets, Psychiatric Drugs, and the Astonishing Rise of Mental Illness in America* (New York: Crown Publishers, 2010).
23. Gary Greenberg, *The Book of Woe: The DSM and the Unmaking of Psychiatry* (New York: Blue Rider Press, 2013).
24. Michael E. Staub, *Madness Is Civilization: When the Diagnosis Was Social, 1948– 1980* (Chicago: University of Chicago Press, 2015); Ethan Watters, *Crazy Like Us: The Globalization of the American Psyche* (New York: Free Press, 2010).
25. BruceM.Z.Cohen,*PsychiatricHegemony:AMarxistTheoryofMentalIllness*(London: Palgrave Macmillan, 2016).
26. China Mills, *Decolonizing Global Mental Health: The Psychiatrization of the Majority World* (New York: Routledge, 2014); China Mills, "Global Psychiatrization and Psychic Colonization: The Coloniality of Global Mental Health," in *Critical Inquiries for Social Justice in Mental Health*, ed. Marina Morrow and Lorraine Halinka Malcoe (Toronto: University of Toronto Press, 2017), 87–109.
27. Erich Fromm, *The Sane Society* (New York: Holt, Rinehart and Winston, 1955), 14–15.
28. Ibid., 12.
29. Richard Horton, "Offline: Frantz Fanon and the Origins of Global Health," *The Lancet* 392, no. 10149 (September 1, 2018): 720, https://doi.org/10.1016/S0140-6736(18)32041-5.
30. See Kritsotaki, Long, and Smith, *Deinstitutionalisation and After*; and Staub, *Madness Is Civilization*.
31. James Belich, John Darwin, Margret Frenz, and Chris Wickham, *The Prospect of Global History* (Oxford: Oxford University Press, 2016).
32. Mark Harrison, "A Global Perspective: Reframing the History of Health, Medicine, and Disease," *Bulletin of the History of Medicine* 89, no. 4 (2015): 639–689.
33. Mark Harrison, *Contagion: How Commerce Has Spread Disease* (New Haven:

Yale University Press, 2012).
34. Akira Iriye, *Global Community: The Role of International Organizations in the Making of the Contemporary World* (Berkeley: University of California Press, 2002).
35. Glenda Sluga, *Internationalism in the Age of Nationalism* (Philadelphia: University of Pennsylvania Press, 2013).
36. Bruce Mazlish and Akira Iriye, *The Global History Reader* (New York: Routledge, 2005).
37. Sunil S. Amrith, "Internationalising Health in the Twentieth Century," in *Internationalisms: A Twentieth-Century History*, ed. Glenda Sluga (Cambridge: Cambridge University Press, 2017), 245–264.
38. *Article XXIII, Treaty of Peace with Germany, Hearings before the Committee on Foreign Relations, United States Senate, Sixty-sixth Congress, First Session* (Washington: Government Printing Office, 1919), 275.
39. Iriye, *Global Community*, vii.
40. Marcos Cueto, Theodore M. Brown, and Elizabeth Fee, "The Birth of the World Health Organization, 1945–1948," in *The World Health Organization: A History* (Cambridge: Cambridge University Press, 2019), 34–61.
41. Waltraud Ernst and Thomas Müller, *Transnational Psychiatries: Social and Cultural Histories of Psychiatry in Comparative Perspective, c. 1800–2000* (Newcastle: Cambridge Scholars, 2010), xi.
42. Ibid., iv.
43. Ibid., viii.
44. Volker Roelcke, Paul Weindling, and Louise Westwood, *International Relations in Psychiatry: Britain, Germany, and the United States to World War II* (Rochester, NY: University of Rochester Press, 2010).
45. For instance, "Historicizing Transcultural Psychiatry," special issue, *History of Psychiatry* 29, no. 3 (September 2018), https://journals.sagepub.com/toc/hpya/29/3.
46. "Psychology and Psychiatry in the Global World, Part I," special issue, *History of Psychology* 22, no. 3 (August 2019), https://www.apa.org/pubs/journals/special/5582205.

47. In John Farley, *Brock Chisholm, the World Health Organization, and the Cold War* (Vancouver: University of British Columbia Press, 2008), 90.
48. 此種常見的疏忽已經在Hannah S. Decker, *The Making of DSM-III: A Diagnostic Manual's Conquest of American Psychiatry* (New York: Oxford University Press, 2013) 中被指出。
49. World Health Organization, *The First Ten Years of the World Health Organization* (Geneva: World Health Organization, 1958); World Health Organization, *The Second Ten Years of the World Health Organization* (Geneva: World Health Organization, 1968); Socrates Litsios and World Health Organization, *The Third Ten Years of the World Health Organization, 1968–1977* (Geneva: World Health Organization, 2008).
50. Mills, *Decolonizing Global Mental Health.*
51. 例如Sunil S. Amrith, *Decolonizing International Health: India and Southeast Asia, 1930–65* (Basingstoke: Palgrave Macmillan, 2006). 若想要有更近期的心理衛生議題項目，詳見 Mills, *Decolonizing Global Mental Health.*
52. Harold Maurice Collins, "The Sociology of Scientific Knowledge: Studies of Contemporary Science," *Annual Review of Sociology*, no. 9 (1983): 265–285.
53. Harry Collins and Robert Evans, *Rethinking Expertise* (Chicago: University of Chicago Press, 2007).
54. 儘管一些倡議者，例如奧布里・路易斯與世衛組織的工作有重疊，但這些計畫與1960年代社會主義精神科醫師不時推廣的「國際社會精神醫學運動」有所不同。詳見 Liam Clarke, "Joshua Bierer: Striving for Power," *History of Psychiatry* 8, no. 31 (September 1997): 319–332; Mat Savelli, "Beyond Ideological Platitudes: Socialism and Psychiatry in Eastern Europe," *Palgrave Communication* 4, no. 45 (2018).
55. Farley, *Brock Chisholm.*
56. Peter Galison, *Image and Logic: A Material Culture of Microphysics* (Chicago: University of Chicago Press, 1997); Sheila Jasanoff and Sang-Hyun Kim, *Dreamscapes of Modernity: Sociotechnical Imaginaries and the Fabrication of Power* (Chicago: University of Chicago Press, 2015).
57. John Krige, ed., *How Knowledge Moves: Writing the Transnational History of Science and Technology* (Chicago: University of Chicago Press, 2019).

58. Assen Jablensky and Norman Sartorius, "What Did the WHO Study Really Find?," *Schizophrenia Bulletin* 34, no. 2 (2008): 253–255.
59. See Hasok Chang, *Inventing Temperature: Measurement and Scientific Progress* (Oxford: Oxford University Press, 2007), 44–48; also Kenneth S. Kendler, "Epistemic Iteration as a Historical Model for Psychiatric Nosology: Promises and Limitations," in Kenneth S. Kendler and Josef Parnas, eds., *Philosophical Issues in Psychiatry II: Nosology* (Oxford: Oxford University Press, 2012), 305–322.

CHAPTER 2——結構

1. Marcos Cueto, Theodore M. Brown, and Elizabeth Fee, *The World Health Organization: A History* (Cambridge: Cambridge University Press, 2019), 44.
2. See Javed Siddiqi, *World Health and World Politics: The World Health Organization and the UN System* (Columbia: University of South Carolina Press, 1995).
3. John Farley, *Brock Chisholm, the World Health Organization, and the Cold War* (Vancouver: University of British Columbia Press, 2008).
4. Cueto, Brown, and Fee, *The World Health Organization*, 58.
5. Steve Sturdy, Richard Freeman, and Jennifer Smith-Merry, "Making Knowledge for International Policy: WHO Europe and Mental Health Policy, 1970–2008," *Social History of Medicine* 26, no. 3 (2013): 532–554.
6. Michael D. Gordin, *Scientific Babel: How Science Was Done Before and After Global English* (Chicago: University of Chicago Press, 2015).
7. Glenda Sluga, *Internationalism in the Age of Nationalism* (Philadelphia: University of Pennsylvania Press, 2013), 12–13.
8. Paul Forman, "Scientific Internationalism and the Weimar Physicists: The Ideology and Its Manipulation in Germany after World War I," *Isis* 64, no. 2 (June 1973): 150–180; Paul Weindling, "The 'Sonderweg' of German Eugenics: Nationalism and Scientific Internationalism," *British Journal for the History of Science* 22, no. 3 (September 1989): 321–333.
9. John Krige, "Atoms for Peace, Scientific Internationalism, and Scientific Intelligence," *Osiris* 21, no. 1 (2006): 161–181; Clark A. Miller, "An Effective Instrument of Peace: Scientific Cooperation as an Instrument of U.S. Foreign Policy, 1938–1950," *Osiris* 21, no. 1 (2006): 133–160; and Eric Bennett, *Workshops of*

Empire: Stegner, Engle, and American Creative Writing during the Cold War (Iowa City: University of Iowa Press, 2015).

10. Akira Iriye, *Cultural Internationalism and World Order* (Baltimore: Johns Hopkins University Press, 2000).
11. Bennett, *Workshops of Empire*, 67.
12. "About the WHO," *World Health Organization* webpage.
13. Cueto, Brown, and Fee, *The World Health Organization*, 44.
14. Although the term "global" did not emerge to replace "international" and embrace a much wider scope of concerns until recently.
15. See Ben Shephard, *A War of Nerves: Soldiers and Psychiatrists, 1914–1994* (London: Pimlico, 2002); Edgar Jones and Simon Wessely, *Shell Shock to PTSD: Military Psychiatry from 1900 to the Gulf War* (Hove, UK: Psychology Press, 2005); Allan Young, *The Harmony of Illusions: Inventing Post-traumatic Stress Disorder* (Princeton, NJ: Princeton University Press, 1995).
16. Herbert Allen Carroll, *Mental Hygiene: The Dynamics of Adjustment* (Englewood Cliffs, NJ: Prentice-Hall, 1964).
17. Dagmar Herzog, *Cold War Freud: Psychoanalysis in an Age of Catastrophes* (New York: Cambridge University Press, 2017).
18. Mark Jackson, *The Age of Stress: Science and the Search for Stability* (New York: Oxford University Press, 2013), 141–180.
19. Naoko Wake, *Private Practices: Harry Stack Sullivan, the Science of Homosexuality, and American Liberalism* (New Brunswick, NJ: Rutgers University Press, 2011), 325–338.
20. Shephard, *A War of Nerves*, 163–168.
21. John R. Rees, *The Shaping of Psychiatry by War* (New York: Academy of Medicine;

London: Chapman and Hall, 1945), 115. 22. Wake, *Private Practices*, 163–168.

23. Alan Gregg, "The Limitations of Psychiatry," *American Journal of Psychiatry* 104, no. 9 (1948): 513–522.
24. Kenneth Soddy to William Moodie, May 27, 1946, Wellcome Archives SA/BMA /B.87.
25. Farley, *Brock Chisholm*.

26. George Brock Chisholm, *Prescription for Survival* (New York: Columbia University Press, 1957), 92.
27. British Psychoanalytical Society Archive P25-A-01.
28. Jonathan Kahana and Noah Tsika, "*Let There Be Light* and the Military Talking Picture," in *Remaking Reality: U.S. Documentary Culture after 1945*, ed. Sara Blair, Joseph B. Entin, and Franny Nudelman (Chapel Hill: University of North Carolina Press, 2018), 14–34.
29. 正如威廉・門寧格在1946年美國精神醫學協會(APA)的首次戰後聚會上透露的那樣，由於「神經精神障礙」，在戰爭期間近兩百萬男性被拒絕了入伍，而在1942年至1945年間，另外一百萬人成為了陸軍醫院中的「神經精神病患者」。引用自Michael E. Staub, *Madness Is Civilization: When the Diagnosis Was Social, 1948–1980* (Chicago: University of Chicago Press, 2015), 20.
30. See Gerald N. Grob, *From Asylum to Community* (Princeton, NJ: Princeton University Press, 2014). Japanese psychiatrists also held dichotomized attitudes; see Ran Zwigenberg, *Hiroshima: The Origins of Global Memory Culture* (Cambridge: Cambridge University Press, 2014).
31. Karl M. Bowman, "Presidential Addresses," *American Journal of Psychiatry* 103, no. 1 (July 1946): viii, 1–17.
32. Donald Ewen Cameron, "Presidential Addresses: Psychiatry and Citizenship," *American Journal of Psychiatry* 110, no. 1 (1953): xii, 2–9. 卡麥隆後來成為世界精神醫學聯合會的創會主席。然而，他如今因涉及美國中央情報局的MK-Ultra計畫而變得更具爭議性，該計畫旨在韓戰期間「洗腦」共產主義者。詳見 Rebecca Lemov, *World as Laboratory: Experiments with Mice, Mazes, and Men* (New York: Hill and Wang, 2005).
33. Sunil S. Amrith, *Decolonizing International Health: India and Southeast Asia, 1930– 65* (Basingstoke: Palgrave Macmillan, 2006).
34. Daniel Pick, *The Pursuit of the Nazi Mind: Hitler, Hess, and the Analysts* (Oxford: Oxford University Press, 2014).
35. G. Ronald Hargreaves, "The Differential Aspects of the Psychoneuroses of War," in *The Neuroses of War*, ed. Emanuel Miller (London: Macmillan, 1940), 85–104.
36. Eugene B. Brody, "The World Federation for Mental Health: Its Origins and

Contemporary Relevance to the WHO and WPA Policies," *World Psychiatry* 3, no. 1 (2004): 54–55; George Brock Chisholm, "The Psychiatry of Enduring Peace and Social Progress," *Psychiatry* 9 (1946): 1–44. The journal was renamed *Psychiatry: Interpersonal and Biological Processes* in 1986, reflecting the epistemological change of psychiatric sciences.

37. WHO Archive, WHO4: Records of the Director General's Office.
38. Gerry Bowler, *Christmas in the Crosshairs: Two Thousand Years of Denouncing and Defending the World's Most Celebrated Holiday* (Oxford: Oxford University Press, 2016), 193.
39. George Brock Chisholm, *Can People Learn to Learn? How to Know Each Other* (New York: Harper, 1958).
40. Winfred Overholser, "Presidential Address," *American Journal of Psychiatry* 105, no. 1 (1948): 1–9.
41. William C. Menninger, "Presidential Address," *American Journal of Psychiatry* 106, no. 1 (1949): 4.
42. Ibid., 5.
43. Rebecca Jo Plant, "William Menninger's Campaign to Reform American Psychoanalysis, 1946–48," *History of Psychiatry* 16, no. 2 (2005): 181–202.
44. See Cornelia Navari, *Internationalism and the State in the Twentieth Century* (New York: Routledge, 2000).
45. WHO Archive, M4/445/2 J1. 46. Ibid., p. 1.
47. Ibid., p. 2.
48. W. G. Jilek, "Emil Kraepelin and Comparative Sociocultural Psychiatry," *European Archives of Psychiatry and Clinical Neuroscience* 245, no. 4–5 (1995): 231–238; Paul Hoff, "The Kraepelinian Tradition," *Dialogues in Clinical Neuroscience* 17, no. 1 (March 2015): 31–41.
49. Anne Harrington, *Mind Fixers: Psychiatry's Troubled Search for the Biology of Mental Illness* (New York: W. W. Norton, 2019).
50. German E. Berrios and R. Hauser, "The Early Development of Kraepelin's Ideas on Classification: A Conceptual History," *Psychological Medicine* 18 (1988): 813–821; Matthias M. Weber and Eric J. Engstrom, "Kraepelin's 'Diagnostic Cards': The Confluence of Clinical Research and Preconceived Categories,"

History of Psychiatry 8 (September 1997): 375–385.

51. G. R. Hargreaves, *Psychiatry and the Public Health* (London: Oxford University Press, 1958).
52. Siddiqi, *World Health and World Politics*, 41–47.
53. Article 55 of *The Charter of the United Nations* (San Francisco: United Nations, 1945), 11–12.
54. The Constitution was adopted by the International Health Conference held in New York from June 19 to July 22, 1946; it was signed on July 22, 1946, by the representatives of sixty-one states (*Official Records of the WHO*, no. 2 [June 1948]: 100), and entered into force on April 7, 1948. It has not been changed since its inauguration.
55. Farley, *Brock Chisholm*, 92.
56. See Amrith, *Decolonizing International Health*, 122. Also see Cueto, Brown, and Fee, "The Birth of the World Health Organization, 1945–1948," in *The World Health Organization*, 63–64.
57. Farley, *Brock Chisholm*, 53.
58. World Health Organization, *The First Ten Years of the World Health Organization* (Geneva: World Health Organization, 1958).
59. Siddiqi, *World Health and World Politics.*
60. The project was adjusted from "eradication" to "control" in the late 1960s. See Randall Packard, *A History of Global Health: Interventions into the Lives of Other Peoples* (Baltimore: Johns Hopkins University Press, 2016).
61. Cueto, Brown, and Fee, *The World Health Organization*, 66.
62. Wellcome Archives SA/BMA/B.87.
63. Representation of His Majesty's Government at the International Congress on Mental Health to be held in London in 1948, J. Lindsey to Miss Murray, December 17, 1947, code 403, file 5577, National Archives FO 370/1411.
64. International Congress on Mental Health, London, August 1948, code 403, file 310, National Archives FO 370/1525.
65. See Jonathan Toms, "Political Dimensions of 'the Psychosocial': The 1948 International Congress on Mental Health and the Mental Hygiene Movement," *History of Human Sciences* 25, no. 5 (December 2012): 91–106, https://doi.

org/10.1177 /0952695112470044.
66. J. C. Flugel, E. Matilda Goldberg, Mary Cockett, and S. Clement Brown, *International Congress on Mental Health, London, 1948*, ed. John Carl Flügel, 4 vols. (New York: H. K. Lewis & Co. and Columbia University Press, 1948).
67. Brody, "The World Federation for Mental Health."
68. Peter Mandler, *Return from the Natives: How Margaret Mead Won the Second World War and Lost the Cold War* (New Haven: Yale University Press, 2013).
69. Margaret Mead, *Cultural Patterns and Technical Change (1)* (Dublin: Mentor Book, 1955), 5.
70. International Congress on Mental Health, *Mental Health and World Citizenship: A Statement Prepared for the International Congress on Mental Health: London, 1948* (London: World Federation for Mental Health, 1948), 47.
71. *Chronicle of the World Health Organization* 4, no. 1 (1950): 6. 72. Chisholm, *Can People Learn to Learn?*
73. World Health Organization, *WHO and Mental Health 1949–1961* (Geneva: World Health Organization, 1962).
74. Tsung-yi Lin, *Road to Psychiatry: Across the East and the West* (Taipei: Daw Shiang Publishing, 1994), 96–97.
75. After his training as a psychiatrist at Peking Union Medical College Hospital, Yü-Lin Ch'eng founded Nanjing Brain Hospital. After World War II, he went to Taiwan with the Chinese Nationalist (Kuomintang) government and briefly served as the first superintendent of Taiwan Provincial Mental Hospital before he relocated to Michigan, USA.
76. See United Nations Economic and Social Council, "Economics and Social Council Official Records: Third Year, Seventh Session, Supplement No. 8; Report of the Social Commission" (1948), 28, 29.
77. Lucien Bovet, *Psychiatric Aspects of Juvenile Delinquency: A Study Prepared on Behalf of the World Health Organization as a Contribution to the United Nations Programme for the Prevention of Crime and Treatment of Offenders* (Geneva: World Health Organization, 1951).
78. WHO Archive, WHO/MHA/1, p. 2.
79. Wolfgang Rüdig, *Anti-nuclear Movements: A World Survey of Opposition to*

Nuclear Energy (Harlow, UK: Longman, 1990), 54–55.

80. Executive Board, World Federation for Mental Health, Sub-Committee on Mental Health Aspects of Atomic Energy, Minutes of Second Meeting, New York, November 9, 1956, folder 620.992:3, in "Peaceful Use," UNESCO Archives, Paris.
81. WHO Archive, WHO/AH/AE/2.
82. WHO Archive, WHO/MH/AE/2.
83. Ran Zwigenberg, "Healing a Sick World: Psychiatric Medicine and the Atomic Age," *Medical History* 62, no. 1 (2017): 27–49.
84. WHO Archive, M4/445/2 J1, p. 3.
85. 比較精神病學之父的埃米爾・克雷佩林最著名的成就是基於現象學的精神病症狀分類法。在分類方面，他描述了痴呆前期和躁鬱症。詳見E. Kraepelin and G. M. Robertson, *Dementia Praecox and Paraphrenia* (Edinburgh: Livingstone, 1919); G. E. Berrios, R. Luque, and J. M. Villagran, "Schizophrenia: A Conceptual History," *International Journal of Psychology and Psychological Therapy* 3 (2003): 111–140。克雷佩林在進行比較精神病學的研究前進行了一系列旅行，包括前往印度尼西亞和北美洲。
86. Hargreaves to Lemkau, September 8, 1954, WHO Archive, M4/445/2/J2.
87. See Karen Kruse Thomas, *Health and Humanity: A History of the Johns Hopkins Bloomberg School of Public Health, 1935–1985* (Baltimore: Johns Hopkins University Press, 2016).
88. Lemkau to Hargreaves, May 30, 1954, WHO Archive, M4/445/2 J2. 89. Landis to Hargreaves, April 15, 1953, WHO Archive, M4/445/2 J1. 90. Hargreaves to Landis, June 17, 1953, WHO Archive, M4/445/2 J1. 91. WHO Archive, M4/445/2 J1.
92. Paul Victor Lemkau, *Mental Hygiene in Public Health*, 2d ed. (New York: McGraw- Hill, 1955). In the book he offered two types of preparatory work in preventive psychiatry: being prepared to meet generalized and unpredictable stresses, and being prepared to meet expected stresses.
93. Hargreaves to Lemkau, October 7, 1953, WHO Archive, M4/445/2/ J1. 94. Lemkau to Hargreaves, May 12, 1954, WHO Archive, M4/445/2 J2. 95. WHO Archive, M4/445/2 J1.

96. See Clyde Kiser et al., "The World of the Milbank Memrorial Fund in Population since 1928," *Milbank Memorial Fund Quarterly* 49, no. 4 (1971): 15–66; Clyde Kiser, "The Role of the Milbank Memorial Fund in the Early History of the Association," *Population Index* 47, no. 3 (1981): 490–494.
97. Hargreaves to Gruenberg, July 22, 1955, WHO Archive, M4/445/2 J2.
98. Ernest M. Gruenberg, "The Epidemiology of Mental Disease," *Scientific American* 190, no. 3 (1954): 38–42. 在這篇文章裡，古倫堡感嘆Adolf Meyer在1930年代關於社會條件和精神疾病之間的關聯性，沒有做出結果。
99. Dorothy Porter and UC Medical Humanities Consortium, *Health Citizenship: Essays in Social Medicine and Biomedical Politics* (Berkeley: University of California Medical Humanities Press, 2011).
100. London School of Tropical Hygiene and Medicine Archives, ACC/OS. 101. WHO Archive, WHO/MENT/178.
102. WHO Archive, M4/445/2, Paul Lemkau.
103. WHO Archive, M4/445/2 J4.
104. Boudreau to Peterson, October 10, 1957, WHO Archive, M4/445/2 J5.
105. 關於「流行病學為何可以證明疾病發生原因」的哲學問題超過了本書能處理的議題範圍。
106. WHO Archive, M4/445/2 J5.
107. Ibid.
108. 舉例來說，詳見 Marvin K. Opler's monograph, *Culture, Psychiatry and Human Values: The Method and Values of a Social Psychiatry* (Springfield, IL: C. C. Thomas, 1956), which also gave some insights into the emerging project.
109. Howard Higginbotham, *Third World Challenge to Psychiatry: Culture Accommodation and Mental Health Care* (Honolulu: East-West Center by the University of Hawaii Press, 1984).
110. Marvin K. Opler, "Schizophrenia and Culture," *Scientific American* 197, no. 2 (1957): 110.
111. 這一節還將第二次世界大戰標誌為精神病學的分水嶺時期。在通信中，維特考爾等人寫道：「自第二次世界大戰以來，各大洲的精神醫師和社會科學家已開始處理那些解決方案涉及跨越國家和文化疆域研究的問題。亞洲、非洲和南美洲的整個人口正在迅速發生生活方式的根本性轉變。人口正在移動和流

動，社會和經濟結構正在迅速變化，科技落後的社會正在從相對孤立的狀態，被引入到現代工業經濟的複雜結構中。競爭的社會政治和意識形態體系的衝突，給二十世紀下半葉帶來了動盪和危機的氛圍。」See E. D. Wittkower, F. Jacob, and F. D. Pande, editorial in *Newsletter of Transcultural Research in Mental Health Problems* (Department of Psychiatry and Department of Sociology and Anthropology, McGill University), no. 1 (February 1956).

112. E. D. Wittkower, F. Jacob, and F. D. Pande, *Newsletter of Transcultural Research in Mental Health Problems*, no. 2 (1956).
113. Wittkower to Candau, July 8, 1956, WHO Archive, M4/445/2 J3. 114. WHO Archive, M4/445/2 J3.
115. Ibid.
116. Ibid.
117. J. Bains, "Race, Culture and Psychiatry: A History of Transcultural Psychiatry," *History of Psychiatry* 16, no. 2 (2005): 139–154.
118. Peter Mandler, "One World, Many Cultures: Margaret Mead and the Limits to Cold War Anthropology," *History Workshop Journal*, no. 68 (2009): 150–172.
119. See the discussion in chapter 5 below.
120. World Federation for Mental Health, *Cultural Patterns and Technical Change: A Manual* (Paris: UNESCO, 1953), 348.
121. Mandler, *Return from the Natives*, 267.
122. Wittkower, Jacob, and Pande, editorial.
123. Comments from Paul Lemkau, *Newsletter of Transcultural Research in Mental Health Problems*, no. 3 (December 1957); Wittkower, Jacob, and Pande, editorial.
124. 詳見Menry B. M. Murphy, "Cultural Factors in the Mental Health of Malayan Students," in Daniel Funkenstein, ed., *The Student and Mental Health: An International View* (Cambridge, MA: Riverside Press, 1959).。墨菲原話中所提奇的原則是：（1）在跨文化精神病學中，觀察通常會更有用且更有意義。如果將其概括或與抽象標準產生關聯，則會更加模糊。（馬來人表現出的精神分裂症很少……所以呢？）（2）提供比較時，應明確定義被比較的群體或數據，而不僅僅是暗示。（3）提供比較時，還應注意確保數據或情況是可比較的。（4）參考文化特徵應盡可能以具體行為模式為基礎，並且應盡量避免價值判斷。（5）獲

取資訊的手段。

125. Vincenzo F. Di Nicola, "Memory and Appreciation: Henry MB Murphy MD PhD, 1915–1987," *Canadian Journal of Psychiatry* 33, no. 5 (1988): 424.
126. Henry B. M. Murphy, *Comparative Psychiatry: The International and Intercultural Distribution of Mental Illness* (Berlin: Springer-Verlag, 1982).
127. Giovanni de Girolamo and Norman Sartorius, eds., *Promoting Mental Health Internationally* (London: Gaskell, 1999).
128. Norman Sartorius and John Talbott, "International Mental Health Advocacy Organizations: An Interview with Norman Sartorius," *Journal of Nervous and Mental Disease* 199, no. 8 (2011): 557–561.
129. Theodore Brown, "'Stress' in US Wartime Psychiatry: World War II and the Immediate Aftermath," in *Stress, Shock, and Adaptation in the Twentieth Century*, ed. David Cantor and Edmund Ramsden (Rochester, NY: University of Rochester Press, 2014), 121–141.

CHAPTER 3——方法

1. Anne M. Lovell, "The World Health Organization and the Contested Beginnings of Psychiatry Epidemiology as an International Discipline: One Rope, Many Strands," *International Journal of Epidemiology* 43, suppl. 1 (2014): 16–18.
2. The First WHO Seminar on Psychiatric Diagnosis, Classification, and Statistics, Alan Mason Chesney Medical Archives, PA/66.109.
3. NIMH, WZ 290 K16C 1964. 4. NIMH, W6 P3 v5772.
5. 例如，沃爾特・錢寧在1888年提出了一份國際精神疾病分類標準。
6. E. Stengel, "Classification of Mental Disorders," *Bulletin of the World Health Organization* 21, no. 4–5 (1959): 601–663.
7. Ibid., 602.
8. Matthew Smith, "A Fine Balance: Individualism, Society and the Prevention of Mental Illness in the United States, 1945–1968," *Palgrave Communications* 2 (2016), article number 16024, DOI: 10.1057/palcomms.2016.24.
9. Ernest M. Gruenberg, "The Epidemiology of Mental Disease," *Scientific American* 190, no. 3 (1954): 38–42.
10. Erich Fromm, *The Heart of Man: Its Genius for Good and Evil* (London: Rout-

ledge & Kegan Paul, 1965).

11. Cited in Martin Birnbach, *Neo-Freudian Social Philosophy* (Stanford, CA: Stanford University Press, 1961).
12. See Randall Packard, *A History of Global Health: Interventions into the Lives of Other Peoples* (Baltimore: Johns Hopkins University Press, 2016). Packard does not mention noninfectious diseases when he explains the expansion of the social sciences.
13. Nancy Campbell, "The Spirit of St. Louis: The Contributions of Lee N. Robins to North American Psychiatric Epidemiology," *International Journal of Epidemiology* 43, suppl. 1 (2013): 19–28.
14. John Farley, "The Interim Commission, 1946–48: The Long Wait," in *Brock Chisholm, the World Health Organization, and the Cold War* (Vancouver: University of British Columbia Press, 2008), 48–57.
15. Eduardo Krapf, "Preliminary Statement on a Research Project Dealing with Mental Health and Diseases from a Comparative Point of View," February 22, 1953, WHO Archive, M4/445/2.
16. Julian Leff, personal communication with the author, London, 2010.
17. Gillespie to Edward Mopather (date before March 30, 1939), IOP/PP3/4/7/2. 吉爾斯皮接著說：「了解如何能以最佳的方式保護平民自身、以及依賴他的人，這樣的知識也很重要。但最應考慮的還是集體而非個人。為了更遠大的理想主義目的所進行的個人準備是極其重要的。作為此項工作的輔助措施，任何形式的個人利益和動機都應完全從戰爭中消除，這樣人們在自身或見到其他人有這樣的動機時，其勇氣都不會被擾動。那些在上次戰爭中已知是精神病患者的人，尤其是已在領取退休金的人，應該事先從危險地區疏散出去。」
18. 在第二次世界大戰之前，IOP組織了一個名為「國際心理學研究」委員會，希望能夠理解並緩解導致戰爭的心理驅力。委員會成員認為，他們被召集來緩解戰爭所帶來的邪惡影響。有些心理學家認為這可以通過加強政府對納粹軍事行動的效率來實現，而其他人則更傾向為平民提供幫助。然而，這個委員會的影響力不如軍事精神科醫師。詳見 Pryns Hopkins to Edward Mapother, September 29, 1938, IOP/PP3/4/2/3.
19. Aubrey Lewis Papers, IOP/PP3/5/6 (April 15, 1943).
20. Aubrey Lewis Papers, IOP/PP3/5/26 (1959), p. 1.

21. Aubrey Lewis Papers, IOP/PP3/5/26 (1959).
22. 與此同時，世界衛生組織的心理衛生小組也在重新考量精神衛生醫院在觀護上的功能。
23. Traolach S. Brugha, Lorna Wing, John Cooper, and Norman Sartorius, "Contribution and Legacy of John Wing, 1923–2010," *British Journal of Psychiatry* 198, no. 3 (March 2011): 176–178, https://doi.org/10.1192/bjp.bp.110.084889.
24. Erving Goffman, *Asylums: Essays on the Social Situation of Mental Patients and Other Inmates* (Harmondsworth, UK: Penguin Books, 1968).
25. Ibid.
26. J. K. Wing and George William Brown, *Institutionalism and Schizophrenia: A Comparative Study of Three Mental Hospitals, 1960–1968* (Cambridge: Cambridge University Press, 1970), 13.
27. Ibid. 28. Ibid.
29. J. K. Wing and Antha M. Hailey, *Evaluating a Community Psychiatric Service: The Camberwell Register, 1964–71* (London: Oxford University Press and Nuffield Provincial Hospitals Trust, 1972), 3–9.
30. 另一個在坎伯韋爾進行的著名調查研究是由社會學家喬治・布朗和臨床心理學家提里爾・哈里斯在1969年至1973年之間進行的，主題是生活壓力和憂鬱症之間的關係。詳見 Rhodri Hayward, "Sadness in Camberwell: Imagining Stress and Constructing History in Postwar Britain," in *Stress, Shock, and Adaptation in the Twentieth Century*, ed. David Cantor and Edmund Ramsden (Rochester, NY: University of Rochester Press, 2014), 320–342.
31. 詳見本書第二章。
32. Andrew Scull, "The Mental Health Sector and the Social Sciences in Post-World War II USA; Part 1: Total War and Its Aftermath," *History of Psychiatry* 22, no. 1 (2011): 3–19.
33. 舉例來說 Robert Felix, speech delivered on February 6, 1946, at Menninger Foundation in Topeka, Kansas; and speech delivered on October 8, 1946, at the Annual Meeting of the Southern Psychiatric Association, Richmond, VA, Robert Felix personal papers, NIMH archive.
34. Karen Kruse Thomas, *Health and Humanity: A History of the Johns Hopkins Bloomberg School of Public Health, 1935–1985* (Baltimore: Johns Hopkins Uni-

versity Press, 2016).

35. E. John Cooper and Norman Sartorius, *A Companion to the Classification of Mental Disorders* (Oxford: Oxford University Press, 2013).
36. "The Effect of Urbanization on Mental Health," WPRO Report on Asia Family Conference in the Philippines, box 436833488, Alan Mason Chesney Medical Archives.
37. August B. Hollingshead and Frederick C. Redlich, "Social Stratification and Psychiatric Disorders," *American Sociological Review* 18, no. 2 (1953): 163–169. Their work later received the MacIver Award of the American Sociological Association.
38. Edmund Ramsden and Matthew Smith, "Remembering the West End: Social Science, Mental Health, and the American Urban Environment, 1939–1968," *Urban History* 45, no. 1 (2017): 128–149.
39. Leo Srole, Thomas S. Langner, Stanley T. Michael, Marvin K. Opler, and Thomas A. C. Rennie, *Mental Health in the Metropolis: The Midtown Manhattan Study* (New York: McGraw-Hill, 1962). 也可參考 B. Pasamanick, "A Survey of Mental Disease in an Urban Population. IV. An Approach to Total Prevalence Rates," *Archives of General Psychiatry* 5, no. 2 (1961): 151–155.
40. See Robert Felix, "Research in Mental Health," speech at the Second Latin American Seminar on Mental Health, sponsored by the Pan American Health Organization, World Health Organization, September 8–15, 1963, Buenos Aires, Argentina, Robert Felix personal papers, NIMH archive.
41. Joseph Zubin, "Cross-National Study of Diagnosis of the Mental Disorders: Methodology and Planning," *American Journal of Psychiatry* 125, no. 10S (1969): 12–20; E. John Cooper, Robert Kendell, Barry J. Gurland, Norman Sartorius, and Tibor Farkas, "Cross-National Study of Diagnosis of the Mental Disorders: Some Results from the First Comparative Investigation," *American Journal of Psychiatry* 125, no. 10 (1969): 21–29.
42. R. E. Kendell et al., "Diagnostic Criteria of American and British Psychiatrists," *Archives of General Psychiatry* 25, no. 2 (1971).
43. See Marcos Cueto, Theodore M. Brown, and Elizabeth Fee, *The World Health Organization: A History* (Cambridge: Cambridge University Press, 2019).

44. Morton Kramer, USSR trip concluding remarks, 1963, box 436833488, Alan Mason Chesney Medical Archives.
45. Benjamin Zajicek, "Soviet Psychiatry and the Origins of the Sluggish Schizophrenia Concept, 1912–1936," *History of the Human Sciences* 31, no. 2 (2018): 88–105, https://doi.org/10.1177/0952695117746057.
46. Report of Asia Family Conference in the Philippines, 1962, box 436833488, Alan Mason Chesney Medical Archives.
47. Julian P. Leff, *Psychiatry around the Globe: A Transcultural View*, 2nd ed. (London: Gaskell, 1988).
48. Tsung-yi Lin, *Road to Psychiatry: Across the East and the West* (Taipei: Daw Shiang Publishing, 1994), 93.
49. Tsung-yi Lin, "The Epidemiological Study of Mental Disorders by W.H.O.," *Social Psychiatry* 1, no. 4 (1967): 204–206.
50. 詳見第四章
51. WPRO, WHO Archive, M4/445/2.
52. Paul Sivadon, "The Development of a Science of Mental Health," presented at World Federation for Mental Health, 12th Meeting, Barcelona, 1959; quoted in Esther M. Thornton, *Planning and Action for Mental Health* (London: World Federation for Mental Health, 1961), 155–162.
53. Thornton, *Planning and Action for Mental Health*, 158. 54. Ibid., 160.
55. World Federation for Mental Health, *Cultural Patterns and Technical Change: A Manual* (Paris: UNESCO, 1953), 348.
56. Executive Board, World Federation for Mental Health, Sub-Committee on Mental Health Aspects of Atomic Energy, Minutes of Second Meeting, New York, November 9, 1956, folder 620.992:3, in "Peaceful Use," UNESCO Archives, Paris, 348.
57. 根據諾曼・薩托里斯的說法，世界心理衛生聯盟除了使1961年成為世界心理衛生年之外，實際上對於研究沒有太大貢獻。該說法來自於作者和薩托里斯在2010年在日內瓦的對話。在1970年代，該聯盟的財務狀況惡化，直到林宗義被任命為世界精神衛生聯盟主席後才獲得改善。詳見 Eugene B. Brody, "The World Federation for Mental Health: Its Origins and Contemporary Relevance to the WHO and WPA Policies," *World Psychiatry* 3, no. 1 (2004): 54–55.

58. Peter Mandler, *Return from the Natives: How Margaret Mead Won the Second World War and Lost the Cold War* (New Haven: Yale University Press, 2013), 267.
59. Lin, *Road to Psychiatry*, 116.
60. Kelley Lee, *The World Health Organization (WHO)* (Abington, UK: Routledge, 2008). See also Farley, "The Interim Commission, 1946–48," 48–57.
61. Lee, *The World Health Organization*, 134.
62. Lin, *Road to Psychiatry*, 118.
63. Tsung-yi Lin to the Director General, June 11, 1965, WHO Archive, M4/86/12.
64. Gian Luca Burci and Claude-Henri Vignes, *World Health Organization* (The Hague: Kluwer Law International, 2004), 195.
65. 關於二次世界大戰之後美國的精神醫學文化，詳見Marijke Gijswijt-Hofstra, *Psychiatric Cultures Compared: Psychiatry and Mental Health Care in the Twentieth Century: Comparisons and Approaches* (Amsterdam: Amsterdam University Press, 2005), 456.
66. World Health Organization, Technical Report Series, 223 (1961). 67. *Chronicle of the World Health Organization* 16 (1962): 306–311.
68. World Health Organization, *The Second Ten Years of the World Health Organization* (Geneva: World Health Organization, 1968), xi.
69. Eileen Brooke, GB 0370 PP32, box 3, Queen Mary, University of London Library Archives.
70. Lovell, "The World Health Organization and the Contested Beginnings of Psychiatry Epidemiology," 16–18.
71. World Health Organization, "W.H.O. Mental Health News," *Mental Health Section* 1, no. 3 (1963).
72. Peter Baan to E. A. Babayan, May 4, 1965, WHO Archive, M4/87/7.
73. IOP/CAM9/2.
74. See "National Clearinghouse of Mental Health Information," *Schizophrenia Bulletin* 1, no. 3 (1970): 51–53.
75. 1962年，林宗義與美國國家心理衛生院專家會議的出席者包括Morton Kramer（莫頓・克萊默）、J. Zubin（J・祖賓）、B. Pasamanick（B・帕薩曼尼克）、S. Greenhouse（S・格林豪斯）、M. Katz（M・卡茨）和Robert Felix（羅伯特・

費利克斯)。詳見 Lin, *Road to Psychiatry*, 117.

76. Editor, "Conversation with Joy Moser," *British Journal of Addiction* 79 (1984): 355–363.
77. Discussion Groups at WFMH Annual Meeting, Bern, August 3–7, 1964, WHO Archive, M4/86/12.
78. In the same year, this method was employed by the London Group in establishing Camberwell Registers.
79. WHO Archive, M4/87/7.
80. WHO Archive, M4/87/7.
81. 世界心理衛生聯盟於1963年計畫將總部從倫敦遷至日內瓦,其原因不僅僅是因為租金更便宜,也是因為做為國際都市,日內瓦擁有更加國際化的環境。詳見 WHO Archive, WFMH/Ex. 39/16.
82. 舉例來說,在莫斯科的專題討路會上,有五位參與者來自蘇聯,其他來則自保加利亞、捷克斯洛伐克、東德、匈牙利、波蘭、羅馬尼亞和南斯拉夫。WHO Archive, M4/440/23 (4) 1.
83. Michael Shepherd to Tsung-yi Lin, February 16, 1966, WHO Archive, M4/440/23 (65).
84. WHO Archive, M4/441/11.
85. 舉既來說,在林宗義1964年訪問布宜諾斯艾利斯期間,阿根廷醫生A. Bonhour(A. 博納)的流行病學研究計畫引起了林宗儀的關注。來源:WHO Archive, M4/441/11.
86. WHO Archive, M4/87/7(66) J4.
87. John Cooper, "Towards a Common Language for Mental Health Workers," in *Promoting Mental Health Internationally*, ed. Giovanni De Girolamo and N. Sartorius (London: Gaskell, 1999), 14–46.
88. See Eric Stengel, "A Comparative Study of Psychiatric Classification," *Proceedings of the Royal Society of Medicine* 53, no. 2 (1960): 123–130.
89. For example, participants of the first meeting included the British experts Aubrey Lewis, Michael Shepherd, W. P. D. Logan from Maudsley Hospital, and Eileen Brooke from the Ministry of Health.
90. WHO Archive, M4/87/7.
91. Cooper, "Towards a Common Language for Mental Health Workers," 19.

92. M. Kramer, N. Sartorius, and A. Jablensky, "The ICD-9 Classification of Mental Disorders: A Review of Its Development and Contents," *Acta Psychiatrica Scandinavica*, no. 59 (1979): 241–262.
93. 相關資格要求如下：「（1）在精神病學診斷和分類領域，或精神病學統計數據的蒐集和分析方面具備能力；（2）代表一個精神病學學派，並了解其他學派，或對精神病學生物統計工作有廣泛的知識；（3）在自己的國家具有影響力（如可能，也在更廣泛的範圍內）；（4）願意長期合作。」WHO Archive, M4/87/7.
94. 這些疾病是：「（1）思覺失調症；（2）心因性反應分類中包括的疾病群；（3）兒童時期出現的精神疾病；（4）精神發育遲滯（也稱為智力低下、缺陷、不足等）；（5）老年與衰老相關的精神疾病；（6）病理性人格。」WHO Archive, M4/87/7.
95. WHO Archive, M4/445/22 J3. 96. WHO Archive, M4/87(65) J3, 4. 97. WHO Archive, M4/87/7.
98. Ibid.
99. WHO Archive, M4/87/7(65) J4.
100. They include Argentina, Australia, Ceylon, Colombia, Denmark, France, India, Japan, Lebanon, Nigeria, Norway, Sudan, Switzerland, Taiwan (then China), Thailand, Turkey, the UK, the USA, and the USSR.
101. See World Health Organization, *Report of the International Pilot Study of Schizophrenia* (Geneva: World Health Organization, 1973); International Pilot Study of Schizophrenia and World Health Organization, *Schizophrenia: A Multinational Study; A Summary of the Initial Evaluation Phase of the International Pilot Study of Schizophrenia* (Geneva: World Health Organization, 1975).
102. WHO Archive, M4/87/7(65) J3.4.
103. WHO Archive, M4/87/7.
104. WHO Archive, M4/87/7(65) J3.4.
105. Tsung-yi Lin to E. Gruenberg, May 25, 1966, WHO Archive, M4/87/7 (66).
106. Cooper, "Towards a Common Language for Mental Health Workers," 23.
107. 詳見 World Health Organization, *Schizophrenia: An International Follow-up Study* (Chichester, UK: Wiley, 1979). 直至今日，關於「為什麼發展中國家的思覺失調症患者有較好的預後？」此一問題，已經有各種可能的解釋。其中一個最有說服力的研究結果是：在家庭為導向的社會中，患者得到了來自家庭

成員更好的支持。但最近的其他研究指出了該研究有樣本偏差的問題。舉例來說，詳見 Alex Cohen, "Prognosis for Schizophrenia in the Third World: A Reevaluation of Cross-Cultural Research," *Culture, Medicine and Psychiatry* 16, no. 1 (1992): 53–75.

108. Norman Sartorius, A. Jablensky, and A. A. Korten, "Early Manifestations and First Contact Incidence of Schizophrenia in Different Cultures: A Preliminary Report on the Evaluative Phase of the WHO Collaborative Study on Determinants of Outcome of Severe Mental Disorders," *Psychological Medicine*, no. 16 (1986): 909–928; A. Jablensky et al., "Schizophrenia: Manifestations, Incidence and Course in Different Cultures: A World Health Organization 10-Country Study," *Psychological Medicine* 20, suppl. (1992).
109. Cooper, "Towards a Common Language for Mental Health Workers," table 2.2, 28.
110. 舉例來說，例如，世界衛生組織（當時由諾曼・薩托里斯領導）在1980年代初開始研究標準化的憂鬱症評估（SADD）。詳見 Norman Sartorius and World Health Organization, *Depressive Disorders in Different Cultures: Report on the WHO Collaborative Study on Standardized Assessment of Depressive Disorders* (Geneva: World Health Organization, 1983).
111. See H. G. Hwu, C. C. Chen, J. S. Strauss, K. L. Tan, M. T. Tsuang, and W. S. Tseng, "A Comparative Study on Schizophrenia Diagnosed by ICD-9 and DSM-III: Course, Family History and Stability of Diagnosis," *Acta Psychiatrica Scandinavica* 77 (1988): 87–97.
112. G. C. Tooth to Peter Baan, July 26, 1965, WHO Archive, M4/440/23 (65) 3.
113. WHO Archive, M4/440/23(65).
114. G. C. Tooth to Peter Baan, October 1, 1965, WHO Archive, M4/440/23 (65).
115. M. G. Candau to Chief of Mental Health Unit, 1968, WHO Archive, M4/440/23 (4).
116. Ibid.
117. Peter Baan to J. E. Rochalskij, August 13, 1968, WHO Archive, M4/440/23 (4).
118. Kelley Lee, "Global Institutions: The World Health Organization (the WHO)," *Nursing Management* (Harrow) 18, no. 5 (September 1, 2011): 12; doi: 10.7748/nm.18.5.12.s2.

CHAPTER 4——專家

1. Anthony V. S. De Reuck and Ruth Porter, *Transcultural Psychiatry* (London: Churchill, 1965), 22.
2. Ibid.
3. 詳見本書第三章關於專家資格的討論。
4. Sheila Jasanoff and Sang-Hyun Kim, *Dreamscapes of Modernity: Sociotechnical Imaginaries and the Fabrication of Power* (Chicago: University of Chicago Press, 2015), 4.
5. 這種心態體現在現代精神醫學中即是編纂國際疾病分類（ICD）第五章時無微不至的努力（WHO，1975）。ICD系統在117個世界衛生組織成員國家中使用，並提供43種語言，以協助彙報發病率和死亡率數據。此外，ICD系統已成為所有世界衛生組織成員使用的主要健康狀況指標。這個系統是ICD作者最初「為精神障礙提供全面的診斷」此一目標的具體成果。
6. See Waltraud Ernst, *Mad Tales from the Raj: The European Insane in British India, 1800–1858* (London: Routledge, 1991); Jock McCulloch, *Colonial Psychiatry and "The African Mind"* (Cambridge: Cambridge University Press, 1995); Megan Vaughan, *Curing Their Ills: Colonial Power and African Illness* (Cambridge, UK: Polity, 1991); Sloan Mahone and Megan Vaughan, *Psychiatry and Empire* (Basingstoke, UK: Palgrave Macmillan, 2007); Yu-Chuan Wu, "Disappearing Anger: Fujisawa Shigeru's Psychological Experiments on Formosan Aborigines in the Late Colonial Period," *East Asian Science, Technology and Society* 6, no. 2 (2012): 199–219.
7. In the case of Japan, see Janice Matsumura, "State Propaganda and Mental Disorders: The Issue of Psychiatric Casualties among Japanese Soldiers during the Asia-Pacific War," *Bulletin of the History of Medicine* 78, no. 4 (2004): 804–835; Ran Zwigenberg, *Hiroshima: The Origins of Global Memory Culture* (Cambridge: Cambridge University Press, 2014).
8. Javed Siddiqi, *World Health and World Politics: The World Health Organization and the UN System* (Columbia: University of South Carolina Press, 1995).
9. Anne-Emanuelle Birn, *Marriage of Convenience: Rockefeller International Health and Revolutionary Mexico* (Rochester, NY: University of Rochester Press, 2006).
10. Peter Galison, *Image and Logic: A Material Culture of Microphysics* (Chicago:

University of Chicago Press, 1997).

11. 根據加里森的說法，儘管全球各地存在巨大的差異，交易夥伴可以制定在地性協調計畫。更加複雜的是，相互交流的文化經常建立彼此聯繫時所使用的語言，這些語言系統的範圍可以從最具功能特定性的行話，到具有部分特定性的洋涇浜語（混雜語言），甚至發展成完全足以支持如詩歌和後設語言反思等複雜的活動的克里奧爾語（混合語）。Galison, *Image and Logic*, 783.
12. Randall Packard, *A History of Global Health: Interventions into the Lives of Other Peoples* (Baltimore: Johns Hopkins University Press, 2016).
13. Harry Collins, *Are We All Scientific Experts Now?* (Cambridge: Polity, 2014).
14. John Krige, ed., *How Knowledge Moves: Writing the Transnational History of Science and Technology* (Chicago: University of Chicago Press, 2019), 17
15. Sunil Amrith, *Decolonizing International Health: India and Southeast Asia, 1930– 1965* (New York: Palgrave Macmillan, 2006). 關於全球維生的後殖民批判，詳見 Warwick Anderson, "Making Global Health History: The Postcolonial Worldliness of Biomedicine," *Social History of Medicine* 27, no. 2 (2014): 377–378。關於東南亞科學家的自我形塑，詳見 Warwick Anderson and Han Pols, "Scientific Patriotism: Medical Science and National Self-Fashioning in Southeast Asia," *Comparative Studies in Society and History* 54, no. 1 (2012): 93–113。
16. Jasanoff and Kim, *Dreamscapes of Modernity*.
17. Marcos Cueto, Theodore M. Brown, and Elizabeth Fee, *The World Health Organization: A History* (Cambridge: Cambridge University Press, 2019), 77. Also see Jessica Lynne Pearson, *The Colonial Politics of Global Health: France and the United Nations in Postwar Africa* (Cambridge, MA: Harvard University Press, 2018).
18. Anne M. Lovell, "The World Health Organization and the Contested Begin nings of Psychiatry Epidemiology as an International Discipline: One Rope, Many Strands," *International Journal of Epidemiology* 43, suppl. 1 (2014): 16–18.
19. See McCulloch, *Colonial Psychiatry and "the African Mind."*
20. John C. Carothers, *The African Mind in Health and Disease: A Study in Ethnopsychiatry* (Geneva: World Health Organization, 1953).
21. Lovell, "The World Health Organization and the Contested Beginnings of Psy-

chiatry Epidemiology."

22. See Yolana Pringle, "Investigating 'Mass Hysteria' in Early Postcolonial Uganda: Benjamin H. Kagwa, East African Psychiatry, and the Gisu," *Journal of the History of Medicine and Allied Sciences* 70, no. 1 (2015): 105–136.
23. H. J. Simons, "Mental Disease in Africa: Racial Determinisms," *Journal of Mental Science* 104, no. 135 (1958): 377–388.
24. WHO Archive, M4/445/2/AFRO.
25. Matthew Heaton, "The Politics and Practice of Thomas Adeoye Lambo: Towards a Postcolonial History of Transcultural Psychiatry," *History of Psychiatry* 29, no. 3 (March 1, 2018): 315–330, doi: 10.1177/0957154X18765422.
26. T. A. Lambo, "The Role of Cultural Factors in Paranoid Psychosis among the Yoruba Tribe," *British Journal of Psychiatry* 101, no. 423 (1955): 239–266.
27. Heaton, "The Politics and Practice of Thomas Adeoye Lambo," 315–330.
28. Matthew Heaton, *Black Skin, White Coats: Nigerian Psychiatrists, Decolonization, and the Globalization of Psychiatry* (Athens: Ohio University Press, 2013).
29. Alexander H. Leighton, T. Adeoye Lambo, Charles C. Hughes, Dorothea C. Leighton, Jane M. Murphy, and David B. Macklin, *Psychiatric Disorder among the Yoruba* (Ithaca, NY: Cornell University Press, 1963).
30. Ibid.
31. Oye Gureje et al., "Mental Disorders among Adult Nigerians: Risks, Prevalence, and Treatment," in *The WHO Mental Health Surveys: Global Perspectives on the Epidemiology of Mental Disorders*, ed. Ronald C. Kessler and T. Bedirhan Ustun (Cambridge: Cambridge University Press, 2008), 211–237.
32. Mariano Ben Plotkin, ed., *Argentina on the Couch: Psychiatry, State, and Society, 1880 to the Present* (Albuquerque: University of New Mexico Press, 2003).
33. G. R. Hargreaves, *Psychiatry and the Public Health* (London: Oxford University Press, 1958).
34. WHO Archive, M4/445/2; Hugo Vezzetti, "From the Psychiatric Hospital to the Street: Enrique Pichon Riviere and the Diffusion of Psychoanalysis in Argentina," in Plotkin, *Argentina on the Couch.*
35. Cecilia Taiana, "Transatlantic Migration of the Disciplines of the Mind: Examination of the Reception of the Wundt's and Freud's Theories in Argentina,"

in *Internationalizing the History of Psychology*, ed. Adrian C. Brock (New York: New York University Press, 2009), 34–55.

36. Humberto Rotondo, Javier Mariategui, Pedro Aliaga, and Carlos Garcia-Pacheco, "Un estudio PS salud mental de la colectividad rural de Pachacamac" (A study of mental health in the rural community of Pachacamac), *Archivos de Criminologia, Neuro-Psiquiatria y Disciplinas Conexas* (Lima, Peru), n.s., 8, no. 31 (July-September 1960): 458–491.
37. Jehan Vellard, "The Concept of Soul and Illness among the American Indians," *Bulletin de l'Institut Français d'Études Andines* (Lima) 1 (1957–1958): 5–54.
38. See "Mental Health in Latin America," *Chronicle of the World Health Organization* 18 (1964), 328–334.
39. See Roberto Perdomo, "Premio vida y obra al servicio de la psiquiatria," *Revista Colombiana de Psiquiatría* 25, no. 4 (1996): 298–301. 希思因參與中央情報局贊助的精神病學實驗和同性戀轉化療法而惡名昭著。例如 Robert G. Heath, "Pleasure and Brain Activity in Man," *Journal of Nervous and Mental Disease* 154, no. 1 (1972): 3–18.
40. Carlos A. León, "Fright: Its Psychiatric Implications," presented at the second Latin American Congress of Psychiatry, Mexico, November 1962.
41. Pierre Buekens, "From Hygiene and Tropical Medicine to Global Health," *Ameri- can Journal of Epidemiology* 176, suppl. 7 (October 1, 2012): S1–S3.
42. See Kim Hopper, Glynn Harrison, Aleksandar Janca, and Norman Sartorius, *Recovery from Schizophrenia: An International Perspective* (Oxford: Oxford University Press, 2007), 86–99.
43. See World Health Organization, *Results of the Initial Evaluation Phase*, vol. I of *Report of the International Pilot Study of Schizophrenia* (Geneva: World Health Organization, 1973), 55.
44. The paper was Tsung-yi Lin, "A Study of the Incidence of Mental Disorder in Chinese and Other Cultures," *Psychiatry*, no. 15 (1953): 313–336.
45. Tsung-yi Lin, *Road to Psychiatry: Across the East and the West* (Taipei: Daw Shiang Publishing, 1994); Lin, "A Study of the Incidence of Mental Disorder in Chinese and Other Cultures."
46. Julian P. Leff, "Knocking on Doors of Asia," in *Psychiatry around the Globe: A*

Transcultural View, 2nd ed. (London: Gaskell, 1988), 92–100. 這篇論文十分罕見的全面分析這些研究，既沒有過分強調，也沒有忽視它們的重要性。

47. The principle was predominantly propagated by the UN Educational, Scientific, and Cultural Organization (UNESCO).
48. 巴爾坎也提到，種族分類作為一種文化性的因果解釋元素，在二戰結束之前已被美國和英國的主要科學界摒棄，種族區分在這樣的意義下僅限於物理特徵。此外，在這段期間，基於種族歧視的偏見行為被認為是不恰當的。詳見：Elazar Barkan, *The Retreat of Scientific Racism: Changing Concepts of Race in Britain and the United States between the World Wars* (Cambridge: Cambridge University Press, 1992).
49. 聯合國與及隨附組織提倡國際主義的脈絡。因此，聯合國教科文組織通過一系列計畫，使其在實現國際主義上發揮了領導作用。儘管在1950年和1952年曾有兩次想要發布「減少種族在科學中的角色」相關聲明的意圖，但有關種族相關性的激烈辯論仍未得到解決。聯合國教科文組織聲稱任何種族都不優於另一種族，更重要的是，心理特徵和個性特質在種族之間的差異是一個毫無討論空間主題。種族在科學研究中因此僅被定義為「人口」。哈格里夫斯發表了一份強烈的聲明，宣布整個世界是一個種族，並提出了一個可行的計畫，以比較研究各國的心理疾病因素。然而，他的提議受到了極大的反對（尤其是來自一個代表跨文化精神醫學的團體）。詳見 Jenny Reardon, *Race to the Finish: Identity and Governance in an Age of Genomics* (Princeton, NJ: Princeton University Press, 2004).
50. Lin, *Road to Psychiatry*.
51. Ibid. See also Michael Shiyung Liu, *Prescribing Colonization: The Role of Medical Practices and Policies in Japan-Ruled Taiwan, 1895–1945* (Ann Arbor, MI: Association for Asian Studies, 2009).
52. 舉例來說，詳見 Yu-Chuan Wu and Hui-Wen Teng, “Tropics, Neurasthenia, and Japanese Colonizers: The Psychiatric Discourses in Late Colonial Taiwan,” *Taiwan: A Radical Quarterly in Social Studies*, no. 54 (2004): 61–103.
53. 關於非洲和南亞，詳見 Mahone and Vaughan, *Psychiatry and Empire*. 對於日本殖民地，普拉森吉特・杜阿拉（Prasenjit Duara）呈現了東亞人文科學的複雜性，無法完全用英文術語如「人類學（anthropology）或「民族誌（ethnography）」描述。在日語中，「じんるいがく」意為「人類學」。後來在日本殖民

進程中出現的「みんぞく(民族)」則表示種族和文化的重疊。

54. Akira Hashimoto, "A 'German World' Shared among Doctors: A History of the Relationship between Japanese and German Psychiatry before World War II," *History of Psychiatry* 24, no. 2 (2013): 180–195.
55. Harry Yi-Jui Wu, "Tropical Stupor? An Investigation into Patients Affected by Earthquake and Tropical Weather in Colonial Taiwan," in *Trauma in History: Asian Perspectives*, ed. Mark S. Micale and Hans Pols (Cambridge: Cambridge University Press, forthcoming).
56. Ibid.
57. See Wei-Chi Chen, *Ino Kanori and the Emergence of Historical Ethnography in Taiwan* (Taipei: National Taiwan University Press, 2014).
58. Hiroshi Utena and Shin-Ichi Niwa, "The History of Schizophrenia Research in Japan," *Schizophrenia Bulletin* 18, no. 1 (1992): 67–73.
59. Akihito Suzuki, "Psychiatry of a Population: An Overview of the Imperial Themes in Japanese Psychiatry from the 1930s to the 1950s," the Tenth Japan at Chicago Conference: Medicine, Politics, and Culture in the Japanese Empire, May 11–12, 2012, con- ference proceedings, https://lucian.uchicago.edu/blogs/medicineandempire/sample -page/.
60. Yushi Uchimura, Haruko Akimoto, and Toshimi Ishibashi, "The Syndrome of Imu in the Ainu Race," *American Journal of Psychiatry*, no. 94 (1938): 1467–1469.
61. See Marnie Copland, *A Lin Odyssey* (New Orleans: Paraclete Press, 1987), 36; Dugald Christie, *Thirty Years in Moukden, 1883–1913: Being the Experiences and Recollections of Dugald Christie, C. M. G.* (1914; repr., London: Forgotten Books, 2017); Herbert Day Lamson, *Social Pathology in China* (Shanghai: Commercial Books, 1934).
62. Huiyu Cai, "Shaping Administration in Colonial Taiwan," in *Taiwan under Japanese Colonial Rules, 1895–1945*, ed. Ping-Hui Liao and David Der-wei Wang (New York: Columbia University Press, 2009), 97–121. Also see Liu, *Prescribing Colonization.*
63. Hsien Rin, "An Investigation into the Incidence and Clinical Symptoms of Mental Disorders among Formosan Aborigines," *Psychiatria et Neurologia Ja-*

ponica 63, no. 5 (1961): 480–500.

64. 該報告列出了三個有助於辨識原住民精神疾病個案主要因素：第一，部落領袖對居民有深入的認識，有助於了解小型聚落中每個人的個人生活。第二，研究團隊發現當地的精神疾病沒有受到任何污名化。第三，居民們對精神疾病和健康行為擁有相對統一的理解。
65. Lin, "A Study of the Incidence of Mental Disorder in Chinese and Other Cultures." 66. Ming-cheng Miriam Lo, *Doctors within Borders: Profession, Ethnicity, and Modernity in Colonial Taiwan* (Berkeley: University of California Press, 2002). 67. Lin, *Road to Psychiatry*, 10.
68. Hsiu-Jung Chang, *The Medical School of National Taiwan University 1945–1950* (Taipei: National Taiwan University Press, 2013).
69. Lin, *Road to Psychiatry*, 23.
70. Ibid., 21.
71. Chr Rasch, "On the Influence of Tropical Climate on [the] Nervous System," *Journal of Taiwan Medical Affairs* (April 18, 1899).
72. See Uchimura, Akimoto, and Ishibashi, "The Syndrome of Imu in the Ainu Race." Also see Hsien Rin, "A Study of the Etiology of Koro in Respect to the Chinese Concept of Illness," *Journal of Psychiatry*, no. 11 (1965): 7–13. 除了這些發現，1970年代也有報告中出現畏寒症的案例：Y. H. Chang, H. Rin, and C. C. Chen, "Frigophobia: A Report of Five Cases," *Bulletin of the Chinese Society of Neurology and Psychiatry* 1, no. 2 (1975): 13.（林憲在那之後離開流行病學領域並轉向文化精神醫學）。在該報告的觀察中，患者們展現了極端病態對寒冷的恐懼。他們在到達醫院時穿著厚重的衣服，通常這些衣服覆蓋了中國傳統醫學中認為身體脆弱的區域。患者被描述為有著過度保護的母親、表現出依賴的性格。張等人解釋這些症狀與中國傳統的生命力和陰陽原則密切相關。此外，這些症狀可能是由於退化性精神病理學的發展，即因對患者個人安全的威脅和隨之而來的死亡想像，而引起的一種替代且象徵性的恐懼表現。
73. Shao-hsing Chen, "Taiwan as a Laboratory for the Study of Chinese Society and Culture," *Bulletin of the Institute of Ethnology Academia Sinica* 14 (1966): 1–14.
74. John Farley, *Brock Chisholm, the World Health Organization, and the Cold War* (Vancouver: University of British Columbia Press, 2008), 90.

75. Yi-Ping Lin and Shiyung Liu, "A Forgotten War: Malaria Eradication in Taiwan, 1905–65," in *Health and Hygiene in Chinese East Asia*, ed. Angela Leung (Durham: Duke University Press, 2011), 183–203.
76. Sunil S. Amrith, *Decolonizing International Health: India and Southeast Asia, 1930– 65* (Basingstoke, UK: Palgrave Macmillan, 2006).
77. Anderson and Pols, "Scientific Patriotism." 78. Jasanoff and Kim, *Dreamscapes of Modernity*. 79. Galison, *Image and Logic*, 783.
80. John Cooper, "Towards a Common Language for Mental Health Workers," in *Promoting Mental Health Internationally*, ed. Giovanni De Girolamo and N. Sartorius (London: Gaskell, 1999), 14–46.
81. See Richard Lane, "Norman Sartorius: Psychiatry's Living Legend," *Lancet Psychiatry* 6, no. 10 (2019): 811–812. 關於南斯拉夫社會精神醫學的發展，詳見 Mat Savelli, "Beyond Ideological Platitudes: Socialism and Psychiatry in Eastern Europe," *Palgrave Communications* 4 (2018): 45, doi: 10.1057/s41599-018-0100-1.

CHAPTER 5——科技

1. See Andrew Scull, *Madness in Civilization: A Cultural History of Insanity from the Bible to Freud, from the Madhouse to Modern Medicine* (Princeton, NJ: Princeton University Press, 2015).
2. Randall Packard, *A History of Global Health: Interventions into the Lives of Other Peoples* (Baltimore: Johns Hopkins University Press, 2016), 128
3. E. Wittkower [with assistance of Hsien Rin], "Recent Developments in Transcultural Psychiatry," in *Transcultural Psychiatry: A Ciba Foundation Symposium*, ed. A. V. S. de Reuck and Ruth Porter (London: J & A Churchill, 1965), 4–25, doi: 10.1002/9780470719428.
4. 舉例來說，詳見 Charles Coulston Gillispie, *Science and Polity in France: The Revolutionary and Napoleonic Years* (Princeton, NJ: Princeton University Press, 2004); Michael D. Gordin, "Hegemonic Languages and Science," *Isis* 108, no. 3 (September 2017): 606–611; Kristine C. Harper, *Weather by the Numbers: The Genesis of Modern Meteorology* (Cambridge, MA: MIT Press, 2008).
5. Michael Ward, *Quantifying the World: UN Ideas and Statistics* (Bloomington:

Indiana University Press, 2004).
6. 相關案例多和傳染性疾病有關。
7. WHO Archive, M4/445/2(c).
8. World Health Organization and Interim Commission, Minutes of the third ses- sion of the Interim Commission held in Geneva from March 31 to April 12, 1947, *Official Records of the World Health Organization*, no. 5.
9. Geoffrey C. Bowker and Susan Leigh Star, *Sorting Things Out: Classification and Its Consequences* (Cambridge, MA: MIT Press, 1999).
10. WHO Archive, M4/445/2(4).
11. Aubrey Lewis personal papers, Bethlem Archive.
12. J. de Ajuriaguerra to Lin, March 26, 1969, Aubrey Lewis personal papers, Bethlem archive.
13. 7 Montrose Court, Hill Turrets Close, Sheffield S11 9RF, to Tsung-yi Lin, April 29, 1969, Aubrey Lewis personal papers, Bethlem Archive.
14. Daniel Sledge, *Health Divided: Public Health and Individual Medicine in the Making of the Modern American State* (Lawrence: University of Kansas Press, 2017).
15. Anton A. Huurdeman, *The Worldwide History of Telecommunications* (New York: J. Wiley, 2003).
16. See Richard E. Luria and Paul R. McHugh, "Reliability and Clinical Utility of the Wing Present State Examination," *Archives of General Psychiatry* 30, no. 6 (1974): 866–871.
17. WHO Archive, M4/87/7(65) J4; John Wing to Tsung-yi Lin, June 21, 1966, WHO Archive, M4/87/7(66) J3.
18. WHO Archive, M4/445/22 J4.
19. Lorraine Daston and Peter Galison, *Objectivity* (New York: Zone Books, 2007). 20. WHO Archive, M4/445/22 J3.
21. Ibid.
22. WHO Archive, M4/440/23 (67).
23. WHO Archive, M4/440/23 (3) 5, 6.
24. 國際語是由國際輔助語言協會（IALA）於1937年至1951年間發展出來、被被認為是繼世界語和伊多語（Ido）之後使用最廣泛的輔助國際語言，也是使用

最廣泛的自然主義輔助國際語言。請參閱 www.interlingua.com 。
25. WHO Archive, M4/440/23 (65).
26. John Cooper, "Towards a Common Language for Mental Health Workers," in *Promoting Mental Health Internationally*, ed. Giovanni De Girolamo and N. Sartorius (London: Gaskell, 1999), 14–46.
27. World Health Organization, *Report of the International Pilot Study of Schizophrenia* (Geneva: World Health Organization, 1973), vol. 1, 90.
28. Lyman C. Wynne to Tsung-yi Lin, May 19, 1967, WHO Archive, M4/445/22 J5.
29. Comments on Research Schedules, WHO Archive, M4/445/22 J7.
30. Lyman C. Wynne to Tsung-yi Lin, March 28, 1967, WHO Archive, M4/445/22 J5.
31. Lyman C. Wynne to Tsung-yi Lin, February 27, 1967, WHO Archive, M4/445/22/ J4.
32. Wynne to Lin, May 19, 1967.
33. Soong 與作者之間的談話，嘉義，2011。陳珠璋與作者之間的談話，台北，2011。
34. Norman Sartorius and John Talbott, "International Mental Health Advocacy Organizations: An Interview with Norman Sartorius," *Journal of Nervous and Mental Disease* 199, no. 8 (2011): 557–561.
35. Tsung-yi Lin, *Road to Psychiatry: Across the East and the West* (Taipei: Daw Shiang Publishing, 1994), 125; Cooper, "Towards a Common Language for Mental Health Workers," 113–159.
36. Erik Ströngren to Tsung-yi Lin, September 30, 1966, WHO Archive, M4/87/ (66), J4. 37. Tsung-yi Lin to Lyman Wynne, August 30, 1966, WHO Archive, M4/87/7 (66),
37. Tsung-yi Lin to Lyman Wynne, August 30, 1966, WHO Archive, M4/87/7 (66),
38. 陳珠璋與作者之間的談話，2011。
39. 薩托里斯與作者之間的談話，日內瓦，2010。Bowker and Star, *Sorting Things Out.*
41. Hannah Landecker, "Creeping, Dying, Drinking: The Cinematic Portal and the Microscopic World of the Twentieth-Century Cell," *Science in Context* 24, no. 3 (2011): 381–416.

42. Sander Gilman, Hugh Welch Diamond, John Conolly, and Eric T. Carlson, *The Face of Madness: Hugh W. Diamond and the Origin of Psychiatric Photography*, ed. Sander L. Gilman (New York: Brunner/Mazel, 1976).
43. 引用自 Sander Gilman, *Seeing the Insane* (New York: J. Wiley: Brunner/Mazel, 1982), 166.
44. Georges Didi-Huberman, *Invention of Hysteria: Charcot and the Photographic Iconography of the Salpêtrière* (Cambridge, MA: MIT Press, 2003).
45. Sloan Mahone, "'Hat On | Hat Off': Trauma and Trepanation in Kisii, Western Kenya," *Journal of East African Studies* 8, no. 3 (2014): 331–345.
46. Wellcome Archive, PP/BOW/D4/10 (WHO).
47. Wellcome Archive, PP/BOW/Dr/1 (WHO).
48. "On Making Two Mental Health Films," Wellcome Archive, PP/BOW/5.6/20–22.
49. United Nations Economic and Social Council, "Economics and Social Council: Official Records: Third Year, Seventh Session, Supplement No. 8, Report of the Social Commission," 1948, 28–29.
50. John Bowlby, *Maternal Care and Mental Health* (Geneva: World Health Organization, 1951), 179.
51. Lucien Bovet, *Psychiatric Aspects of Juvenile Delinquency: A Study Prepared on Behalf of the World Health Organization as a Contribution to the United Nations Programme for the Prevention of Crime and Treatment of Offenders* (Geneva: World Health Organization, 1951).
52. Proposed to the World Federation for Mental Health. Thomas L. Pilkington edited the *International Catalogue of World Mental Health Films* in 1962. In correspondence between Pilkington and Peter Baan, August 1966, Pilkington used "World Catalogue of Mental Health Films" to describe his project: WHO Archive, M4/372/8 22.
53. CSA Specialists Meeting on the Adaptation of Education to African Conditions, Lagos, May 23–28, 1960, Contribution to the World Mental Health Year: Recommendations Report.
54. Memorandum on Mental Health Films for the Mental Health Section, World Health Organization, by Dr. Thomas Pilkington, March 18, 1966, WHO Archive,

M4/180/12.
55. Man-Horng Lin, "Professor Tsung-yi Lin in Harvard 1950–1952," in *Harvard Alumni Newsletter* (Taipei, 1996), 24–28.
56. E. John Cooper and Norman Sartorius, *A Companion to the Classification of Mental Disorders* (Oxford: Oxford University Press, 2013), 15.
57. Ibid., 12.
58. R. E. Kendell et al., "Diagnostic Criteria of American and British Psychiatrists," *Archives of General Psychiatry* 25, no. 2 (1971).
59. Lyman Wing to Tsung-yi Lin, June 27, 1966, WHO Archive, M4/87/7(66) J4.「複寫正本（Ditto master）」是指一份文件的主要複本，可以在複寫機上複製，複寫機是二十世紀常見的複印機之一，也被稱為分靈複印機（Spirit Duplicator）。
60. WHO Archive, M4/445/23(65).
61. Alan M. Turing, "Computing Machinery and Intelligence," *Mind* 49 (1950): 433–460.
62. Thomas Rid, *Rise of the Machines: A Cybernetic History* (New York: W. W. Norton, 2016), 54.
63. Christopher Simpson, *Science of Coercion: Communication Research and Psychological Warfare, 1945–1960* (New York: Oxford University Press, 1994); Daniel Pick, *The Pursuit of the Nazi Mind: Hitler, Hess, and the Analysts* (Oxford: Oxford University Press, 2014).
64. Rebecca Lemov, "Brainwashing's Avatar: The Curious Career of Dr. Ewen Cameron," *Grey Room*, no. 45 (2011): 61–87.
65. Warren McCulloch and John Pfeiffer, "On Digital Computers Called Brains," *Science: The Scientific Monthly* 69, no. 6 (1949): 368.
66. Martin Halliwell, "Cold War Ground Zero: Medicine, Psyops and the Bomb," *Journal of American Studies* 44, no. 2 (2010): 313–331.
67. WHO Archive, M4/86/65.
68. Warner V. Slack, "Cybermedicine: How Computing Empowers Doctors and Patients for Better Health Care," *Journal for Healthcare Quality* 25, no. 2 (2003): 52, 53.
69. "Computer in the World of Medicine," *Far East Medical Journal* 3, no. 7 (July

1967): 223.

70. S. H. Lavington, *Early British Computers: The Story of Vintage Computers and the People Who Built Them* (Manchester, UK: Manchester University Press, 1980).
71. IOP/CAM6/7.
72. Capers Jones, *The Technical and Social History of Software Engineering* (Upper Saddle River, NJ: Addison-Wesley, 2014).
73. Paul E. Ceruzzi, *A History of Modern Computing*, 2nd ed. (Cambridge, MA: MIT Press, 2003).
74. J. K. Wing, J. E. Cooper, and N. Sartorius, *Measurement and Classification of Psychiatric Symptoms: An Instruction Manual for the PSE and CATEGO Program* (Cam- bridge: Cambridge University Press, 1974).
75. Lin, *Road to Psychiatry*, 132.
76. David Baskin, *Computer Applications in Psychiatry and Psychology* (New York: Brunner/Mazel, 1990).
77. Robert L. Spitzer and Joseph L. Fleiss, "A Re-analysis of the Reliability of Psychiatric Diagnosis," *British Journal of Psychiatry* 125 (1974): 341–347.
78. See chapter 11, "Clinical Classification by Computer," IPSS Report, World Health Organization.
79. Lisa Cartwright, *Screening the Body: Tracing Medicine's Visual Culture* (Minneapolis: University of Minnesota Press, 1995).
80. WHO Archive, M4/440/23 (4).
81. Bowker and Star, *Sorting Things Out*.
82. Susan Star and James Griesemer, "Institutional Ecology, 'Translations' and Boundary Objects: Amateurs and Professionals in Berkeley's Museum of Vertebrate Zoology, 1907–39," *Social Studies of Science* 19, no. 3 (1989): 387–420.
83. 這被 Star（斯塔）和 Griesemer（格里斯默）十分著名地描述為一種重要的實踐，允許使用不同語言的科學家之間跨越邊界進行科學知識的「交易」，出處同上。
84. Ibid., 393.
85. Lin, *Road to Psychiatry*, 136. For different clustering analysis used in classification of psychiatric diseases, see John S. Strauss, John J. Bartko, and William T.

Carpenter, "The Use of Clustering Techniques for the Classification of Psychiatric Patients," *British Journal of Psychiatry* 122, no. 570 (1973): 531–540.

86. Ilana Löwy, "The Strength of Loose Concepts | Boundary Concepts, Federative Experimental Strategies and Disciplinary Growth: The Case of Immunology," *History of Science* 30, no. 4 (December 1, 1992): 371–396.
87. See Assen Jablensky, "Psychiatric Classifications: Validity and Utility," *World Psychiatry* 15, no. 1 (2016): 26–31.
88. Jacques Derrida, *Archive Fever: A Freudian Impression*, trans. Eric Prenowitz (Chicago: University of Chicago Press, 1996).

CHAPTER 6——不滿

1. Assen Jablensky et al., "Schizophrenia: Manifestations, Incidence and Course in Different Cultures: A World Health Organization Ten-Country Study," *Psychological Medicine*, monograph supplement 20 (1992): 1–97; John McGrath, Sukanta Saha, Joy Welham, Ossama El Saadi, Clare MacCauley, and David Chant, "A Systematic Review of the Incidence of Schizophrenia: The Distribution of Rates and the Influence of Sex, Urbanicity, Migrant Status and Methodology," *BMC Medicine* 2, no. 13 (2004), https://doi.org/10.1186/1741-7015-2-13.
2. Martin Roth and H. McClelland, "The Relationship of 'Nuclear' and 'Atypical' Psychoses: Some Proposals for a Classification of Disorders in the Borderlands of Schizophrenia," *Psychotherapy* 12, no. 1 (1979): 23–54. Also see Kieran McNally, *A Critical History of Schizophrenia* (London: Palgrave Macmillan, 2016).
3. Alex Cohen, Vikram Patel, R. Thara, and Oye Gureje, "Questioning an Axiom: Better Prognosis for Schizophrenia in the Developing World?," *Schizophrenia Bulletin* 34, no. 2 (March 1, 2008): 229–244.
4. Ernest Gruenberg to Tsung-yi Lin, July 7, 1965, WHO Archive, M4/87/7.
5. G. M. Carstairs to Tsung-yi Lin, July 12, 1965, WHO Archive, M4/87/7.
6. WHO Archive WHO/MENT/183, pp. 14, 15.
7. Hans Strotzka to Tsung-yi Lin, February 24, 1966, WHO Archive, M4/440/23 (66).
8. Lorna Wing, "Observations on the Psychiatric Section of the International Classification of Diseases and the British Glossary of Mental Disorders," *Psy-*

chological Medicine 1, no. 1 (1970): 79–95.
9. WHO Archive WHO/MENT/183, p. 17.
10. Eileen M. Brooke, "Do Psychiatric Administrators Need Statisticians?," 1971, Eileen Brooke Papers, AIMG-0799, Box 2.
11. J. K. Wing and Lorna Wing, "Psychotherapy and the National Health Service: An Operational Study," *British Journal of Psychiatry*, no. 116 (1970), 51–55.
12. Vikram Patel, Alex Cohen, R. Thara, and Oye Gureje, "Is the Outcome of Schizophrenia Really Better in Developing Countries?," *Revista Brasileira de Psyquiatria* 28, no. 2 (2006): 149–152.
13. Tsung-yi Lin to Chu-Chang Chen, October 25, 1967, WHO Archive, M4/87/7(67).
14. 這些術語包括自閉症、疑病症、洞察力、矛盾情感、否定主義、精神分裂症中的人格改變、思覺失調、以及情感改變。John Strauss to Tsung-yi Lin, November 6, 1967, WHO Archive, M4/87/7 (67). 關於史特勞斯（Strauss）的遺緒，詳見 William Carpenter, "John S. Strauss and Schizophrenia: Early Discovery, Lasting Impact," *American Journal of Psychiatric Rehabilitation* 19, no. 1 (2016): 3–11.
15. 例如，「失語症（mutism）」可以被操作定義為「完全無法作口頭發聲」。儘管這個詞在也可以被以很多其他方式使用。
16. Chu-Chang Chen to Tsung-yi Lin, September 27, 1967, WHO Archive, M4/87/7(67).
17. International Pilot Study of Schizophrenia and World Health Organization, *Schizophrenia: A Multinational Study: A Summary of the Initial Evaluation Phase of the International Pilot Study of Schizophrenia* (Geneva: World Health Organization, 1975).
18. Norman Sartorius, *Understanding the ICD-10 Classification of Mental Disorders: A Pocket Reference* (London: Science Press, 1995).
19. Robert A. Hahn, *Sickness and Healing: An Anthropological Perspective* (New Haven: Yale University Press, 1995).
20. John C. Carothers, *The African Mind in Health and Disease: A Study in Ethnopsychiatry* (Geneva: World Health Organization, 1953). See also chapter 2 of this book.

21. Reuben C. Warren et al., "The Use of Race and Ethnicity in Public Health Surveillance," *Public Health Reports* 109, no. 1 (1994).
22. Arthur Kleinman, "Anthropology and Psychiatry: The Role of Culture in Cross-Cultural Research on Illness," *British Journal of Psychiatry*, no. 151 (1977): 447–454.
23. Ibid.
24. Arthur Kleinman, *Social Origins of Distress and Disease: Depression, Neurasthenia, and Pain in Modern China* (Ann Arbor, MI: UMI Research Press, 1998).
25. Sing Lee, "Diagnosis Postponed: Shenjing Shuairuo and the Transformation of Psychiatry in Post-Mao China," *Culture, Medicine and Psychiatry* 23, no. 3 (1999): 349.
26. 透過聚焦於精神疾病的症狀，而不是診斷語彙（包括思覺失調症和憂鬱症），世界衛生組織在1980年代得到法國製藥公司的贊助，能夠在中國進行另一項大型流行病學調查。J. E. Cooper, N. Sartorius, and Yucun Shen, *Mental Disorders in China: Results of the National Epidemiological Survey in 12 Areas* (London: Gaskell, 1996).
27. See Ronald C. Kessler and Bedirhan Ustun, *The WHO World Mental Health Surveys: Global Perspectives on the Epidemiology of Mental Disorders* (New York: Cambridge University Press, 2008).
28. Kenneth L. Pike, *Language in Relation to a Unified Theory of the Structure of Human Behavior* (Berlin: De Gruyter, 1967).
29. James A. Trostle, *Epidemiology and Culture* (New York: Cambridge University Press, 2005).
30. Hsien Rin, "Reflections on the Past Twenty Years," *Bulletin of the Chinese Society of Neurology and Psychiatry* 7, no. 2 (1981): 49–50.
31. Keh-Ming Lin, "Editorial: Psychiatric Research Priorities in Taiwan," *Chinese Psychiatry* 10, no. 3 (1996): 195–196.
32. Emily Baum, *The Invention of Madness: State, Society, and the Insane in Modern China* (Chicago: University of Chicago Press, 2018); Wen-Ji Wang, "An International Teamwork: Mental Hygiene in Shanghai during the 1930s and 1940s," *History of Psychology* 22, no. 4 (2019): 289–309; Peter Szto, "Psychiatric Space and Design Antecedents: The John G. Kerr Refuge for the Insane," in *Psychiatry*

and Chinese History, ed. Howard Chiang (London: Pickering & Chatto, 2014), 71–90.

33. C. Y. Wu, "Psychiatry in the People's Republic of China," *World Mental Health* 12, no. 2 (May 1960): 73–75.
34. Tsung-yi Lin and Leon Eisenberg, eds., *Mental Health Planning for One Billion People: A Chinese Perspective* (Vancouver: University of British Columbia Press, 1985).
35. Ibid.
36. 第一版中國精神疾病分類（CCMD）出現在1979年。修訂版CCMD-1於1981年公布，並在1984年進一步修改（CCMD-2-R）。CCMD-3於2001年出版。詳見 Sing Lee, "From Diversity to Unity: The Classification of Mental Disorders in 21st-Century China," *Psychiatric Clinics of North America* 24, no. 3 (2001): 421–431.
37. Ibid.
38. 1982年，世界衛生組織在上海精神衛生中心建立了另一個合作中心，專注於培訓精神醫學專家。該中心以前是上海普慈醫院，成立於1935年。
39. 相對於DSM系統，ICD系統在中國更受青睞，因為它是為低度發展國家開發的系統。詳見 Yan-Fang Chen, "Chinese Classification of Mental Disorders (Ccmd-3): Towards Integration in International Classification," *Psychopathology*, no. 35 (2002): 171–175; Sing Lee, "Cultures in Psychiatric Nosology: The CCMD-2-R and International Classification of Mental Disorders," *Culture, Medicine and Psychiatry* 20, no. 4 (1996): 421–472.
40. Sing Lee, "Higher Earnings, Bursting Trains and Exhausted Bodies: The Creation of Travelling Psychosis in Post-Reform China," *Social Science & Medicine* 47, no. 9 (1998): 1247–1261.
41. See Nancy N. Chen, *Breathing Spaces: Qigong, Psychiatry, and Healing in China* (New York: Columbia University Press, 2003); David A. Palmer, *Qigong Fever: Body, Science, and Utopia in China* (New York: Columbia University Press, 2007).
42. Human Rights Watch, *Dangerous Minds: Political Psychiatry in China Today and Its Origins in the Mao Era* (Hilversum, Netherlands: Human Rights Watch; Geneva Initiative on Psychiatry, 2002).

43. Yucun Shen, "The Significance of Developing Psychiatric Epidemiological Studies," *Chinese Journal of Psychiatry* 31, no. 2 (1998): 67–68.
44. Weixin Zhang, Yucun Shen, and Shuran Li, "Psychiatric Epidemiological Studies in Seven Regions in China," *Chinese Journal of Psychiatry* 31, no. 2 (1998): 69–71.
45. Arthur Kleinman, "Neurasthenia and Depression: A Study of Somatization and Culture in China," *Culture, Medicine, and Psychiatry* 6, no. 2 (1982): 117–190.
46. Sing Lee, "Depression: Coming of Age in China," in *Deep China: The Moral Life of the Person*, ed. Arthur Kleinman (Berkeley: University of California Press, 2011), 177– 212. 也可參考 Sing Lee and Arthur Kleinman, "Are Somatoform Disorders Changing with Time? The Case of Neurasthenia in China," *Psychosomatic Medicine* 69, no. 9 (2007): 846–849.
47. Byron Good and Mary-Jo Delvecchio Good, "Significance of the 686 Program for China and for Global Mental Health," *Shanghai Archives of Psychiatry* 24, no. 3 (2012): 175–177.
48. Yueqin Huang et al., "The China Mental Health Survey (CMHS): I. Background, Aims and Measures," *Social Psychiatry and Psychiatric Epidemiology* 51, no. 11 (November 2016): 1559–1569.
49. Kam-Shing Yip, *Mental Health Service in the People's Republic of China* (New York: Nova Science Publisher, 2007).
50. Dorothy Porter and UC Medical Humanities Consortium, *Health Citizenship: Essays in Social Medicine and Biomedical Politics* (Berkeley: University of California Medical Humanities Press, 2011).
51. Shiyu Wang and Xuyang Xuan, "Zhengzhou Orders to Identify Two Mentally Ill Individuals out of 1000," *Sina News*, last modified October 9, 2013, http://news.sina .com.cn/c/2013-10-09/094128383609.shtml.
52. Sunil S. Amrith, *Decolonizing International Health: India and Southeast Asia, 1930– 65* (Basingstoke, UK: Palgrave Macmillan, 2006).
53. Javed Siddiqi, *World Health and World Politics: The World Health Organization and the UN System* (Columbia: University of South Carolina Press, 1995), 147–192.
54. John Farley, "The Interim Commission, 1946–48: The Long Wait," in *Brock Ch-*

isholm, the World Health Organization, and the Cold War (Vancouver: University of British Columbia Press, 2008), 186.

55. For example, see Randall M. Packard, "Postcolonial Medicine," in *Medicine in the Twentieth Century*, ed. Roger Cooter and John V. Pickstone (Amsterdam: Harwood Academic, 2000).
56. Farley, "The Interim Commission, 1946–48," 186–187.
57. Hui-Ling Hu, "Passport," in *Daoyu Ailian (Love Stories on the Island)*, ed. Hui-Ling Hu (Taipei: Yu-Shan Books, 1995).
58. Marnie Copland, *A Lin Odyssey* (New Orleans: Paraclete Press, 1987), 136. After he left the WHO in 1969, Lin first lived in Michigan in the United States and eventually settled in Vancouver, Canada, where he lived until his death in 2010.
59. Charles E. Allen, "World Health and World Politics," *International Organizations*, no. 4 (1950): 27–43.
60. Micahel Borrus, Dieter Ernst, and Stephen Haggard, eds., *International Production Networks in Asia: Rivalry or Riches* (New York: Routledge, 2001).
61. See Randall M. Packard, "The Making of a Tropical Disease: A Short History of Malaria," *Emerging Infectious Diseases* 14, no. 10 (2008): 1679–1679.
62. Ibid. See also Siddiqi, *World Health and World Politics.*
63. See Centers for Disease Control and Prevention, "Malaria Eradication in Taiwan," in *The Executive Yuan Department of Health* (Taipei: Centers for Disease Control Pre- vention, Dept. of Health, The Executive Yuan, Republic of China [Taiwan], 2005), xxii, 300.
64. See Pow-Meng Yap, "Words and Things in Comparative Psychiatry, with Special Reference to the Exotic Psychoses," *Acta Psychiatrica Scandinavica*, no. 38 (1962): 157–182.
65. Narendra Wig, "Problems of Mental Health in India," *Journal of Clinical Social Psychiatry*, no. 17 (1960).
66. Keum Young Chun Pang, "Hwabyung: The Construction of a Korean Popular Illness among Korean Elderly Immigrant Women in the United States," *Culture, Medicine and Psychiatry*, no. 14 (1990): 495–512.
67. Pow-Meng Yap, "Koro | A Culture-Bound Depersonalization Syndrome," *Brit-*

ish Journal of Psychiatry, no. 111 (1965): 43–50; Ivan Crozier, "Making up Koro: Multiplicity, Psychiatry, Culture, and Penis-Shrinking Anxieties," *Journal of the History of Medicine and Allied Sciences* 67, no. 1 (2011): 36–70; Howard Chiang, "Translating Culture and Psychiatry across the Pacific: How Koro Became Culture-bound," *History of Science* 53 (2015): 102–119.

68. Robert L. Winzeler, *Latah in Southeast Asia: The History and Ethnography of a Culture-Bound Syndrome* (Cambridge: Cambridge University Press), 1995.
69. 關於utox、Hsieh-ping、和畏寒症，詳見 Tsung-yi Lin, "A Study of the Incidence of Mental Disorder in Chinese and Other Cultures," *Psychiatry*, no. 15 (1953): 313–336; Y. H. Chang, H. Rin, and C. C. Chen, "Frigophobia: A Report of Five Cases," *Bulletin of the Chinese Society of Neurology and Psychiatry* 1, no. 2 (1975): 13. For Tseng's handbook, see Wen-Shing Tseng, *Handbook of Cultural Psychiatry* (San Diego: Academic Press, 2001).
70. Hsien Rin, *The Gift of Cultural Psychiatry: From Japan to Taiwan* (Taipei: Psy-Garden, 2007); Wen-Shing Tseng, *One Life, Three Cultures: The Self-Analysis on Personality Shaped by China, Japan and America* (Taipei: Psychology Press, 2010).
71. Hahn, *Sickness and Healing*.
72. Kleinman, "Anthropology and Psychiatry."
73. Emmanuel Delille, "Eric Wittkower and the Foundation of Montreal's Transcultural Psychiatry Research Unit after World War II," *History of Psychiatry* 29, no. 3 (2018): 282–296, https://doi.org/10.1177/0957154X18765417.
74. See Laurence J. Kirmayer, "50 Years of Transcultural Psychiatry," *Transcultural Psychiatry* 50, no. 1 (April 2013): 3–5.
75. Allan V. Horwitz and Jerome C. Wakefield, *The Loss of Sadness: How Psychiatry Transformed Normal Sorrow into Depressive Disorder* (New York: Oxford University Press, 2012).
76. Hahn, *Sickness and Healing*, 13–39.
77. Ibid., 32.
78. Renato D. Alarcón, "Culture, Cultural Factors and Psychiatric Diagnosis: Review and Projections," *World Psychiatry* 8, no. 3 (October 2009): 131–139, http://www .ncbi.nlm.nih.gov/pmc/articles/PMC2755270/.

79. Julian Leff, personal communication with the author, London, 2010.
80. Chu-Chang Chen, personal communication with the author, Taipei, 2011.
81. Donna C. Mehos and Suzanne Moon, "The Uses of Portability: Circulating Experts in the Technopolitics of Cold War and Decolonization," in *Entangled Geographies: Empire and Technopolitics in the Global Cold War*, ed. Gabrielle Hecht (Cambridge, MA: MIT Press, 2011).
82. See ibid.
83. See John Farley, *Brock Chisholm, the World Health Organization, and the Cold War* (Vancouver: University of British Columbia Press, 2008).
84. Tsung-yi Lin, *Road to Psychiatry: Across the East and the West* (Taipei: Daw Shiang Publishing, 1994).
85. Wei-tsun Soong, personal communication with author (Chiayi City, 2011).
86. Robert Van Voren, *Cold War in Psychiatry: Human Factors, Secret Actors* (Leiden: Brill, 2010).
87. 台灣派遣代表防止共產黨參加國際醫學會議的第一個案例是在1956年12月，當時外交部被告知「假中國」的代表正在與一個眼科會議的主辦方聯繫。詳見National Security to Ministry of Foreign Affairs, December 28, 1956, Academia Historica, index no. 172-4, vol. 0044-2, 020000021163A.
88. 例如近年來，一些研究國際精神病流行病學和全球心理衛生的歷史和人類學工作小組和會議，已經開始組織起來，有一些作品已經出版。例如 "History of Psychiatric Epidemiology," *International Journal of Epidemiology* 43, suppl. 1 (August 2014), https://academic.oup.com/ije/issue/43 /suppl_1.
89. Anne M. Lovell, "The World Health Organization and the Contested Beginnings of Psychiatry Epidemiology as an International Discipline: One Rope, Many Strands," *International Journal of Epidemiology* 43, suppl. 1 (2014): 16–18.
90. WHO Archive, WFMH/IC, 6/7 P.12(111).
91. Norman Sartorius to Co. Ian A. A. Quenum, Regional Director, AFRO, September 6, 1976, WHO Archive, M4/86/38.
92. Shunsuke Tsurumi, *An Intellectual History of Wartime Japan, 1931–1945* (London: KPI, 1986).

結語：回歸到基質

1. See China Mills, "Global Psychiatrization and Psychic Colonization: The Coloniality of Global Mental Health," in *Critical Inquiries for Social Justice in Mental Health*, ed. Marina Morrow and Lorraine Halinka Malcoe (Toronto: University of Toronto Press, 2017), 87–109.
2. Anne Harrington, *Mind Fixers: Psychiatry's Troubled Search for the Biology of Mental Illness* (New York: W. W. Norton, 2019).
3. Stefan Ecks, "Commentary: Ethnographic Critiques of Global Mental Health," *Transcultural Psychiatry* 53, no. 6 (2016): 804–808.
4. M. Prince et al., "No Health without Mental Health," *The Lancet* 370, no. 9590 (September 8, 2007): 859–877.
5. Howard Higginbotham, *Third World Challenge to Psychiatry: Culture Accommodation and Mental Health Care* (Honolulu: East-West Center by the University of Hawaii Press, 1984).
6. Ecks, "Commentary."
7. D. Satcher, "Global Mental Health: Its Time Has Come," *JAMA* 285, no. 13 (2001): 1697.
8. Vikram Patel, "Why Mental Health Matters to Global Health," *Transcultural Psychiatry* 51, no. 6 (2014): 777–789.
9. Anthony Pagden, *Peoples and Empires* (London: Weidenfeld & Nicolson, 2001).
10. Nitsan Chorev, *The World Health Organization between North and South* (Ithaca, NY: Cornell University Press, 2012).
11. Nayan Chanda, *Bound Together: How Traders, Preachers, Adventurers, and Warriors Shaped Globalization* (New Haven: Yale University Press, 2007).
12. R. Giel and T. W. Harding, "Psychiatric Priorities in Developing Countries," *British Journal of Psychiatry* 128 (June 1976): 513–522.
13. Higginbotham, *Third World Challenge to Psychiatry.*
14. Yolana Pringle, *Psychiatry and Decolonization in Uganda* (London: Palgrave Macmillan, 2018).
15. WHO Expert Committee on Mental Health and World Health Organization, *Organization of Mental Health Services in Developing Countries: Sixteenth Report of the WHO Expert Committee on Mental Health* (meeting held in Geneva, Oc-

tober 22–28, 1974) (Geneva: World Health Organization, 1975).
16. Anne M. Lovell, Ursula M. Read, and Claudia Lang, "Genealogies and Anthropologies of Global Mental Health," *Culture, Medicine, and Psychiatry* 43, no. 4 (2019): 519–547.
17. Didier Fassin, "That Obscure Object of Global Health," in *Medical Anthropology at the Intersections: History, Activisms, and Futures*, ed. Marcia C. Inhorn and Emily A. Wentzell (Durham: Duke University Press, 2012), 95–115.
18. Erich Fromm, *The Sane Society* (New York: Holt, Rinehart and Winston, 1995), 72.
19. Theodore M. Brown, "The World Health Organization and the Transition from 'International' to 'Global' Public Health," *American Journal of Public Health* 96, no. 1 (January 2006): 62–72.
20. See Tanya Luhrman, introduction to *Our Most Troubling Madness: Case Studies in Schizophrenia across Cultures*, ed. Tanya Luhrman and Jocelyn Marrow (Oakland: University of California Press, 2016), 1–26; Holla Bharath and Jagadisha Thirthalli, "Course and Outcome of Schizophrenia in Asian Countries: Review of Research in the Past Three Decades," *Asian Journal of Psychiatry* 14 (2015): 3–12; and P. Kulhara, R. Shah, and S. Grover, "Is the Course and Outcome of Schizophrenia Better in the 'Developing' World?," *Asian Journal of Psychiatry* 2 (2009): 55–62.
21. J. W. Keeley et al., "Developing a Science of Clinical Utility in Diagnostic Classification Systems Field Study Strategies for ICD-11 Mental and Behavioral Disorders," *American Psychologist* 71, no. 1 (January 2016): 3–16, doi: 10.1037/a0039972.
22. Geoffrey Pleyers, *Alter-Globalization: Becoming Actors in a Global Age* (New York: Wiley, 2011).
23. Griet Cuypere and Sam Winter, "A Gender Incongruence Diagnosis: Where to Go?," *The Lancet* 3, no. 9 (September 1, 2016): 796–797, https://www.thelancet.com /journals/lanpsy/article/PIIS2215-0366(16)30212-7/abstract.
24. Geoffrey M. Reed et al., "Disorders Related to Sexuality and Gender Identity in the ICD-11: Revising the ICD-10 Classification Based on Current Scientific Evidence, Best Clinical Practices, and Human Rights Considerations," *World*

Psychiatry 15, no. 3 (October 2016): 205–221, https://www.ncbi.nlm.nih.gov/pmc/articles/PMC5032510/.

25. World Health Organization, *International Statistical Classification of Diseases and Related Health Problems*, 11th ed. (2018), https://www.who.int/classifications/icd/en/, retrieved from https://icd.who.int/browse11/l-m/en.
26. See Yichen Rao, "From Confucianism to Psychology: Rebooting the Internet Addicts in China," *History of Psychology* 22 (2019).
27. Robert Aronowitz, *Making Sense of Illness: Science, Society, and Disease* (Cambridge: Cambridge University Press, 1998).
28. Michael Ward, *Quantifying the World: UN Ideas and Statistics* (Bloomington: Indiana University Press, 2004.)
29. Norman Sartorius, A. Jablensky, and D. A. Reigier, *Sources and Traditions of Classification in Psychiatry* (Bern: Hogrefe and Huber, 1990), 2.
30. World Health Organization, *International Classification of Diseases for Mortality and Morbidity Statistics*, 11th ed. (Geneva: World Health Organization, 2018).
31. See Kenneth Kendler, "Alternative Futures for the DSM Revision Process: Iteration V. Paradigm Shift," *British Journal of Psychiatry* 197 (2010): 263–265.
32. See Aihwa Ong, "(Re)Articulations of Citizenship," *Political Science and Politics* 38, no. 4 (2005): 697–699.

左岸科學人文　381

度量瘋狂　精神疾病和世界衛生組織的科學主義

Mad by the Millions

Mental Disorders in the Age of World Citizenship, Experts, and Technology

作　　者　吳易叡
譯　　者　湯家碩
封面設計　廖　韡
總 編 輯　黃秀如
責任編輯　林巧玲
行銷企劃　蔡竣宇

出　　版　左岸文化／遠足文化事業股份有限公司
發　　行　遠足文化事業股份有限公司（讀書共和國出版集團）
231新北市新店區民權路108-2號9樓
電　　話　（02）2218-1417
傳　　真　（02）2218-8057
客服專線　0800-221-029
E-Mail　rivegauche2002@gmail.com
左岸臉書　facebook.com/RiveGauchePublishingHouse
法律顧問　華洋法律事務所　蘇文生律師
印　　刷　呈靖彩藝有限公司
初版一刷　2024年10月

定　　價　500元
I S B N　978-626-7462-21-8
9786267462188（EPUB）
9786267462171（PDF）

度量瘋狂：精神疾病和世界衛生組織的科學主義／
吳易叡著；湯家碩譯.
－初版.－新北市：左岸文化：
遠足文化事業股份有限公司發行，2024.10
面；　公分.－（左岸科學人文；381）
譯自：Mad by the millions : mental disorders in the age of world citizenship, experts, and technology
ISBN　978-626-7462-21-8（平裝）
1.CST: 聯合國世界衛生組織　2.CST: 精神疾病
3.CST: 心理衛生
415.95　　　113010718